U0376977

Robotic Urologic Surgery Clinical Practice and Case Analysis

机器人泌尿外科手术
实战技巧与案例解析

主　　编　王共先

副 主 编　傅　斌　周晓晨　常易凡　张　成

学术秘书　程晓锋

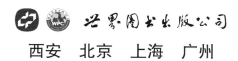

世界图书出版公司

西安　北京　上海　广州

图书在版编目（CIP）数据

机器人泌尿外科手术：实战技巧与案例解析 / 王共先主编 . —西安：世界图书出版西安有限公司，2022.8

ISBN 978-7-5192-9304-8

Ⅰ.①机…　Ⅱ.①王…　Ⅲ.①机器人技术—应用—泌尿系统外科手术　Ⅳ.① R699-39

中国版本图书馆 CIP 数据核字（2022）第 042032 号

书　　名	**机器人泌尿外科手术**实战技巧与案例解析
	JIQIREN MINIAOWAIKE SHOUSHU SHIZHANJIQIAO YU ANLIJIEXI
主　　编	王共先
策划编辑	马可为
责任编辑	杨　莉
助理编辑	刘　倩
装帧设计	新纪元文化传播
出版发行	**世界图书出版西安有限公司**
地　　址	西安市锦业路 1 号都市之门 C 座
邮　　编	710065
电　　话	029-87214941　029-87233647（市场营销部）
	029-87234767（总编室）
网　　址	http://www.wpcxa.com
邮　　箱	xast@wpcxa.com
经　　销	新华书店
印　　刷	西安雁展印务有限公司
开　　本	889mm×1194mm　1/16
印　　张	16.75
字　　数	400 千字
版次印次	2022 年 8 月第 1 版　2022 年 8 月第 1 次印刷
国际书号	ISBN 978-7-5192-9304-8
定　　价	198.00 元

医学投稿　xastyx@163.com　‖　029-87279745　029-87279675

☆如有印装错误，请寄回本公司更换☆

本书配套视频将帮助读者
更好地掌握手术操作要点

　　请使用**微信**扫描下方二维码，根据提示注册后领取资源。该码为单书单码，只可绑定一位用户。完成注册的用户也可扫描章节页二维码观看本章节视频。

扫码注册后，该书不能退回！

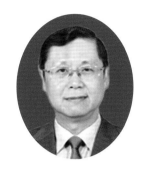

王共先，国家二级教授，主任医师，博士生（后）导师。国务院特殊津贴获得者，江西省突出贡献人才，江西省泌尿外科学科带头人，获得"赣鄱英才领军人物"。

主要社会任职

先后担任江西省临床医学科学研究院副院长，南昌大学第一附属医院副院长，南昌大学医学院第一临床医学院副院长，江西省泌尿外科研究所所长，江西省泌尿外科重点实验室主任，江西省临床医学（泌尿外科）研究中心主任，江西省优势科技创新团队负责人，江西省重点学科和高水平学科带头人，卫计委全国内镜（泌外）培训基地负责人。国家"863计划"会审专家，"重点研发计划"专家组成员，国家科技奖励评审专家，国家科技重大专项"数字诊疗装备重点研发"计划专家组成员。

中华医学会泌尿外科分会全国委员，中华医学会泌尿外科分会机器人学组副组长，中国医师协会泌尿外科分会全国常委，中国医师协会泌尿外科医师分会机器人学组副组长，中国医师协会医学机器人医师分会全国常委，中国医学装备协会智能装备技术分会常委，海峡两岸医药卫生协会泌尿外科分会常委，亚洲男科协会常委，国际尿石症联盟常务理事。江西省医学会泌尿外科分会主任委员，江西省医学会常务理事，江西省欧美同学会医师分会副会长。江西省社会办医疗机构协会会长，江西省卫生信息学会副会长，江西省远程医疗专业委员会主任委员。

研究方向与成果

从事泌尿外科和男科临床、教学和科研近40年，率先在国内开展及推广多项微创诊疗新技术。擅长机器人及微创泌尿外科手术，在机器人经后腹腔入路肾部分切除、经后路和经膀胱入路机器人前列腺癌根治手术等手术方法和技术技巧方面有许多创新。所率领的团队机器人手术量已超过5 000例，2017年单机手术量世界第一。

主持承担了多项国家863计划、科技部重点支撑计划、国家自然科学基金和10余项省部级重大、重点科研项目，是第一位获得全球机器人临床研究基金的中国学者。获得国家专利10余项。多次获得省级科技进步奖及省级自然科学奖励，获得10余项荣誉称号。

在世界顶级学术刊物《美国科学院院报》（*Proceedings of the National Academy of Science of the United States of America*）等SCI及国家级刊物上发表论文100余篇，作为主译或主编出版医学专著10余部，如《格林泌尿外科手术学》《机器人泌尿外科手术学》《机器人泌尿外科手术学（视频教材）》《机器人手术护理学》等，其中《机器人手术护理学》的英文版 *Robotic Surgery and Nursing* 已由世界著名出版社Springer全球出版发行。担任《机器人外科学杂志》主编。

作者名单
Contributors

主　　编　王共先

副主编　傅　斌　周晓晨　常易凡　张　成

学术秘书　程晓锋

编　　委
（中文作者按姓氏笔画排序）

马　鑫　王少刚　王　平　王　帅　王坤杰　王林辉

叶孙益　毕　海　朱清毅　任选义　任善成　纪志刚

孙　洵　孙福康　苏　健　杜松良　巫胜攀　李　品

李学松　邱雪峰　何　旺　汪　朔　张　旭　张大宏

张树栋　张雪培　陈凌武　陈路遥　邰　胜　周芳坚

周辉霞　姜　帅　贾泽鹏　夏　丹　倪　栋　徐　浩

徐丹枫　徐维锋　高　旭　高　宇　郭宏骞　郭剑明

黄　伟　黄　健　黄庆波　崔建春　章小平　梁朝朝

彭　程　董　培　景泰乐　程晓锋　赖义明　魏　勇

（英文作者按音序排序）

Clayton Lau　　Daniel D. Eun　　Elena Lievore

Kevin Chan　　Randall A. Lee　　Richard Gaston

Yasmeen Jaber

序　言
Preface

外科手术经历了开放手术、腔镜手术和机器人手术三个历史发展阶段，手术机器人的发明和应用是医学发展史上又一个重要的里程碑。

灵巧的机械臂代替了人手操作，使本就精细的操作更加精准，副损伤更少。然而，对于机器人手术的应用，现在的问题已不再是机器人手术是否可行、是否有前景或是否是正确的方向，而是如何尽早购进手术机器人设备和尽快掌握机器人手术技术，以及如何进一步提高机器人手术疗效和患者的生活质量。外科微创技术的不断创新和推广普及是不可阻挡的时代潮流，机器人手术时代的到来比人们预想得要更快一些。

机器人手术的特点除了具有三维（3D）放大的影像使操作者的术野更清晰，灵活的机械臂和腔镜腕设计使手术医生的双手更灵巧，从而使解剖与缝合更精准和容易，以及患者损伤更少、恢复更快等优点外，手术团队的建设和成熟、手术技巧的理解和掌握也是成功开展机器人手术的重要组成因素。

为此，我们专门编写了这本《机器人泌尿外科手术：实战技巧与案例解析》，这是一部汇集国内外顶级机器人手术专家实战案例、系统介绍机器人手术技巧的专著，文字精练、图文并茂、层次清楚、通俗易懂，希望能对正在开展或未来准备开展机器人手术的单位和个人有所帮助。

这本书共分8篇，包含38个章节。各章节以实战案例为线索，详细地介绍了泌尿系统各脏器病变机器人手术的适应证和禁忌证，术前和手术室准备，手术入路和手术步骤，并发症的处理及预防，经验与教训，并给出了专家点评。各位机器人手术高手亲自演示手术方法和技巧，解析手术要点和难点，文字解释联合手术视频精彩呈现、相互辉映。

在编撰过程中本书得到了各位机器人手术专家和编者以及关心机器人手术事业的朋友们的大力支持和帮助，在此一并表示诚挚的感谢！

现代机器人手术的术式和技术仍在不断创新和发展中，本书在编写过程中难免存在疏漏和不足之处，敬请各位读者不吝指正。

王共先

国家二级教授，主任医师，博士生导师

江西省突出贡献人才，国务院特殊津贴获得者

2022 年 6 月于英雄城南昌

郑重声明

　　由于医学是不断更新拓展的领域，因此相关实践操作、治疗方法及药物都有可能发生改变，希望读者审查书中提及的器械制造商所提供的信息资料及相关手术的适应证和禁忌证。作者、编辑、出版者或经销商不对书中的错误或疏漏以及应用其中信息产生的任何后果负责，关于出版物的内容不作任何明确或暗示的保证。作者、编辑、出版者和经销商不就由本出版物所造成的人身或财产损害承担任何责任。

目 录
Contents

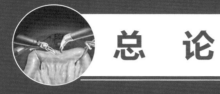

总 论

第 I 篇

第1章　泌尿外科机器人手术的发展历史、应用现状及未来展望

王共先　黄　伟

亮　点

现代机器人手术技术是一种先进的微创手术技术，与传统腹腔镜相比，具有良好的三维立体成像功能、更灵巧的腕部活动能力、可过滤震颤防抖功能等优势。自机器人手术问世，泌尿外科医生已开展机器人手术技术 20 余年。机器人技术的持续发展和改进旨在提高手术质量和患者预后。尽管它具有显著的优势，但在触觉反馈、机械臂大小和手术成本等方面仍需要继续改进。以下就机器人手术技术在泌尿外科的发展历史、应用现状以及展望进行简述。

一、 机器人手术系统

（一）泌尿外科机器人手术系统的研发历史

1. Aesop 系统

1994 年美国 Computer Motion 公司研制了第 1 台协助微创手术的内镜自动定位系统，命名为 Aesop（图 1-1），其机械臂具有 6 个自由度，在腹腔镜手术中主要用于持镜，通过模仿手臂的形状和功能替代了持镜助手的所有工作，并且通过声音、脚踏和手控等控制内镜适应术者的要求。其优点是使手术视野的图像精确、稳定，使术者的思维与视线高度统一，减少术者与助手不同思维的干扰，并能协助术者更大范围地探查手术视野，使腹腔镜手术更加精细、安全、有效。

2. Zeus 系统

在 Aesop 系统的基础上，Computer Motion 公司进一步研制了 Zeus 系统（图 1-2）。Zeus 系统属于主从机器人系统，Zeus 系统采用 Aesop 3000 定位系统控制内镜的位置和动作，使用由 Aesop 系统改进的机械臂。其优点在于通过配套三维（3D）眼镜可以获取立体视觉，并且腹腔镜和机器人是一个结合体，术中更方便根据患者具体情况来调整器械。此系统还可以与远程通信系统及遥控装置相结合，进行跨洲际远程手术操作。其缺点在于远程操作时缺乏对压力和触觉的感知。

3.da Vinci 系统

由于 Zeus 系统存在局限性，后来被美国 Intuitive Surgical 公司所收购。随后 Intuitive

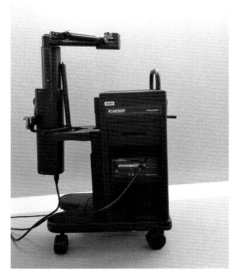

图 1-1　Aesop 机器人手术系统

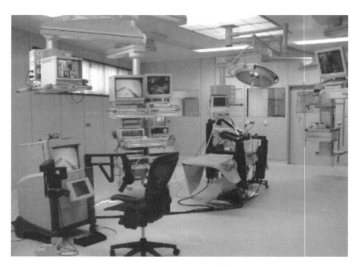

图 1-2　Zeus 机器人手术系统（引自参考文献 3）

Surgical 公司集多种创新研制出达芬奇（da Vinci）机器人手术操作系统，是目前最为成熟且应用最为广泛的机器人外科手术系统。该手术系统包括操作控制台、机械臂系统和视频影像系统。da Vinci 机器人手术系统可以提供更加清晰、稳定和实时的三维图像视野，手术者通过放大 10 倍以上的三维立体图像可对整个手术视野进行细致观察；通过操作杆上拇指和示指套环的移动、捏紧和松开，可直观、无误实地时转换为手术机器人机械臂及器械的相应运动。与无辅助措施的人手相比，da Vinci 系统特有的腔镜腕（Endowrist）专利技术提供 7 个自由度的活动，可以在 360° 和 180° 两个层面旋转操作，可以实现所有外科平台所能达到的最迅速和最准确的缝合、解剖和组织调整等。Endowrist 技术还通过运动缩放和防抖功能提供了进一步的控制能力，使自然的手抖动或意外运动的影响降到最低。da Vinci 系统的控制台采用人体工程学的设计，可以适用并记忆手术操作者各种不同的体位和坐姿，给术者在实施外科手术时提供最大的舒适度。

目前临床普遍应用的是第三代 da Vinci Si（图 1-3）和第四代 da Vinci Xi 机器人手术系

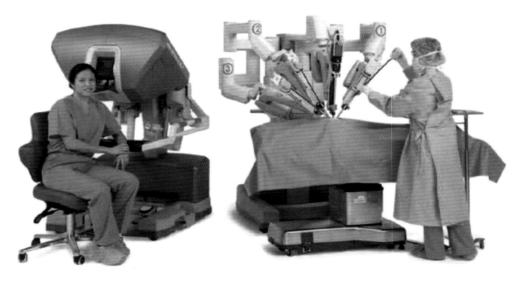

图 1-3　da Vinci Si 机器人医生操控系统及床旁机械臂手术系统（引自参考文献 4）

统（图 1-4）。da Vinci Si 手术系统具有可选双控制台和高清三维视野，整体小巧和高效；da Vinci Xi 手术系统应用了吊臂式床旁移动平台，其改进之处在于：①机械臂移动范围更加灵活精准，可覆盖更广泛的手术部位，提供了更大的手术操作范围；②内镜数字化更加轻巧，画面成像更清晰，立体感更逼真；③内镜可以按术中需要换位连接到任何一个机械臂上，使手术视野广阔"无死角"；④更细小的机械臂及腔镜腕提供了更大的灵巧度；⑤兼容荧光影像系统，可提供更多实时视觉信息。

4. Telelap ALF-X 系统

意大利的 Sofar 公司研制的 Telelap ALF-X 系统包括一个控制台和安装在 3 个独立平车上的机械臂，该系统带有三维高清影像的开放式控制台（图 1-5）。机械臂在水平和垂直方向上提供了一个显著的运动范围，以最大限度地扩展机械臂之间的运动空间。机械臂本身不需要特殊的专用金属套管，任何大小合适的传统腹腔镜套管都

适用。该手术系统的优势是触觉反馈和眼球追踪功能。触觉反馈是通过施加在器械尖端的力反馈至控制台腹腔镜手柄而实现的。眼球追踪系统可以控制相机移动，当术者的头部接近屏幕时，图像就会被放大。

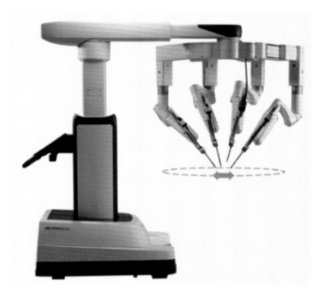

图 1-4　第四代 da Vinci Xi 机器人床旁机械臂手术系统（引自参考文献 5）

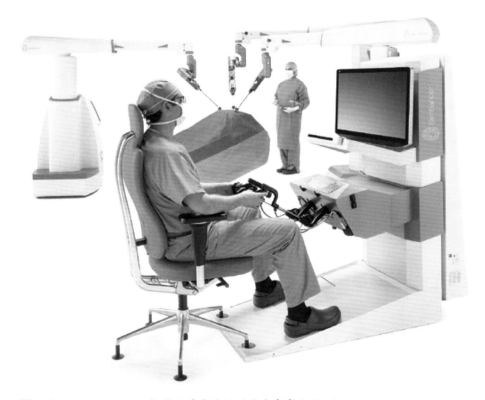

图 1-5　Telelap ALF-X 机器人手术系统（引自参考文献 4）

（二）单孔手术机器人系统

单孔腹腔镜手术（laparo-endoscopic single-site surgery，LESS）进一步减少了操作通道数量，有助于减少腹壁切口出血、切口疝、术后疼痛以及腹腔内器官损伤等潜在并发症。但早期机器人 LESS 技术存在术中左右手器械交叉操作（反向运动）、器械活动度受限、助手操控空间受限等困难。为克服其工程学技术局限，Intuitive Surgical 公司研发了一系列基于 da Vinci Si 平台完成单孔腹腔镜手术的专用器械，也称 VesPA 机器人手术器械，通过修改内置软件编码，实现机械臂交叉操作时操控台与机械臂的信号交叉传导，最终回归左手操作左侧术野器械、右手控制右侧术野器械的正常人机工程学效果。该单孔机器人手术平台的主要优点是适应术者的操作习惯，减小了体内体外器械及机械臂间的碰撞，不足之处是机器人预弯操作器械末端没有灵活的腕式运动功能。此后 Intuitive Surgical 公司改进了设计，da Vinci Xi SP 1098 系统包括 1 个三维高清镜头和 1 个机械臂（图 1-6），SPORTTM 系统包括 1 个三维高清镜头和 2 个机械臂。da Vinci Xi SP 1098 单孔系统并不需要预弯操作器械，它使用的是蛇骨头端可弯器械，使术者操作时更

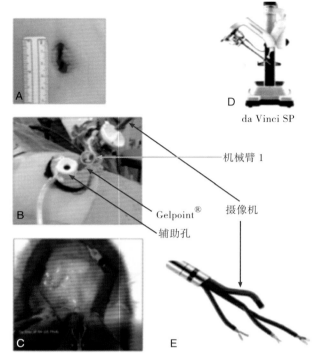

图 1-6　da Vinci 单孔手术机器人系统（引自参考文献 7）

舒适灵便。其缺点是需另加一个助手辅助孔，以便助手在术中进行吸引、递夹、上夹等操作。

（三）其他手术机器人系统

韩国 REVO-I 手术机器人系统（图 1-7）于 2014 年注册，2016 年首次完成动物实验，目前已批准用于临床试验。日本 Madicaroid 机器人系

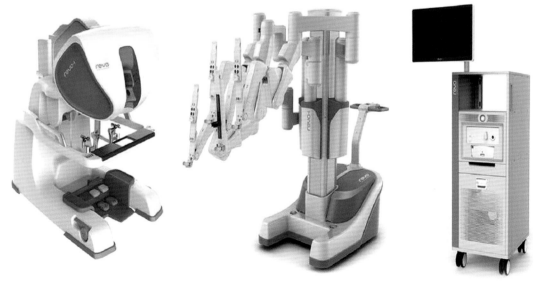

图 1-7　REVO-I 手术机器人系统（引自参考文献 8）

统于2016年首次报道，2018年开始进行临床试验。德国 Avatera 机器人系统于2012年和2013年注册，已完成动物实验。2015年谷歌和强生公司成立 Verb Surgical，到目前为止，还没有相关机器人系统的公开详细信息。

国产手术机器人的研发人员也在努力追赶国外先进机器人系统的研究脚步。国产妙手 S 机器人手术系统（图1-8）是一种具备自主知识产权的腹腔镜手术机器人系统，该手术机器人由于采用了创新的丝传动解耦设计技术和轻量化可重构系统设计等，体型比进口机器人更轻、更小巧，成本更低，且可实现模块化组装，是一种全新型的腔镜辅助手术机器人系统，性能已接近国外同类装备水平。上海微创图迈机器人手术系统在临床研究中已完成多种复杂、高难度的手术。与进口同类产品相比，该系统优化了医生的操作体验，减少了设备维护与耗材使用成本。苏州康多机器人手术系统具有高清三维视野、操作精确灵活、稳定可靠等优点，目前已证实其具有较好的可行性和安全性。已知中国有 4~5 个品牌的机器人手术系统产品正在加紧研发，预计2022年通过审批上市。

二、机器人手术在泌尿外科的应用现状

自从机器人手术系统被引入泌尿外科以来，其手术适用范围越来越广，以往通过传统开放手术或腹腔镜微创技术所能完成的泌尿外科手术，目前几乎都有成功实施机器人手术的报道，现对可采用机器人完成的泌尿外科手术进行简单概述。

（一）机器人辅助腹腔镜前列腺癌根治术

1905年 Young 首次报道了经会阴根治性前列腺切除术（radical prostatectomy，RP），为前列腺癌的外科手术治疗奠下最初基础。40年后，Millin 等在1945年报道了经耻骨后前列腺癌根治术（retropubic radical prostatectomy，RRP），自此，经会阴入路和经耻骨后入路的 RP 成为治疗局限性前列腺癌的两种经典手术方式。但当时这两种手术术中常出现危及生命的大出血，且术后性功能障碍和严重尿失禁发生率高，影响了机器人根治手术的推广应用。

1979年和1981年 Walsh 在对前列腺周围解剖结构深入研究的基础上，首次描述了背深静脉复合体（dorsal vein complex，DVC）和神经血管束（neuro-vascular bundle，NVB）的解剖，提出在前列腺切除术中早期结扎 DVC 的技术，可显著减少术中出血，为保留神经的前列腺癌根治术奠定了解剖学基础，提出了解剖性 RRP，使手术由难变易，在肿瘤控制及功能保护方面均得到明显改善，对 RP 起到了革命性的推动作用，成为当时世界公认的开放性前列腺癌根治性切除的标准术式。

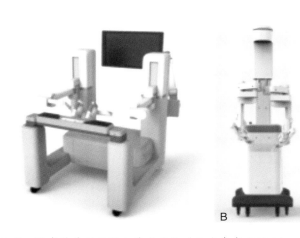
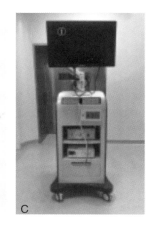

图 1-8 国产妙手 S 机器人手术系统（引自参考文献 9）

随着微创手术的引入和发展，腹腔镜手术器械逐渐被应用于泌尿外科手术中。1997年Schuessler等首次报道了腹腔镜前列腺癌根治性切除术（laparoscopic radical prostatectomy，LRP），并在随后的10余年中不断对技术进行改进。LRP具有创伤小、出血少、恢复快等优势，且可以获得与开放手术相同的效果，因此逐渐取代开放手术成为治疗前列腺癌的主流常规术式。

然而，由于腹腔镜手术器械及操作空间的限制，使手术难度增大、操作困难、学习曲线偏长。为克服传统外科手术的局限性，机器人手术系统应运而生，机器人外科技术被运用到RP中以改善这种不足。机器人手术系统具有高度放大的三维视野，仿人手关节的机械手臂，符合人体力学的操作台，可以使手术者完成精细操作，且震颤滤过功能使操作更加精准到位，不容易出现副损伤。

2001年Abbou等首次报道了应用机器人手术系统辅助腹腔镜实施前列腺癌根治术（robot-assisted radical prostatectomy，RARP），机器人辅助的各种入路和手术技术层出不穷，如今RARP在欧美国家已成为治疗前列腺癌的首选术式和主流术式。

中国的泌尿外科机器人手术技术也奋起直追，国内解放军总医院于2007年10月使用达芬奇机器人系统完成首例RARP，此后多家医院陆续引进达芬奇机器人手术系统，其在RP中的优势被越来越多的国内泌尿外科医生所认可并积极应用。王共先教授等基于da Vinci Si手术机器人系统创新性地采用经膀胱入路完成RARP，并从2018年4月起针对局限性低风险前列腺癌患者开展多孔经膀胱入路RARP。初步结果提示，经膀胱入路RARP技术可行，手术步骤简单，可推广性高，是局限性低危前列腺癌的一种新的可选术式。在顺利开展机器人多孔经膀胱RARP的基础上，王共先教授等不断探索创新，应用da Vinci Xi系统进一步开展了机器人单孔经膀胱RARP，证实了采用机器人单孔技术结合经膀胱入路实施RARP的安全性和可行性。

（二）机器人辅助腹腔镜根治性膀胱切除术

根治性膀胱切除术（radical cystectomy，RC）同时行盆腔淋巴结清扫术是治疗肌层浸润性和高危非肌层浸润性膀胱癌的金标准。但是由于盆腔的解剖空间狭小，RC的并发症和死亡率较高，一直以来都是泌尿外科最复杂的手术之一。随着腹腔镜技术的发展，黄健教授等首次在国内报道了腹腔镜根治性膀胱切除术（laparoscopic radical cystectomy，LRC）并对手术步骤进行了标准化。

随着微创外科技术的进一步发展，2003年Menon等首次报道了机器人辅助根治性膀胱切除术（robot-assisted radical cystectomy，RARC），手术时间及术中出血量均优于开放手术。目前，机器人手术技术已经逐渐成为治疗膀胱癌的一种主流方式，RARC的临床可行性也得到了越来越多人的认可。

RC常需辅以尿流改道术。由于操作难度大，手术时间长，大多数RARC原位新膀胱术是通过体外完成的。有研究报道了机器人辅助完全体内原位新膀胱术，该术式可以减轻患者手术切口的疼痛，预防肠管由于长时间暴露于体外引起的功能紊乱，减少体液的丢失。尽管手术操作尤其是在肠道和膀胱重建方面耗时较长，难度较大，但由于da Vinci机器人系统具有高清放大视野、稳定操作、高度灵巧等优点，其在完全体内尿流改道的操作中较单纯腹腔镜有明显优势。机器人膀胱癌根治性切除术（robotic assisted radical cystectomy，RARC）在扩大淋巴结清扫和保留性神经方面也展现出了技术优势，能够提高肿瘤患者预后和改善患者术后生活质量。

（三）机器人辅助腹腔镜肾部分切除术

肾部分切除术（partial nephrectomy，PN）因其能在最大限度地保护肾功能的基础上实施肿瘤完整切除，且肿瘤学预后结果较肾根治性切除术并无差别，而得到大家的认可。目前，指南推荐 T1a 期肾癌首选肾部分切除术，对于合适的 T1b 期肾癌也可以考虑肾部分切除术。1887 年 Vincenz Czerny 首次采用开放肾部分切除术治疗肾脏肿瘤，1950 年 Vermooten 提出了现代保留肾单位手术的概念。1993 年 Winfield 等首次报道了经腹腔入路腹腔镜肾部分切除术。随着微创技术的不断创新与手术技巧的改进，腹腔镜肾部分切除术（laparoscopic partial nephrectomy，LPN）已取代原有的开放式肾部分切除术（open partial nephrectomy，OPN）。

达芬奇机器人手术系统的引进与推广使得外科微创手术进入了精准医疗的新时代。2004 年 Gettman 等对机器人辅助腹腔镜肾部分切除术（robot-assisted partial nephrectomy，RAPN）进行了首次报道。目前已有许多医疗中心研究并报道了 RAPN 在术中出血量、手术时间、术后并发症、生存率等方面更好的效果，RAPN 正在取代传统的 LPN 和 OPN。RAPN 的应用范围也扩展到更复杂的肿瘤，包括孤立肾的肿瘤、巨大肾肿瘤、复发肾肿瘤、肾门部肿瘤和完全内生性肾肿瘤等。

（四）机器人辅助腹腔镜肾盂成形术

肾盂输尿管连接处梗阻（ureteropelvic junction obstruction，UPJO）是儿童和青少年肾积水的常见原因，且大部分为先天性肾盂输尿管连接部畸形所致。UPJO 引起肾尿液流出道梗阻，导致尿液无法从肾盂进入输尿管，UPJO 治疗的主要目的是解除梗阻，保护患者的肾功能。UPJO 的手术治疗方法有多种，包括开放手术、腹腔镜手术、机器人辅助腹腔镜手术等。开放手术曾是 UPJO 治疗的金标准，但患者的手术损伤相对较大，术后恢复相对较慢。随着微创治疗的快速发展和推广，1993 年，Schuessler 等首次报道了 1 例成人腹腔镜肾盂成形术（laparoscopic

pyeloplasty，LP）。腹腔镜手术目前已取代开放手术成为治疗 UPJO 的金标准。

LP 对于术者的腹腔镜操作技术要求很高，尤其是腹腔镜下缝合和打结。机器人辅助肾盂成形术（robot-assisted and laparoscopic pyeloplasty，RALP）克服了腹腔镜手术的缺陷，使术者能在狭小的空间进行精准的解剖分离和缝合。2002 年，Gettman 等成功实施了首例 RALP。大量的研究结果表明 RALP 能明显降低术者的操作难度，缩短术者的学习曲线，减少手术时间，其手术并发症和治疗效果与 LP 相当。

（五）机器人辅助腹腔镜肾输尿管全长切除术

上尿路上皮癌是起源于肾盂、输尿管的尿路上皮肿瘤，临床上的标准治疗方法是根治性肾输尿管全长及膀胱袖状切除术。腹腔镜的手术难度在于手术范围广，术中需同时切除肾、输尿管全长和部分膀胱壁，并完成膀胱缝合，技术要求较高，学习曲线较长。机器人辅助腹腔镜肾输尿管全长切除术（robot-assisted nephroureterectomy，RNU）有效降低了术中远端输尿管、膀胱壁内段切除以及膀胱残端缝合等关键操作的难度，手术创伤更小、切缘阳性率更低。

三、机器人手术新技术的应用进展

（一）机器人手术中超声技术的应用

机器人手术系统缺乏触觉反馈，术中超声探头可直达组织器官的表面行三维扫描，提供超越术野表象的高质量实时解剖及异常影像，多普勒功也能对直径 <1mm 的血管轻松辨认。术中使用的超声技术包括食管超声、机器人辅助超声和超声造影。术中食管超声可以提供实时准确的肿瘤癌栓情况。

机器人手术中超声辅助在内生性肾肿瘤行肾部分切除术中具有重要的作用，能更清楚地显示肿瘤部位、血流信号、有无微小癌灶等。应用术中超声进行动态监测可完整切除肿瘤，最大限度地保留正常肾组织，降低切缘阳性率。术中超声造影能够区分肿瘤性质，并在肿瘤癌栓中区分是否存在血栓，从而实现更加精准的诊疗。术中超声是一种安全、微创的技术，进一步提高了机器人手术的精准性。

（二）近红外荧光显像技术在机器人手术中的应用

术中显像技术在泌尿外科的应用已经非常成熟，最常见的是在机器人手术中使用近红外荧光成像（near infrared fluorescence imaging，NIRF）。

机器人手术融合术中荧光显像能更好地分辨病变组织，可应用于多种泌尿外科微创手术，其中 RAPN 应用最为广泛。NIRF 可用于 RAPN 术中区分肿瘤组织和正常肾实质，有利于肿瘤的精准切除，降低切缘阳性率。采用 NIRF 超选择性肾动脉分支阻断术的 RAPN 患者术后肾功能改善明显，研究表明 NIRF 辅助的零缺血 RAPN 是肾动脉主干阻断 RAPN 的可替代术式。NIRF 也可用于膀胱切除术中并在体内尿流改道时识别肠系膜血管及确认远端输尿管残端的灌注情况等。

（三）增强现实技术在机器人手术中的应用

增强现实（augmented reality，AR）技术涉及将特定患者的图像融合到手术中，引导精准细致的手术操作，以协助起到术前规划和术中导航的作用。该技术通过计算机仿真系统将交互式的三维动态图像和实时行为进行交互，达到真实场景和增强影像的融合，使术者沉浸到该环境并进行互动。

AR 技术可用于手术的术中定位，识别重要的解剖结构，在减少术中组织和器官损伤、降低手术并发症发生率和提高手术成功率方面有重要的应用价值。AR 技术早期主要应用于腹腔镜根治性前列腺切除术，使用同步的经直肠超声与导航标记实现前列腺和神经血管束的叠加图像。后来发展到通过软件平台利用磁共振成像（MRI）和计算机断层扫描（CT）来创建三维图像，并将其融合到实时的术中图像上。三维重建图像及术中实时融合技术可以辅助术者对 RARP 术中的神经血管束的保护制订个体化的策略，降低外科切缘阳性率的同时最大限度地保留性神经功能。AR 技术在 RAPN 中同样具有一定的可行性和安全性，通过将图像引导系统集成到机器人手术系统中可以增进肿瘤完整切除率，在减少正常肾单位组织被切除的同时保证手术切缘阴性。

四、机器人手术的未来发展

（一）触觉反馈的融入

触觉反馈是指将术者的感知施加于组织上的程度和能力。当前应用于临床的手术机器人系统大都采用视觉反馈系统。尽管与传统腹腔镜手术相比，视觉反馈机器人有很多优点，比如手术图像三维立体成像，使术者有了深度感，增进了手眼协调，消除了手部震颤，节约了体力等，但该反馈系统仍有不足，主要表现在不能感受到组织的触觉信息，术者只能通过分析视觉信息来判断器械对于组织的作用及其他组织特征，这在无形中延长了手术时间，增加了术者的视觉疲劳，影响了手术进程。未来仍需要将视觉反馈与触觉反馈相结合以及视觉反馈与增强现实技术相结合来提高手术的效率和安全性。

（二）基于 5G 技术的机器人远程手术的开展

随着机器人技术和网络通信技术的结合，远程手术已成为现实。一方面，远程手术可以节约和优化医疗资源，为医疗技术相对落后地区提供高质量的医疗服务；另一方面，远程手术可以减少患者等待治疗所花费的时间，从而防止疾病恶化。

2001 年，Jacques Marescaux 使用 Zeus 机器人系统进行了第一次临床远程胆囊切除术。近年来，外科机器人系统和网络通信技术都有较大的突破。在网络通信领域，新兴的 5G 移动通信技术（第五代移动网络，5G 技术）是最新一代蜂窝移动通信技术，具有传输快、延迟低、成本低的特点。5G 无线网络消除了专用网线的区域限制，为远程手术的可能性提供了更多的机会。5G 网络的高移动性为推动远程手术的未来发展提供了可能性。

（三）智能化机器人

真正的人工智能还有待发展，目前机器人手术的完成主要取决于术者的操作能力。自主机器人可以解放术者的双手，提高手术效率及安全性。将人工智能与影像导航技术相结合，不久的将来可能实现术者监督下的机器人自主手术。

总之，手术机器人的发明应用是医学发展史上又一重要里程碑，外科技术的不断创新发展和推广普及是不可阻挡的世界潮流，而且比我们预想的要来得更快。机遇偏爱有准备的头脑，只有加强学习和实践，才能更好地做好准备，迎接更美好的明天！

参考文献

[1] Hashizume M, Tsugawa K. Robotic surgery and cancer: the present state, problems and future vision. Jpn J Clin Oncol, 2004, 34(5): 227-237.

[2] F Pugin, P Bucher, P Morel. History of robotic surgery: from AESOP® and ZEUS® to da Vinci®. J Visc Surg, 2011,148(5 Suppl): e3-8.

[3] Jacques Marescaux, Francesco Rubino. The ZEUS robotic system: experimental and clinical applications. Surg Clin North Am, 2003, 83(6):1305-1315, vii-viii.

[4] Farid Gharagozloo, Vipul R Patel, Pier Cristoforo Giulianotti, et al. Robotic Surgery (Second Edition). Switzerland, Springer, 2021: 159-163.

[5] Jens J Rassweiler, Riccardo Autorino, Jan Klein, et al. Future of robotic surgery in urology. BJU Int, 2017, 120(6):822-841.

[6] Kaouk JH, Haber GP, Autorino R, et al. A novel robotic system for single port urologic surgery: First clinical investigation. Eur Urol, 2014, 66: 1033-1043.

[7] Sa Ra Lee, A-Mi Roh, Kyungah Jeong, et al. First report comparing the two types of single-incision robotic sacrocolpopexy: Single site using the da Vinci Xi or Si system and single port using the da Vinci SP system. Taiwan J Obstet Gynecol, 2021, 60(1): 60-65.

[8] Kim DD, Park DW, Rha KH. Robot-assisted partial nephrectomy with the REVO I-robot platform in porcine models. Eur Urol, 2016, 69: 541-542.

[9] 王国慧，易波，刘勇，等 . 国产手术机器人临床 I 期研究（附 103 例报告）. 中国实用外科杂志，2019,39(8):840-843.

[10] Xiaofei Dai, Shubo Fan, Han Hao, et al. Comparison of KD-SR-01 robotic partial nephrectomy and 3D-laparoscopic partial nephrectomy from an operative and ergonomic perspective: A prospective randomized controlled study in porcine models . Int J Med Robot, 2021,17(2): e2187.

[11] Young HH. The early diagnosis and radical cure of carcinoma of the prostate. Being a study of 40 cases and presentation of a radical operation which was carried out in four cases.1905. J Urol, 2002, 168(3):914-921.

[12] Millin T. Retropubic prostatectomy; a new extravesical technique; report of 20 cases. Lancet, 1945, 2(6380): 693-696.

[13] Walsh PC, Donker PJ. Impotence following radical prostatectomy: insight into etiology and prevention.1982. J Urol, 2002, 167(2 Pt 2):1005-1010.

[14] Schuessler WW, Schulam PG, Clayman RV, et al. Laparoscopic radical prostatectomy:initial short-term experience. Urology, 1997, 50(6): 854-857.

[15] Abbou CC, Hoznek A, Salomon L, et al. Laparoscopic radical prostatectomy with a remote controlled robot. J Urol, 2001, 165(6 Pt 1): 1964-1966.

[16] Dasgupta P. Improving the evidence for robot-assisted radical prostatectomy. Eur Urol, 2015, 67(4): 671-672.

[17] 郑涛，马鑫，张旭，等 . 机器人辅助与经腹膜外途径根治性前列腺切除术的近期疗效比较 . 中华泌尿外科杂志，2014, 35(11): 824-828.

[18] Xiaochen Zhou, Bin Fu, Cheng Zhang, et al. Transvesical robot-assisted radical prostatectomy: initial experience and surgical outcomes. BJU Int, 2020, 126(2):300-308.

[19] Wen Deng, Cheng Zhang, Hao Jiang, et al. Transvesical Versus Posterior Approach to Retzius-Sparing Robot-Assisted Radical Prostatectomy: A Retrospective Comparison With a 12-Month Follow-Up. Front Oncol, 2021, 11:641887.

[20] 周晓晨，张成，傅斌，等 . 单孔经膀胱机器人根治性前列腺切除术：一种保护术后尿控的新术式 . 机器人外科学杂志，2020, 1(1): 11-17.

[21] J Alfred Witjes, Harman Max Bruins, Richard Cathomas, et

al. European Association of Urology Guidelines on Muscle-invasive and Metastatic Bladder Cancer: Summary of the 2020 Guidelines. Eur Urol, 2021, 79(1): 82-104.

[22] 黄健，姚友生，许可慰，等. 腹腔镜下膀胱全切除原位回肠代膀胱术 (附 15 例报告). 中华泌尿外科杂志，2004, 25 (3):175-179.

[23] Menon M. Nerve-sparing robot-assisted radical cystoprostatectomy and urinary diversion. BJU Int, 2003, 92: 232-236.

[24] Ahmed K. Analysis of intracorporeal compared with extracorporeal urinary diversion after robot-assisted radical cystectomy: results from the International Robotic Cystectomy Consortium. Eur Urol, 2014, 65: 340-347.

[25] 王东，范世达. 中国机器人辅助根治性膀胱切除术专家共识——全腹腔内尿流改道解读 . 西部医学，2019, 31(8): 1152-1154.

[26] Abdullah E Canda, Ali F Atmaca, Serkan Altinova, et al. Robot-assisted nerve-sparing radical cystectomy with bilateral extended pelvic lymph node dissection (PLND) and intracorporeal urinary diversion for bladder cancer: initial experience in 27 cases. BJU Int, 2012, 110(3):434-444.

[27] Chalairat Suk-Ouichai, Hajime Tanaka, Yanbo Wang, et al. Renal Cancer Surgery in Patients without Preexisting Chronic Kidney Disease-Is There a Survival Benefit for Partial Nephrectomy. J Urol, 2019, 201(6):1088-1096.

[28] Herr HW. A history of partial nephrectomy for renal tumor. Jurol, 2005, 173(3):705-708.

[29] Winfield HN, Donovan JF, Godet AS, et al. Laparoscopic partial nephrectomy: initial case report for benign disease. J Endourol, 1993, 7(6): 521-526.

[30] Matthew T Gettman, Michael L Blute, George K Chow, et al. Robotic-assisted laparoscopic partial nephrectomy: technique and initial clinical experience with DaVinci robotic system. Urology, 2004, 64(5):914-918.

[31] Tobias Klatte, Shahrokh F Shariat, Mesut Remzi. Systematic review and meta-analysis of perioperative and oncologic outcomes of laparoscopic cryoablation versus laparoscopic partial nephrectomy for the treatment of small renal tumors. J Urol, 2014, 191(5):1209-1217.

[32] WW Schuessler, MT Grune, LV Tecuanhuey, et al. Laparoscopic dismembered pyeloplasty. J Urol, 1993, 150(6):1795-1799.

[33] Matthew T Gettman, Reinhard Peschel, Richard Neururer, et al. A comparison of laparoscopic pyeloplasty performed with the daVinci robotic system versus standard laparoscopic techniques: initial clinical results . Eur Urol, 2002, 42(5):453-7; discussion 457-458.

[34] Autorino R. Robot-assisted and laparoscopic repair of ureteropelvic junction obstruction: a systematic review and meta-analysis . Eur Urol, 2014, 65: 430-452.

[35] Qiuyang Li, Nan Li, Yukun Luo, et al. Role of intraoperative ultrasound in robotic-assisted radical nephrectomy with inferior vena cava thrombectomy in renal cell carcinoma . World J Urol, 2020, 38(12):3191-3198.

[36] Borofsky MS, Gill IS, Hemal AK, et al. Near-infrared fluorescence imaging to facilitate super-selective arterial clamping during zero-ischaemia robotic partial nephrectomy. BJU Int, 2013, 111(4): 604-610.

[37] Riccardo Schiavina, Lorenzo Bianchi, Simone Lodi, et al. Real-time Augmented Reality Three-dimensional Guided Robotic Radical Prostatectomy: Preliminary Experience and Evaluation of the Impact on Surgical Planning. Eur Urol Focus, 2021,7(6):1260-1267.

[38] Herrell SD, Kwartowitz DM, Milhoua PM, et al. Toward image guided robotic surgery: system validation . J Urol, 2009, 181(2): 783-789; discussion 789-790.

[39] Marescaux J, Leroy J, Gagner M, et al. Transatlantic robot-assisted telesurgery. Nature,2001, 413:379-380.

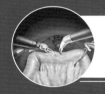 肾上腺病变机器人手术

第 2 篇

第2章　机器人经腹腔肾上腺肿瘤切除术

徐　浩　王少刚

手术视频

> **亮点**
>
> 本章内容通过真实案例及手术视频充分展现了机器人经腹腔肾上腺肿瘤切除术在直径大于5cm的肾上腺肿瘤手术中的特点及优势。

一、概　述

肾上腺肿瘤是泌尿外科常见疾病，手术是其主要治疗方式。自 L. Piazza 等于 1999 年报道了首例机器人经腹腔肾上腺肿瘤切除术以来，该术式被逐渐应用于肾上腺手术中。机器人腹腔镜手术系统本身具有三维高清视野，对精细结构的显露更为清晰，而灵巧的机械臂可以滤除生理震动，可保证分离切割更加精细、精准，加之经腹腔入路操作空间大、解剖结构清晰，因此机器人经腹腔肾上腺肿瘤切除术在大体积、复杂、高风险的肾上腺肿瘤切除术中具有显著优势，可明显缩短手术时间，减小术中转开放率，加快术后患者恢复，减少并发症。目前，机器人经腹腔肾上腺肿瘤切除术已成为肾上腺肿瘤手术治疗中的重要方式。在美国，机器人肾上腺手术甚至已有取代传统腹腔镜肾上腺手术的趋势。国内多个医疗中心也开展了大量机器人经腹腔肾上腺肿瘤切除术。

目前，机器人手术系统尚存在机器体积较大、缺少触觉反馈、费用相对较高等问题，因此限制了其普及。相信在不远的将来，随着技术的进步及社会经济的发展，机器人手术系统将会越来越完善，机器人经腹腔肾上腺肿瘤切除术也将会在更多医院开展，被更多的患者和医生所接受。

二、手术适应证和禁忌证

（一）手术适应证

• 各种可手术切除的肾上腺肿瘤，包括无功能肾上腺腺瘤，嗜铬细胞瘤，醛固酮瘤，库欣综合征（皮质醇瘤），平滑肌脂肪瘤等。

• 孕妇和儿童的肾上腺肿瘤，肾上腺皮质癌，肾上腺嗜酸细胞瘤，肾上腺转移癌，腹腔肾上腺外的嗜铬细胞瘤，复发性肾上腺肿瘤等。

• 尤其适用于直径大于 5cm 的肾上腺肿瘤。

（二）手术禁忌证

• 术前影像学检查发现肾上腺肿瘤明显浸润周围脏器或有远处转移者。

• 有明显出血倾向而且难以纠正者。

• 心脏、肺、肝脏、肾等重要脏器有严重功能障碍者。

• 存在其他不宜外科手术的情况。

• 对于腹膜后弥漫性、浸润性生长的肿瘤，瘤体往往可能包绕重要血管或瘤体内有重要血管穿过，如腹主动脉、肠系膜下动脉、下腔静脉等，术前应仔细评估，应避免机器人手术。

• 对于术前评估认为切除肿瘤可能导致重要器官功能丧失而无法重建，以及功能状态不明、未行充分术前准备的肾上腺肿瘤，也应避免机器人手术。

三、具体案例

（一）简要病史资料

患者女性，44 岁，因体检发现右侧肾上腺占位两周入院。体检：体温 36.5℃，呼吸 20/min，心率 78/min，血压 135/78mmHg。体格检查未见明显异常。辅助检查：血浆去甲肾上腺素浓度 0.17nmol/L（正常值 ≤ 0.21nmol/L），血浆去甲变肾上腺素浓度 14.3nmol/L（正常值 ≤ 0.59nmol/L）；4PM 皮质醇浓度 21.4μg/dL（正常值 6.7~22.6μg/dL），8AM 皮质醇浓度 10.5μg/dL（正常值 6.7~22.6μg/dL）；立位活性肾素浓度 57.0μIU/mL（正常值 4.6~46.1μIU/mL），醛固酮浓度 78.5pg/mL（正常值 0~353.0pg/mL），醛固酮/活性肾素浓度比值 1.4；卧位活性肾素浓度 40.7μIU/mL 正常值（2.8~39.9μIU/mL），醛固酮浓度 201pg/mL（正常值 0~236pg/mL），醛固酮/活性肾素浓度比值 4.9。影像学检查见图 2-1。

（二）术前准备和手术室准备

1. 术前准备

（1）术前一般准备。应遵循外科手术术前准备的一般原则。术前需对患者进行评估及做相应的准备，使之能耐受手术。具体内容包括完善术前常规检查，纠正或停止可能影响手术或麻醉的状况，例如，术前需停止吸烟 2 周，停用影响血小板功能及凝血功能的药物 2 周，纠正贫血、补充血容量，维持水电解质及酸碱平衡，改善营养状态和低蛋白血症，维持、改善重要器官的功能等。术前备血，必要时行肠道准备。

（2）术前特殊准备。原发性醛固酮增多症患者需控制血压，纠正电解质紊乱、低钾性碱中毒，使血钾恢复正常水平。库欣综合征患者需控制血压、血糖、纠正电解质紊乱和酸碱平衡失调，术前预防性使用抗生素，术中备糖皮质激素。嗜铬细胞瘤患者的术前准备是降低死亡率的关键，术前需使用 α 受体阻滞剂扩张血管，必要时联合钙离子通道阻滞剂、β 受体阻滞剂等，推荐药物准备时间为 10~14d。

术前特殊准备的目标：血压稳定至 120/80 mmHg 左右，心率 <（80~90）/min；无阵发性血压升高、心悸、多汗等现象；体重呈增加趋势，血细胞比容 <45%；轻度鼻塞、四肢末端发凉感消失或有温暖感，甲床红润等表明微循环灌注良好。对于体积较大的肾上腺肿瘤，还应该完善血管成像，明确肾上腺肿瘤及其供血血管与腹膜后重要血管之间的关系。

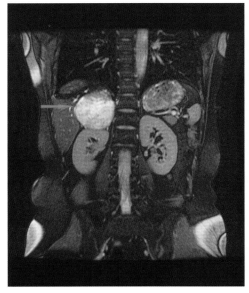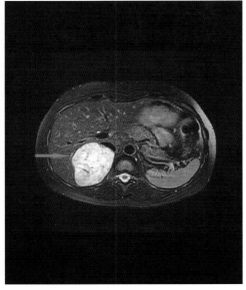

图 2-1 腹部 MRI T2 加权图像，箭头指示肾上腺肿瘤位置

2. 手术室准备

（1）患者体位（图 2-2）。对患者行气管插管全身麻醉，取健侧 60°~70° 的侧卧位，升高腰桥。

（2）穿刺套管（Trocar）摆位（图 2-3）。在脐头侧 2 横指处腹直肌旁置入 12mm 套管作为镜头孔，置入机器人镜头，在直视下放置其他机器人专用 8mm 套管。头侧的套管置于锁骨中线肋缘下方 2 横指，尾侧的套管置于腋前线附近，使之以镜头孔为顶点形成顶角为 90°~110° 的等腰三角形。于腹正中线脐上 10cm 和脐下 2cm 放置 12mm 套管作为助手通道。对于右侧手术，常

规在剑突下放置一个 5mm 套管用于术中托举肝脏。必要时可在靠近耻骨的腹直肌外侧缘、距离尾侧 8mm 机器人专用套管 8~10cm 处再放置一个 8mm 机器人专用套管，作为机器人 3 号操作臂的通道。

（3）机器人床旁车定泊（图 2-4）。机器人常位于患者背侧，应位于以镜头孔为顶点与放置 1 号和 2 号机械臂的机器人套管所形成的等腰三角形的中线上。机器人与手术床的距离应使观察臂在连接观察孔套管后，镜头臂上方的指示箭头位于指示带的中线附近为宜。

（4）手术器械的准备和对接。需准备单极

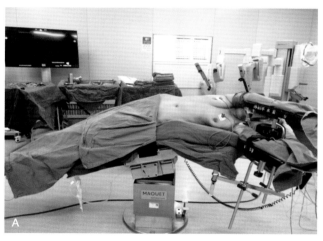
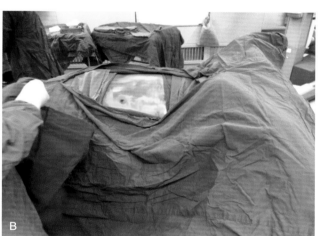

图 2-2　患者体位

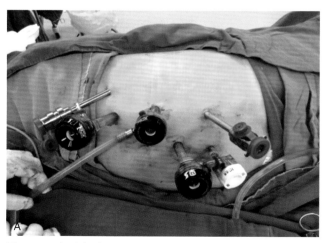
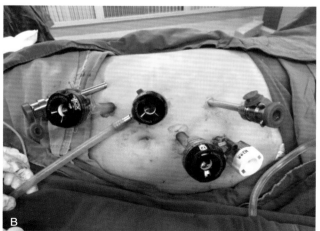

图 2-3　穿刺套管摆位

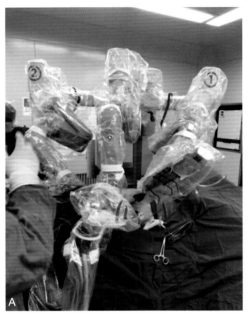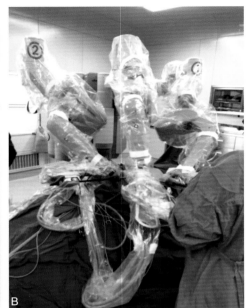

图 2-4　机器人床旁车定泊

弯剪、有孔双极钳、12mm 机器人专用 Trocar、8mm 机器人专用 Trocar、12mm 和 5mm 腹腔镜 Trocar、腹腔镜吸引器、腹腔镜 Hem-o-Lok 夹、腹腔镜抓钳、腹腔镜分离钳、腹腔镜剪刀等。操作时，1 号机械臂连接单极弯剪，2 号机械臂连接有孔双极钳。助手使用腹腔镜吸引器、腹腔镜抓钳等协助操作。

（三）手术步骤

第 1 步，于肾上腺隆起区域剪开腹膜，确认肾上腺肿瘤的位置。用吸引器抬起肝脏，切开镰状韧带，游离肝脏与肾上腺肿瘤表面之间的粘连。助手经剑突下辅助孔置入一把腹腔镜持针器，从游离后的肝脏下方穿过，尖部夹持于腹壁，以达到稳定的举肝效果，此时可见下腔静脉。在操作时，左手钳子应尽量提起可切除组织，使之远离下方的肠管、下腔静脉、肾静脉等重要结构，以避免损伤。左侧肾上腺肿瘤的切除过程中则应特别注意肠系膜下动脉、肾静脉、胰尾、降结肠、脾动静脉等重要结构。

第 2 步，沿肾脏与肿瘤之间剪开腹膜及脂肪组织，先从肾脏和肿瘤之间剪开，逐渐扩大深入游离肿瘤右侧面。游离平面逐渐向瘤体后方延伸，游离瘤体与膈肌之间的粘连。肾脏与肿瘤之间血管较少，无重要的大血管及肠管等，分离相对安全；且其位置较表浅，游离该平面有利于对瘤体周围的进一步游离。游离瘤体时，应该在瘤体四周交替进行，各个面尽量齐头并进，不应过度游离某一面而忽略其他面的游离。

第 3 步，分离瘤体右侧面底部，可见右侧面近底部附近血管丰富。此时尽量将纤维分成束，用 Hem-o-Lok 结扎后再予以切断。分成束的纤维组织远端用 Hem-o-Lok 结扎，近瘤体端则可通过双极电凝止血。对于剪断的纤维束如果有出血，可以通过补夹 Hem-o-Lok 止血。

第 4 步，钝性与锐性分离相结合，继续分离瘤体底部。将纤维组织分成束，用 Hem-o-Lok 夹闭后，近瘤体部分电凝后剪断。沿瘤体底部分离，将分离平面逐渐扩大至瘤体右下方及后方。

第 5 步，再次回到瘤体底部，采取分束结扎的方式不断离断瘤体底部及左侧面与邻近结构之间的纤维束及血管。瘤体左侧底部有下腔静脉、肾动静脉，当瘤体体积大到一定程度时，肾动静脉甚至下腔静脉会成为瘤体的一部分。因此，分离时采用机器人高清放大视野辨认这些血管结构，细致地将这些血管从瘤体上分离下来，以防损伤。在瘤体底部、左侧与下腔静脉之间逐层游离，暴露出短而粗的中央静脉，在其近心端及远心端分别使用一枚 Hem-o-Lok 夹闭后，从中间剪断。对于其他进入瘤体的血管，可仅于近心端用一枚 Hem-o-Lok 夹闭后，在贴近瘤体处电凝切断。

第 6 步，继续采用分束结扎及交替前进的方式游离瘤体左侧面，切断瘤体与肝脏之间的粘连。左手器械将肿瘤向上抬起，游离瘤体底部。当瘤体四周游离彻底后，可方便抬起肿瘤，以处理肿瘤基底部的血管。但左手不应用力过大，以免器械插入瘤体导致肿瘤种植。

第 7 步，从瘤体背面切断瘤体与膈肌之间的纤维粘连，完整切除肿瘤。

第 8 步，使用蒸馏水冲洗创面，用吸引器吸尽液体，并用双极电凝对创面止血。将切除的瘤体完整装入标本袋，并在腹腔内置入引流管。取出标本，缝合切口。

▌四、并发症的处理及预防

（一）出血和血管损伤

肾上腺肿瘤切除过程中易损伤的血管包括肾上腺中央静脉和肾动 / 静脉，右侧易损伤下腔静脉，左侧易损伤肠系膜上动脉、脾动静脉，甚至腹主动脉等重要血管。左侧中央静脉损伤可导致肾静脉撕裂，右侧则可能导致下腔静脉撕裂。术中处理肾上腺中央静脉时，应仔细操作，防止撕裂肾静脉或下腔静脉。术者在操作时应注意辨认肾上腺中央静脉、下腔静脉、肾动 / 静脉等重要血管，做到心中有数。瘤体过大时，肾动静脉

甚至下腔静脉会成为瘤体的一部分。

因此，分离时应采用机器人高清放大视野辨认这些血管结构，精细地将这些血管从瘤体上分离下来，以防损伤。如发现肾上腺静脉损伤，可夹闭其近心端，或者用 5-0 可吸收血管线缝合；一旦发现肾静脉或下腔静脉损伤时，应用 5-0 可吸收血管线缝合破损处。脾静脉损伤时，可 5-0 可吸收血管线缝合破损出，如果脾动脉损伤，需切除脾脏。左侧肾上腺肿瘤手术易损伤肠系膜下动脉，常导致不可挽回的后果，需尽可能避免，一旦损伤后补救措施效果有限。术前对肠系膜上动脉的走行及其与瘤体的关系进行充分评估非常重要。有些肿瘤包绕肠系膜上动脉，影像学上表现为肠系膜上动脉从瘤体中穿过，手术切除过程中必然会导致肠系膜上动脉被切断。在置入气腹针或置入第一个套管时，可能导致腹主动脉损伤，一旦损伤后果极其严重，常导致患者来不及抢救而迅速死亡，因此重在预防。在插入气腹针时，应提起腹壁，切忌暴力、过深地插入；套管置入应该在气腹正确建立后进行，置入时也应提起腹壁，使其远离腹腔脏器，刺入时缓慢均匀用力，切忌暴力插入。如果置入困难，可采用小切口剖腹术（Hasson）置入套管。

（二）周围脏器损伤

周围脏器损伤主要包括肠管、肝脏、脾脏、胰腺、肾脏损伤。术中切除肿瘤时，应该紧贴肿瘤包膜游离，仔细、轻柔地操作，以尽量减少副损伤；如有出血，应立即止血并用吸引器吸尽血液，保持术野清晰；术中应该适时检查腹腔脏器，一旦发现脏器损伤，需按照相关脏器损伤原则处理，必要时请相关科室协助处理。

• 肠管损伤：在建立气腹、置入套管和术中操作中，均可能导致肠管损伤。小肠损伤可以采用 4-0 可吸收线一期缝合。结肠损伤需一期行结肠造瘘，二期还纳。

• 肝脏、脾脏损伤：由于脾脏、肝脏分别与

左右肾上腺相邻，因此在术中可能损伤肝脏、脾脏。轻微的肝、脾损伤可通过电凝结合止血材料止血，严重时需行肝部分切除或脾切除术。

• 胰腺损伤：胰腺因左侧胰尾与左侧肾上腺相邻，术中易受损伤。胰腺损伤的处理关键在于及时发现，保证充分的引流。术后若发现引流液异常，需行引流液淀粉酶检测确诊。处理的主要原则是保持充分的引流，通常引流管应放置1~3个月甚至更长，多可自行愈合。

• 肾脏损伤：轻微肾脏损伤可通过电凝、止血材料压迫等方法止血，严重损伤需缝合止血。如肿瘤考虑恶性且和肾脏严重粘连，难以分离，而对侧肾脏正常的情况下，在术前与患者及其家属充分沟通后术中可一并切除患侧肾脏。

（三）穿刺相关并发症

在使用气腹针刺穿刺腹壁、放置套管过程中可能导致腹壁血管、肠管及其他脏器损伤。首先应尽量预防。

预防的关键点包括：①操作者需熟悉相关解剖，操作时尽量轻柔操作；②在穿刺时提起腹壁，使腹壁和腹腔脏器分离；③对于有腹部手术史的病例，可采用Hasson技术置入套管。套管置入后，手术开始前，应首先检查盆腔脏器是否有损伤，一旦发现损伤应及时按照相关原则处理。

五、经验与教训

• 肾上腺肿瘤属于腹膜后肿瘤，解剖位置深，周围有大量的重要血管、脏器，手术风险高。充分的术前准备是肾上腺肿瘤手术所必须的，尤其是大体积肾上腺肿瘤。术前首先应对肾上腺肿瘤进行定性诊断，明确肿瘤有无内分泌功能，并根据肿瘤的内分泌功能情况，进行有针对性的术前准备。对于大体积肾上腺肿瘤，即使肾上腺相关激素检测正常，也不能完全排除嗜铬细胞瘤及皮质醇增

多症的可能。术前应使用药物扩管、扩容，控制血压、心率等，使相关指标达到相应标准；术中、术后应适当补充糖皮质激素以预防肾上腺危象。

• 术前的影像学评估非常重要。除了行一般的影像学检查了解肿瘤的大小、位置及毗邻结构外，还应行血管成像检查，推荐行三维重建，明确瘤体供血血管的支数及其走行情况，明确瘤体及其供血血管与周围重要血管如腹主动脉、肠系膜上动脉、肾脏动静脉、脾动静脉等重要血管之间的解剖关系，明确是否有重要血管穿行于瘤体，这对手术策略的制订和术中操作非常重要。

• 大体积的肾上腺肿瘤，瘤体血供通常非常丰富。术前应借助血管成像检查明确瘤体及其供血血管位置，与腹主动脉、肠系膜上动脉、肾脏动静脉、脾动静脉等重要血管之间的关系，明确这些血管是被肿瘤推移，还是从肿瘤中穿行。对于有重要血管穿行于肿瘤内部的肿瘤，术前应评估外科手术切除的可行性。在处理供血血管所在位置时，分离动作要慢、幅度要小，对可疑肿瘤血管使用血管夹直接夹断，避免盲目无序分离造成不必要的出血和再止血。

• 值得注意的是，大体积的肾上腺肿瘤往往有多支供血血管从腹主动脉直接发出，而由于瘤体体积较大，离腹主动脉又较近，导致这些动脉非常短。因此，术中游离瘤体时，应紧贴瘤体包膜操作，对于瘤体血管密集位置的分离操作更应仔细，切忌大刀阔斧。对于瘤体与重要血管相邻的区域，应边分离边利用机器人高清放大视野仔细辨认，并利用机器人系统的精准操作将上述血管从瘤体表面分离开来，以防止重要血管的损伤。对于肿瘤与周围脏器紧密粘连的位置，需紧贴肿瘤仔细分离，避免损伤周围脏器。瘤体各个面的游离应交替分离。如遇出血不必惊慌，可使用吸引器随时吸引出血，保持视野清晰；小出血点可通过双极钳电凝止血，较大的出血灶可通过Hem-o-Lok结扎、缝合等方式止血。

专家点评

　　肾上腺肿瘤是临床上常见的疾病，根据肿瘤细胞来源于肾上腺不同层带结构引起相应的内分泌功能障碍，导致不同的临床表现。肾上腺解剖位置深藏于腹膜后，周围毗邻大量的重要血管、脏器，尤其是肾上腺肿瘤，瘤体血供通常非常丰富，与周围脏器组织粘连紧密，手术风险高。因此，采取有针对性的术前准备和围手术期处理非常重要。

　　本章作者比较详实地阐述了应用机器人辅助腹腔镜进行肾上腺肿瘤切除的手术步骤、操作技巧、注意事项和经验体会等，读者可以从中获益。

参考文献

[1] Piazza L, Caragliano P, Scardilli M, et al. Laparoscopic robot-assisted right adrenalectomy and left ovariectomy (case reports). Chir Ital,1999,51(6): 465-466.

[2] D'Annibale A, Lucandri G, Monsellato I, et al. Robotic adrenalectomy: technical aspects, early results and learning curve. Int J Med Robot, 2012, 8(4): 483-490.

[3] Grogan RH. Current status of robotic adrenalectomy in the United States. Gland Surg, 2020,9(3): 840-843.

[4] Colvin J, Krishnamurthy V, Jin J, et al. A Comparison of Robotic Versus Laparoscopic Adrenalectomy in Patients With Primary Hyperaldosteronism. Surg Laparosc Endosc Percutan Tech, 2017,27(5): 391-393.

[5] Mishra K, Maurice MJ, Bukavina L, et al. Comparative Efficacy of Laparoscopic Versus Robotic Adrenalectomy for Adrenal Malignancy. Urology,2019, 123:146-150.

[6] Agcaoglu O, Aliyev S, Karabulut K, et al. Robotic versus laparoscopic resection of large adrenal tumors. Ann Surg Oncol, 2012, 19(7): 2288-2294.

[7] 管维，杨俊，王少刚. 机器人辅助腹腔镜肾上腺恶性肿瘤切除术经验分享及文献复习. 微创泌尿外科杂志，2017,6(1): 39-42.

[8] 李新涛，张旭. 机器人肾上腺切除术的应用现状和研究进展. 微创泌尿外科杂志，2017, 6(3): 172-176.

[9] 时京，艾星，贾卓敏，等. 经腹腔途径机器人辅助腹腔镜肾上腺巨大肿瘤切除术临床效果观察（附 31 例报告）. 临床泌尿外科杂志，2016, 31(8): 682-685.

第3章　机器人经后腹腔肾上腺肿瘤切除术

孙福康　徐丹枫

手术视频

> **亮点**
>
> 本章介绍了机器人经后腹腔肾上腺肿瘤手术的适应证，术前及手术室准备，手术步骤，并发症预防及处理，以及经验与教训。

一、概　述

1995 年，Mercan 报道了首例后腹腔镜肾上腺切除手术，机器人经后腹腔镜肾上腺肿瘤切除术（RALRA）则开展较晚，Berber 于 2010 年首次报道该手术。后腹腔镜肾上腺肿瘤切除（LRA）被认为具有微创、不易损伤腹腔脏器等特点，同时也存在空间窄小、器械距离较近等缺点。机器人手术具有高度放大的三维视野和可自由移动的多角度旋转操作臂，这些优势降低了手术操作的难度，理论上提高了手术效率及安全性。有报道显示，机器人腹腔镜肾上腺切除与传统腹腔镜手术相比，患者的住院时间更短，术后疼痛更轻；但手术时间更长，费用更高，有一定的学习曲线。而 RALRA 则兼具 LRA 和机器人手术的优势与局限性。因为腹膜后空间有限，对于巨大肿瘤的分离有一定的操作要求，通常认为 LRA 不适合直径 >6cm 的肾上腺肿瘤切除，而机器人手术则一定程度上弥补了这一缺陷，对于巨大或复杂肾上腺肿瘤的处理具有一定优势。

二、手术适应证和禁忌证

（一）手术适应证

- 与后腹腔镜肾上腺肿瘤切除术相似，更适合处理巨大、复杂的肿瘤。
  - 肿瘤直径 <10cm。
  - 有腹部手术史。

（二）手术禁忌证

- 肿瘤体积过大。
- 肥胖（腹膜后脂肪过多）。

三、具体案例

（一）简要病史资料

患者 2 年前起无明显诱因出现发作性心悸，后症状加重，每日发作 1~2 次，发作时常伴头痛、上腹部疼痛、面色苍白、出汗。肾上腺薄层 CT 血管造影术（CTA）增强显示"双侧肾上腺富血供占位伴囊性变，考虑嗜铬细胞瘤（左侧 55.8mm×35.2mm×66.4mm，右侧 30mm×18.8mm×22.9mm）"。基础 MNS：血浆去甲肾上腺素浓度 619.8pg/mL（19~121pg/mL），血浆肾上腺素浓度 1936.9pg/mL↑（14~90pg/mL）。发作心悸、出汗时血浆去甲肾上腺素浓度 846.8pg/mL（19~121pg/mL），血浆肾上腺素浓度 3 426.6pg/mL（14~90pg/mL）。MIBG 同位素摄取检查显示"双侧肾上腺占位，MIBG 摄取增高，考虑嗜铬细胞瘤可能"。患者及其父亲的基因诊断均提示"MEN-2，基因检查 RET（+），位点 C634R"。服用药物：甲磺酸多沙唑嗪（每片 4mg）每晚 1 次，每次 1 片；拉贝洛尔（每片 50mg）每日 3 次，每次 1 片。影像资料见图 3-1。

（二）术前准备和手术室准备

1. 术前准备

对于无功能性肾上腺肿瘤，其术前准备同

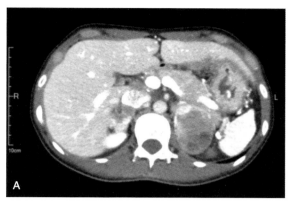 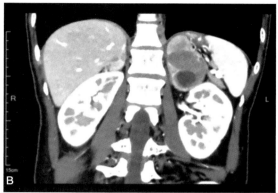

图 3-1　左肾上腺占位 CT。A. 横断面。B. 冠状面

一般的腹腔镜手术，包括术前检查，术前常规用药等。如临床上怀疑为嗜铬细胞瘤，需根据以下原则进行行术前准备。

（1）控制血压。常选用 α 受体阻滞剂如酚苄明、多沙唑嗪等，准备时间通常推荐 10~14d，发作频繁者需 4~6 周。

（2）控制心率。有心动过速或心律失常者，在使用 α 受体阻滞剂后仍然存在上述情况，宜加用 β 受体阻滞剂，如阿替洛尔、美托洛尔等。

（3）补充血容量。嗜铬细胞瘤术前需将血容量补充至血细胞比容 <45%，以避免术后激素撤退引起的血容量绝对不足。

2. 手术室准备

（1）患者体位（图 3-2）。

（2）穿刺套管摆位（图 3-3）。

（3）机器人床旁车定泊（图 3-4）。

（4）手术器械的准备和对接。取髂前上棘上方 2 横指水平做切口，为观察孔；腋前线、腋

后线与第 12 肋下缘交点水平分别做切口为 1 号、2 号机器人操作手臂置入孔；腋前线平脐水平做一切口为助手辅助操作孔。机器人操作设备从

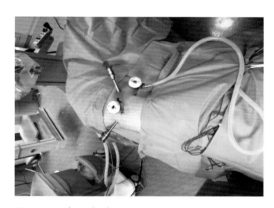

图 3-3　穿刺套管摆位

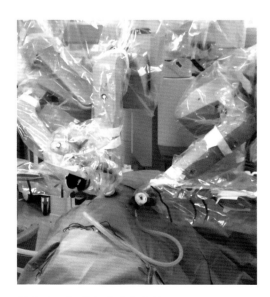

图 3-4　机器人床旁车定泊

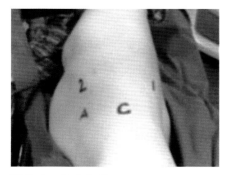

图 3-2　患者体位

患者头端靠近，分别连接观察镜及1号、2号操作臂。

（三）手术步骤

第1步，游离腹膜外脂肪。进入后腹腔后，用超声刀或剪刀锐性分离腹膜及Gerota筋膜外的脂肪组织直至下垂至髂窝处。腹膜外脂肪内含有一些细小血管，宜锐性分离，尽量避免撕扯脂肪引起出血。要注意避开腹膜以防止将其切破。如果腹膜破裂，须缝合关闭腹膜以避免影响手术空间。辨认后腹膜及腹膜后反折的要点是在后腹膜与Gerota交界外有一较明显的折痕，呈白色，厚且韧。

第2步，打开侧锥筋膜。侧锥筋膜是前后两层肾周筋膜在肾周间隙外侧的融合，从此处打开Gerota筋膜进入肾周间隙。如无法确定腹膜的位置，宜靠背侧打开以免损伤腹膜。

第3步，分离肾周脂肪囊与前层Gerota筋膜间隙。这一层面位于肾脏内上方脂肪层与腹膜侧肾周筋膜之间，为白色疏松网状组织。可以钝性分离为主直至找到肾上腺或肿瘤的前表面。这一层面为无血管区，准确分离能避免不必要的脂肪层出血。

第4步，分离肾周脂肪囊与后层Gerota筋膜间隙。这一层面位于肾脏外上方脂肪层与后层肾周筋膜之间。分离时，外侧的腰大肌清晰可见。向上、向内分离直至与前一层面会合。上极处不宜分离过多以保留脂肪对肾上腺的牵引作用。

第5步，分离肾上腺底部脂肪囊与肾上极间隙。沿肾脏上极打开脂肪囊，锐性分离为主向内下方逐步暴露肾上腺底部。打开脂肪层时宜紧贴肾脏分离以避免损伤肾上腺或肿瘤组织，向内分离后宜逐渐靠近肾上腺侧以避免损伤肾门血管。如需切除整个肾上腺则需暴露中央静脉并将其夹闭离断，如需保留残余肾上腺组织则完全分离肿瘤与正常肾上腺组织的交界。

第6步，逐束离断肿瘤血管。肾上腺的动脉供应主要来自上极的膈下血管和下极的肾脏血管。通常情况下，这些血管密集但细小，用超声刀凝断即可。但巨大的肾上腺肿瘤的滋养动脉可能较粗大，尤其是嗜铬细胞瘤常形成网状滋养血管，宽大、较多且易出血，分离时需钳持肾上腺周围脂肪组织向上提起肾上腺，钝、锐性分离肾上腺内下方的动静脉后分别逐束夹闭后再离断。

第7步，游离并切除肿瘤。肾上腺与肿瘤交界处通常可辨，顺肿瘤周缘可用钛夹或生物夹逐道夹闭肾上腺残端，完整切除肿瘤及周围脂肪组织。

▌四、并发症处理及预防

术中并发症主要包括转开放性手术、血管损伤、血压波动等。后腹腔入路损伤腹腔脏器的风险较小。但由于巨大肾上腺肿瘤占据较大空间，使后腹腔显得更小，分离肿瘤时也存在误伤腹腔脏器的可能。

对于巨大肾上腺肿瘤，尤其是嗜铬细胞瘤，术后建议重症监护病房（ICU）监护24~48h，持续心电图、动脉压、中心静脉压监测，及时处理可能发生的心血管代谢相关并发症。术后高血压、低血压、低血糖较常见，应适当扩充容量和补充5%的葡萄糖溶液，维持体液平衡。

要注意鉴别和预防肾上腺肿瘤切除后可能出现的肾上腺皮质激素和肾上腺素分泌功能不足，如出现上述症状应及时对症处理。

▌五、经验与教训

• 对于巨大肾上腺肿瘤，机器人腹腔镜的操作灵活性具有一定的优势，尤其是位于空间相对狭小的后腹腔内时。由于肿瘤体积较大，腹腔镜分离时往往会对瘤体造成过大的压力而易引起肿瘤包膜破裂，机器人手术则在一定程度上减少了上述风险。即使如此，仍需注意尽量减少对瘤体的直接触碰和压迫，以夹持肾腺周围脂肪组织为主进行分离暴露。尤其是对于嗜铬细胞瘤，过多的触碰会引起术中血压急剧变化，术中需与麻醉师实时沟通，如发生上述情况，须暂停操作，待血压平稳后恢复手术。分离肿瘤血管时需轻柔触碰，以钝性分离为主，逐个夹闭血管。

• 如果术中发现肿瘤与下腔静脉、肾静脉有粘连，应根据粘连程度做相应处理：轻中度粘连时采用钝性分离；如果粘连严重，钝性分离困难，可采用钝、锐性结合分离肿瘤。操作难度过大时仍需转开放手术。腺体残面可用钛夹、生物夹关闭；如仍有出血，可用单极电凝止血并形成焦痂覆盖，必要时可以缝合止血。

专家点评

肾上腺肿瘤临床上并不少见，通过临床症状和检查，肾上腺肿瘤的诊断亦常可很快确诊。需要强调的是，肾上腺肿瘤的治疗包括围手术期的处理，应引起临床外科医生的重视。

本章作者在诊治肾上腺肿瘤方面有着丰富的临床实践经验。本节中较详细地介绍了机器人经后腹腔肾上腺肿瘤切除术的规范步骤和经验体会，读者可一览借鉴。

参考文献

[1] Mercan, S,et al. Endoscopic retroperitoneal adrenalectomy. Surgery, 1995, 118, 6: 1071-1075; discussion 1075-1076.

[2] Berber, Eren, et al. Robotic posterior retroperitoneal adrenalectomy: operative technique. Archives of surgery (Chicago, Ⅲ, 1960), 2010, 145(8): 781-784.

[3] Horgan S, Vanuno D. Robots in laparoscopic surgery. J Laparoendosc Adv Surg Tech A, 2001, 11(6):415-419.

[4] Economopoulos, Konstantinos P ,et al. Laparoscopic versus robotic adrenalectomy: A comprehensive meta-analysis." International journal of surgery (London, England) ,2017 ,38: 95-104.

[5] Karabulut, Koray, et al. "Comparison of intraoperative time use and perioperative outcomes for robotic versus laparoscopic adrenalectomy." Surgery vol. 151,4 (2012): 537-542.

[6] Brandao, Luis Felipe, et al. Robotic versus laparoscopic adrenalectomy: a systematic review and meta-analysis. European urologyvol, 2014, 65(6): 1154-1161.

[7] Ma Wen ming,et al. Propensity Score Matched Analysis Comparing Robotic-Assisted with Laparoscopic Posterior Retroperitoneal Adrenalectomy. Journal of investigative surgery: the official journal of the Academy of Surgical Research, 2020: 1-6.

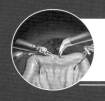

肾脏病变机器人手术

第 3 篇

III

第 1 部分
肾脏恶性肿瘤机器人手术

第 4 章　机器人肾部分切除术（经腹腔途径）

手术视频

Randall A. Lee, Daniel D. Eun

> **亮点**
>
> 　本章介绍了机器人经腹腔肾部分切除术的手术适应证和禁忌证，术前及手术室准备，手术步骤与经验教训等。

一、概　述

　　肾癌是目前报道的最常见的恶性肿瘤之一。随着腹部影像学检查的推广和普及，肾癌的检出率逐年增高。尽管肾癌的发病率很高，但由于早期检出率的提高和治疗技术的不断进步，肾癌的死亡率在所有癌症中排名在 10 位之后。

　　直径 <7cm 的局限性肾脏肿瘤的手术治疗包括肾部分切除术。随着手术技术的进步，特别是机器人手术提供了放大的三维视野，结合精细的器械动作，为精确的局部解剖奠定了硬件基础，有助于最大限度地保留肾单位。因此，机器人肾部分切除术（robotic partial nephrectomy, RPN）目前已成为肾肿瘤的标准术式。

二、手术适应证和禁忌证

1. 手术适应证

　　• 适合手术的患者。术前评估和影像学检查对制订处理方案至关重要。手术前必须详细了解患者的既往病史和手术史，并进行全身体格检查，以明确是否适合手术治疗。

　　• 根据肾功能情况选择患者，应评估患者的基线肾功能，应提前告知本身存在慢性肾病（chronic kidney disease, CKD）的患者术后肾小球滤过率（glomerular filtration rate, GFR）可能进一步恶化。

2. 手术禁忌证

　　• 终末期肾病患者，此类患者接受保留肾单位手术的意义不大。

三、具体案例

（一）简要病史资料

　　患者女性，78 岁，体检发现右肾上极一个 3.3cm 的肿块。既往有肺动脉高压，需吸氧来维持基线血氧水平。基线 GFR 为 73.6mL/min。

　　术前 MRI 显示右肾上极有一个直径 3.3cm 的病灶，与肾血管主干毗邻，RENAL 评分为 8Ph（1+2+3+P+2）。由于肿瘤紧贴肾血管主干，因此不考虑经皮消融。告知患者所有可选治疗方案后，患者经过充分考虑后选择机器人肾部分切除术。

（二）术前准备和手术室准备

1. 术前准备

　　（1）影像学评估。不可仅依赖横断面扫描进行影像学评估。

（2）RENAL 评分系统。目前最常用的肾肿瘤评分系统为 RENAL 评分系统。该评分客观评价了肾肿瘤的 5 个特点，包括肿瘤大小、内生程度、与集合系统的靠近程度、位于肾脏前唇或后唇、与肾脏轴线之间的相对关系以及与肾血管的靠近程度。

RENAL 评分较高者提示肾部分切除术的难度可能较大，术者应根据自身手术技术和经验评估此类患者的手术风险。术前对患者进行充分评估后，应告知患者所有可选的治疗方案，包括主动监测、穿刺活检、经皮消融或肾部分切除术。

2. 手术室布局和准备

（1）手术室布局与配置与 da Vinci Xi 手术机器人系统配套。对患者留置导尿管后，其取左侧卧位（右侧朝上），髂前上棘位于手术台折刀处。

（2）用长条形软垫支持患者后背，借助臀部的卡腰来固定。患者的左上臂与身体长轴垂直、外展，左腋下垫好腋垫；右上臂取自然姿势摆放即可。注意保护好所有着力点（图 4-1A）。

用 Veress 气腹针建立人工气腹，压力维持在 20mmHg。钝性插入脐上的 12mm 套管。插入镜头，镜头监视下在旁正中线上放置 4 个机械臂套管（图 4-1B）。放置好所有套管后，将气腹压降至 15mmHg。机器人车从患者背后进入、定泊，助手与患者面对面。手术器械包括

单极电勾（右手，Permanent Cautery Hook）、Maryland 双极抓钳（左手）和 45mm 抓持牵引器（small graptor）。切除肿瘤时使用单极电剪（hot shears），缝合时使用大号持针器。

（三）手术步骤

第 1 步，进入腹腔后首先进行翻肝操作，将一把腹腔镜带锁抓钳在直视下经肝下缘翻起肝脏，抓住外侧腹壁并锁上。

第 2 步，为了暴露右肾，沿 Toldt 白线内侧切开，松解结肠，暴露右肾。这一步的关键在于找到肠管和肾周筋膜间的无血管平面进行分离，而不要过早打开肾周筋膜。

第 3 步，采用 Kocher 手法分离十二指肠，暴露右侧生殖静脉和下腔静脉。随后沿腔静脉表面向头侧分离，直至暴露右肾静脉。然后在腔静脉外侧向下方分离，直至暴露腰大肌。暴露出腰大肌之后，用 4 号机械臂的抓钳顶住肾脏后方，注意不要损伤腰大肌筋膜，继而对肾脏背侧进行充分分离，为充分暴露肾门做好准备。

第 4 步，将肾静脉起始部的腔静脉向内侧牵引开，找到并暴露肾动脉，必要时可向肾门进一步分离出肾动脉分支，以备超选阻断。

第 5 步，充分暴露肾门血管后，将肾脏从肾周筋膜中分离出来。如果为了切除肿瘤需要充分暴露肾脏背侧，我们通常会自肾上极沿肾脏外

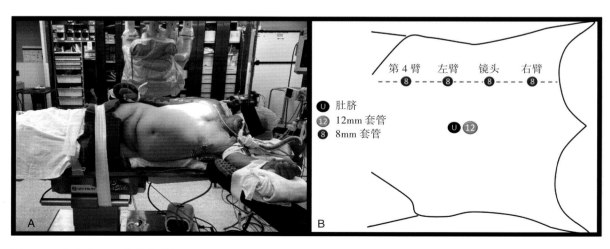

图 4-1　患者体位和穿刺套管摆位

侧缘切开肾周筋膜直至暴露出肾包膜，切至肾下极后，绕回肾下极内侧，整个肾周筋膜的切口呈"J"形。

第 6 步，充分分离肾周脂肪以完整暴露肾脏，但考虑到肿瘤侵犯肾周脂肪的可能，应保留覆盖肾肿瘤表面的肾周脂肪。

第 7 步，我们常规使用术中超声划分肾肿瘤边界。我们一般使用 Hitachi Arietta L51K 探头，其外形较小，易于操作。

第 8 步，界定清楚肿瘤边界后，进行肾动脉阻断。此时可借助 4 号机械臂的抓钳稳定住肾脏，将肿瘤暴露在最佳解剖位置。沿肿瘤边界切开肾包膜，采用钝性、锐性分离手法暴露肾肿瘤，必要时电凝或用可吸收止血夹（Medtronic Lapro-clip）。

第 9 步，肾缺损的缝合采用改良滑动夹技术，在针线方面我们一般将一根 6in（1in ≈ 2.54cm）长的 3-0 可吸收倒刺线带 CV23 针头的尾端与另一根 12in 的 0 号可吸收倒刺线带 GS21 针的尾端互锁，形成一根双头针来完成缝合（图 4-2、4-3）。先用 3-0 的缝线完成肿瘤床的连续缝合，注意闭合收集系统或开放的血管。此后将 3-0 缝线从肾包膜穿出、止血夹锚定（图 4-4），此时可松开阻断夹（图 4-5），观察是否有出血。如果创面仍存在活动性出血，可用另一根 3-0 倒刺

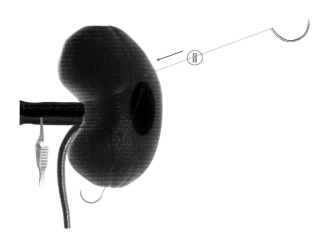

图 4-3 可吸收血管夹沿 0 号粗线滑向肾脏表面（来源：TEMPLE HEALTH）

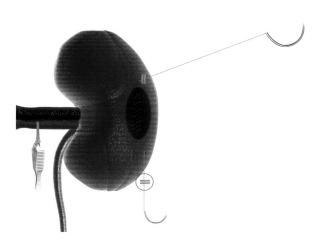

图 4-4 用可吸收血管夹同法固定 3-0 细线线头（来源：TEMPLE HEALTH）

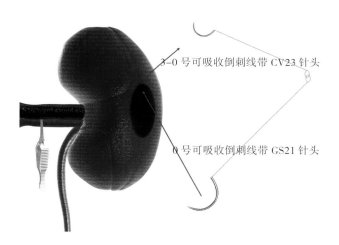

图 4-2 两根倒刺线（3-0、0 号线）尾部相套（来源：TEMPLE HEALTH）

3-0 号可吸收倒刺线带 CV23 针头

0 号可吸收倒刺线带 GS21 针头

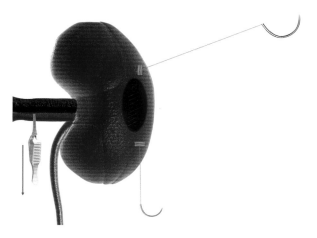

图 4-5 完成内层吻合，此时可考虑早期松开阻断夹恢复血供（来源：TEMPLE HEALTH）

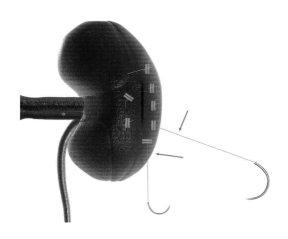

图 4-6 0号粗线水平褥式缝合肾实质外层（来源：TEMPLE HEALTH）

线缝合止血。然后用 0 号线连续水平褥式缝合肾包膜（图 4-6），每个进针、出针点用止血夹锚定。由于我们用的是倒刺线，止血夹贴近肾包膜夹住缝线后，可将其沿肾包膜方向滑动、拉紧，如此提供足够的张力闭合缺损。完成缝合后，必要时可在组织对合缘附加其他止血材料。多余的缝线可用来关闭肾周筋膜。

第 10 步，完成缝合后，将标本装袋，检查术野后关闭切口。

（四）手术结果

该患者术后 1d 拔除导尿管后出院。病理结果显示肾透明细胞癌，核分级 2 级，病理分期 pT3aNx，肿瘤侵犯肾周组织和肾窦。术后影像学检查未见远处转移。

四、并发症处理及预防

易发生术后并发症的高危因素包括高龄（>65 岁）和肾肿瘤复杂程度（NS>10）。肾部分切除术特有的并发症包括尿漏和假性动脉瘤，这些并发症可迟发表现，并可能需要二次手术。术后持续出血者应根据情况考虑输血或使用血液制品。检查包括泌尿系 CT 平扫和延迟成像。存在尿漏者建议放置输尿管支架或经皮肾穿刺

引流。怀疑假性动脉瘤者需血管造影，必要时进行高选栓塞。

尿漏和假性动脉瘤的发生原因是术中切开了收集系统和切除了富血管肾实质。术中尽早恢复肾动脉血供、仔细检查切面可能有助于降低其发生率。尽早恢复血供可能有助于辨清收集系统损伤，也有助于术中充分止血。

五、经验与教训

• 行肾部分切除术的方式有很多，包括开放手术（OPN）、腹腔镜手术（LPN）和机器人手术（RPN）。腹腔镜技术曾经是首选的手术方式，但该手术难度较高。学习曲线较长，累积经验较慢，较难获得稳定的重复性。与腹腔镜相比，手术机器人平台配备具有 6 个自由度的机械臂，在视野方面也有很大改进，在肾部分切除术中具有很大优势。

• 目前有两项大型回顾性研究旨在确定 RPN 在复杂肾肿瘤（NS ≥ 10）中的作用。2012 年，Simhan 等报道了 281 例肾部分切除术患者的结果，并按 NS 分层分析（中度 NS 81RPN vs.136OPN，高 NS 10RPN vs.54OPN）。接受 OPN 治疗的肾肿瘤患者，术前影像学评估的肿瘤复杂性（$P=0.02$）和术后病理分期（$P=0.01$）更高。围手术期结果分析显示，机器人手术在术中失血量和住院时间方面优于开放手术，两者的切缘阳性率或（和）复发率均无差异。

• 随着经验的积累和技术的提高，机器人手术在复杂肾肿瘤肾部分切除术中的使用越来越多。2018 年 Garisto 等回顾性比较了 RPN 和 OPN 治疗复杂肾肿瘤的效果，二者的各项结果相似，但 RPN 病例明显更多（203RPN，76OPN）。除了术中出血量和住院时间（length of hospital stay，LOS）显著降低外，RPN 组的术中输血率明显较低。对部分患者甚至可将该手术作为门诊手术来实施。

六、结 论

目前的指南推荐 RPN 适用于直径 ≤ 7cm 的肾脏肿瘤。机器人手术在未影响肿瘤控制效果的前提下，在其他围手术期指标方面均具有显著优势。但最终肾部分切除术应选择哪种手术方式还是取决于术者的经验，但未来机器人手术的应用毋庸置疑会越来越多。

专家点评

Daniel D. Eun 教授是美国天普大学（Temple University）医学院附属医院机器人手术中心主任。该中心有 11 台达芬奇手术机器人，也是美国著名的五大泌尿外科机器人手术培训中心之一。2001 年 Daniel D. Eun 在读玛尼梅农（Mani Menon）的博士期间就参与达芬奇机器人手术系统的研发，多次在美国泌尿外科学会（American Urological Association，AUA）年会上受邀行手术直播演示，他发明的机器人长抓钳器械、手术中电钩的灵巧使用、将 3-0 与 0 号倒刺线尾端互锁相连再行肾部分切除切口内外双层快速缝合等，给观者留下很深刻的印象。

此案例较清晰地展示了上述特点，对位于肾门和紧靠肾大血管的肾肿瘤，术者娴熟精巧的分离解剖、机器人电钩及长抓钳的灵巧使用、快速的连续缝合技巧，以及源自丰富实践的经验体会，一定会使读者受益匪浅。

参考文献

[1] Siegel RL, Miller KD, Jemal A. Cancer statistics, 2020. CA Cancer J Clin, 2020,70（1）:7-30.

[2] Campbell S, Uzzo RG, Allaf ME, et al. Renal Mass and Localized Renal Cancer: AUA Guideline. J Urol, 2017,198（3）:520-529.

[3] Lee RA, Strauss D, Kutikov A. Role of minimally invasive partial nephrectomy in the management of renal mass. Transl Androl Urol, 2020, 9（6）:3140-3148.

[4] Kutikov A, Uzzo RG. The RENAL nephrometry score: a comprehensive standardized system for quantitating renal tumor size, location and depth. J Urol, 2009, 182（3）:844-853.

[5] Kutikov A, Smaldone MC, Uzzo RG, et al. Renal Mass Biopsy: Always, Sometimes, or Never. Eur Urol, 2016, 70（3）:403-406.

[6] Baumert H, Ballaro A, Shah N, et al. Reducing warm ischaemia time during laparoscopic partial nephrectomy: a prospective comparison of two renal closure techniques. Eur Urol, 2007, 52（4）:1164-1169.

[7] Gill IS, Kavoussi LR, Lane BR, et al. Comparison of 1 800 laparoscopic and open partial nephrectomies for single renal tumors. J Urol,2007,178（1）:41-46.

[8] Simhan J, Smaldone MC, Tsai KJ, et al. Perioperative outcomes of robotic and open partial nephrectomy for moderately and highly complex renal lesions. J Urol, 2012, 187（6）:2000-2004.

[9] Garisto J, Bertolo R, Dagenais J, et al. Robotic versus open partial nephrectomy for highly complex renal masses: Comparison of perioperative, functional, and oncological outcomes. Urol Oncol, 2018, 36（10）:471. e1-471. e9.

[10] Mehrazin R, Bortnick E, Say R, et al. Ambulatory Robotic-Assisted Partial Nephrectomy: Safety and Feasibility Study. Urology, 2020,143:137-141.

[11] Simhan J, Smaldone MC, Tsai KJ, et al. Objective measures of renal mass anatomic complexity predict rates of major complications following partial nephrectomy. Eur Urol, 2011,60（4）:724-730.

[12] Hennus PM, Kroeze SG, Bosch JL,et al. Impact of comorbidity on complications after nephrectomy: use of the Clavien Classification of Surgical Complications. BJU Int, 2012,110（5）:682-687.

[13] Potretzke AM, Knight BA, Zargar H, et al. Urinary fistula after robot-assisted partial nephrectomy: a multicentre analysis of 1 791 patients. BJU Int, 2016,117（1）:131-137.

[14] Heye S, Maleux G, Van Poppel H,et al. Hemorrhagic complications after nephron-sparing surgery: angiographic diagnosis and management by transcatheter embolization. Am J Roentgenol, 2005,184（5）:1661-1664.

[15] Delto JC, Chang P, Hyde S, et al. Reducing Pseudoaneurysm and Urine Leak After Robotic Partial Nephrectomy: Results Using the Early Unclamping Technique. Urology, 2019,132:130-135.

第5章　机器人经后腹腔肾部分切除术（分支阻断）

王林辉

手术视频

> **亮点**
>
> 　　本章介绍了机器人辅助经后腹腔肾部分切除术的手术适应证、手术步骤、技术要点、并发症处理、实战技巧及经验体会。

一、概　述

　　随着科技日新月异的发展，外科手术已经从传统的开放手术逐渐进入机器人微创手术的新时代。

　　从20世纪80年代开始，以腹腔镜为代表的微创技术在达到传统手术效果的同时，实现了手术创伤小、术后恢复快等特点，使腹腔镜微创手术得以广泛推广，1993年McDougall首次报道了腹腔镜肾部分切除术（LPN）治疗肾肿瘤，开创保留肾单位手术的微创化治疗，但是腹腔镜手术仍存在诸如：器械活动度小，视野二维，完成精细分离、缝合等操作难度大等局限。2004年Gettman等首次实施了全球首例机器人辅助腹腔镜肾部分切除术（RAPN），使得保留肾单位的微创化手术治疗进入了一个新高度。

　　自2006年底，我国开始引进da Vinci机器人手术系统，机器人手术量呈指数增长。达芬奇手术系统除了具有腹腔镜手术微创的优点外还具有很多优势，包括：①双通道摄像镜头、高清晰度的三维视野，使外科医生能够更加清晰地辨认组织结构，精准地进行组织的定位与解剖；②7个自由度的仿腕关节的手术器械使手术操作更加自由、灵活，扩展了手术人员的操作能力，使在狭小空间内实现精细操作成为可能，提高了手术的精准度；③通过机械手操作可滤过人手自然震颤的影响，增加了手术的安全性及稳定性；④符合人体工程学的操作台减轻了术者的疲劳，更有利于术者完成复杂、长时间的手术。2009年Benway等对129例RAPN及118例LPN进行了比较，二者的手术时间、切缘阳性、集合系统侵犯率等无明显统计学差异，而RALPN具有术中出血更少、术后住院时间更短、术中热缺血时间明显缩短的优点。

　　虽然机器人手术具有精细、灵活、稳定及较短的学习曲线等特点，但是机器人设备、配套产品及维护费用高昂限制了机器人手术系统在国内的普及。此外，机器人手术系统体积庞大，需要大型手术室，机器人操作系统缺乏触觉反馈，机器人操作系统机械故障及在狭小空间内操作时器械易碰撞等不足也制约了机器人操作系统的应用。

二、手术适应证和禁忌证

（一）手术适应证

● 绝对适应证：发生于解剖性或功能性孤立肾的肾癌，对侧肾功能不全或无功能者，家族性肾细胞癌（RCC），双肾同时性肾癌等。

● 相对适应证：肾癌对侧肾存在某些良性疾病，如肾结石、慢性肾盂肾炎或合并其他可能导致肾功能恶化的疾病（如高血压、糖尿病、肾动脉狭窄等）。

● 实现肾部分切除的理想目标是达成三连胜，即完整切除肿瘤保证切缘阴性、最大限度地保留正常肾单位的功能以及避免近期和远期并发症，其中最重要的是保证肿瘤切缘阴性。

（二）手术禁忌证

• 绝对禁忌证：已发生局部或远处转移者，伴有肾静脉癌栓者，多发肾肿瘤，位置深且居于肾门部的肿瘤。

• 相对禁忌证：患侧肾脏有手术史或凝血功能障碍者。

三、具体案例

（一）简要病史资料

患者中年女性，体检发现右肾肿瘤 5 个月余。体重指数（BMI）为 22.03kg/㎡，RENAL 评分为 5P，ASA 评分 2 分，影像学检查见图 5-1。

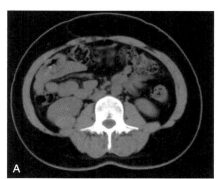

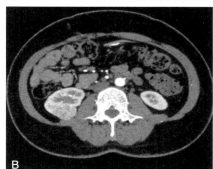

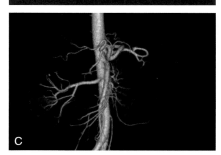

图 5-1　A. CT 平扫。B. CT 增强扫描。
C. 电脑三维重建

（二）术前准备和手术室准备

1. 术前准备

（1）术前实验室检查包括：血常规，尿常规，粪常规，肝、肾功能，凝血功能、三抗（梅毒、艾滋、甲肝），乙肝五项，碱性磷酸酶。

（2）包块影像学检查：腹部及泌尿系超声，胸部 X 线片（胸部 CT 平扫），肾动静脉 CT 血管造影（无禁忌者），肾小球滤过率（GFR），年龄大于 60 岁者还需完善心脏彩超及肺功能检查。

（3）完善上述检查，排除手术禁忌，同时了解肾肿瘤的位置、大小，排除肾静脉及腔静脉癌栓，了解双肾分肾功能，了解患肾是否存在多支动脉供血等。术前晚给予硫酸镁或复方聚乙二醇散导泻。

2. 手术室准备

（1）基础准备。术前预防性应用抗生素，麻醉成功后留置尿管、胃管。

（2）患者体位（图 5-2）。

（3）穿刺套管摆位（图 5-3）。

（4）机器人床旁车定泊（图 5-4）。

（5）手术器械的准备和对接。器械包括机器人专用 8mm 金属套管、12mm 套管、电剪刀、双极钳、吸引器、缝线等。

（三）手术步骤

第 1 步，建立后腹腔操作空间及放置套管。患者取健侧卧位，抬高腰桥，于腋中线髂脊上

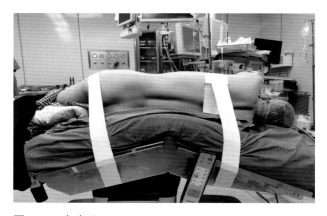

图 5-2　患者体位

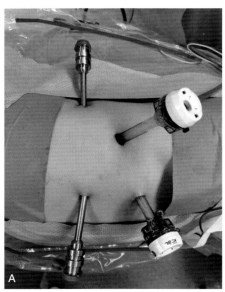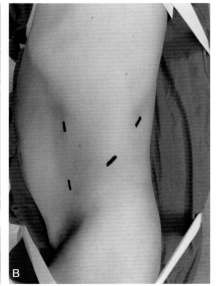

图 5-3 穿刺套管摆位

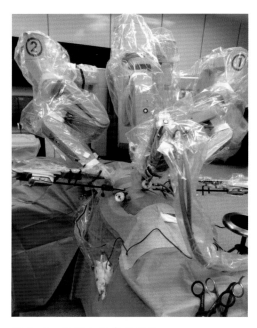

图 5-4 机器人床旁车定泊

2cm 处做一长约 1.5cm 的切口。依次切开皮肤、皮下组织、钝性分离肌层，打开腰背肌筋膜，推开后腹腔脂肪，置入自制的球囊，注入约 600mL 空气，建立后腹腔腔隙。置入 12mm Trocar，用缝线固定防止漏气；置入机器人镜头，于腋后线第 12 肋缘下做一 8mm 切口，直视下置入机器人专用 8mm Trocar，同法于腋前线肋缘下及

髂前上棘内上 3cm 处分别置入机器人专用 8mm Trocar 及辅助孔 12mm Trocar。检查各穿刺点无活动性出血，装配智能机械臂。

第 2 步，清除腹膜后脂肪。将镜头 30° 朝上，从上极向下分离，置于髂窝处，必要时可予以离断取出。在此过程会通过 Gerota 筋膜、腰大肌、腹膜反折等解剖标志，避免损伤腹膜。若不慎导致腹膜破裂，可将破口处用双极钳夹闭后自辅助切口处置入 Hem-o-Lok 夹闭。

第 3 步，打开肾周筋膜。自上至下纵行切开肾周筋膜。在此过程中需要充分打开，上至膈下，下至髂窝上缘，这样能充分显露且不易在操作中出现阻挡器械操作的情况。

第 4 步，寻找并分离肾动脉。在腰大肌与肾脏背侧的脂肪囊之间充分游离并寻找肾动脉，在此过程中可通过充分暴露内侧弓韧带或根据肾动脉搏动寻找肾动脉。打开肾动脉鞘，充分游离肾动脉，予以血管吊带标记肾动脉主干及分支。在游离肾动脉过程中要尽量贴近腰大肌分离，不应过于靠近肾门进行游离，以避免将肾动脉分支误认为主干，造成阻断不完全而引起术中出血。

第 5 步，分离肿瘤周围脂肪。分离肾周脂肪，找到肿瘤。此过程需充分暴露肿瘤及其周围正常肾实质，可尽量保留肿瘤表面部分脂肪，便于术中切除肿瘤时钳夹着力。

第 6 步，阻断肾动脉（分支动脉）。用阻断钳阻断肾动脉，如果有荧光视野，可考虑予以分支阻断。在阻断前切记充分游离肾动脉，给助手足够的空间进行充分阻断。阻断时间以小于30min 为宜，若术前预估阻断时间较长，可用冰水降温。

第 7 步，切除肿瘤。自距离瘤体边缘 0.5cm 处正常肾实质处剪切，自下至上，推进式沿肿瘤包膜进行分离，完整切除肿瘤。注意切勿剪破包膜。

第 8 步，缝合创面。用 3-0 可吸收线间断8 字缝合或用 3-0 倒刺线连续缝合髓质创面，若见集合系统打开或血管残端，应单独确切缝合，以降低出血及侵入集合系统的风险。基底部勿留无效腔。然后再用倒刺线自上至下分层缝合。可用 Hem-o-Lok 间断加固，减轻张力。在缝合前可适当增加气腹压力。在肿瘤基底部存在大的血管时可用 Hem-o-Lok 夹闭，小血管可用双极钳电凝止血。

第 9 步，松开阻断，取出肿瘤标本。缝合完毕后，松开阻断钳，恢复肾脏血供。降低气腹压，观察创面有无出血。若见出血可行间断缝合加固。将标本装入标本袋中，检查无出血后于术区留置负压引流管。取出标本，逐层关闭切口。

四、并发症处理及预防

（一）术中并发症

1. 穿刺损伤

在微创手术中，穿刺操作可能会引起腹腔内脏器或血管损伤，从而引起严重的后果。为预防此类并发症，首先我们需要熟悉解剖，遵守手术原则。在置入穿刺针或套管时需尽可能将腹壁拎起，必要时可采用开放的方法置入套管。除镜头孔外，其余尽可能在直视下进行操作。

2. 血管损伤

造成血管损伤的原因较多，例如，术中对解剖不熟悉、血管变异、局部粘连导致与周围血管边界不清晰等。术中大血管损伤导致的难以控制的出血是肾部分切除术中转开放手术的最重要原因。对于这类血管损伤，首先要熟悉解剖，其次在血管损伤发生时需充分了解出血部位及严重程度，做好预估及相应处理，必要时及时转开放手术。

3. 脏器损伤

肾部分切除术中可能会引起周围脏器损伤，因此术者必须熟悉解剖。对于发生粘连的患者，每一步操作都需要在清晰的视野下进行，精细精准处理。若出现脏器损伤须及时处理，切勿抱侥幸心理将其旷置。术中牵拉时需要注意牵拉的力度及角度。

（二）术后并发症

1. 出　血

出血是肾部分切除术后最常见的并发症，术后继发性出血在保守治疗无效时往往需要考虑进行选择性肾动脉栓塞或开放止血。术后伤口出血多因伤口缝合不确切，因此在关闭创面时需要进行分层缝合，对于血管残端及集合系统需单独优先间断加固。缝合过程中要保持缝线的适当张力，避免张力过小影响止血效果，同时避免因张力过大切割肾实质引起出血，通常可用 Hem-o-Lok 间断紧缩加固。

2. 肾功能障碍

肾脏热缺血时间不超过 30min 一般不会造成持续性的肾功能损伤。术前应做好相应检查，根据影像学资料对手术缺血时间进行充分评估，必要时予以冰水降温，缝合完成后温水复温或行分支阻断，从而减少对肾功能的影响。

3. 感　染

术后感染包括呼吸系统感染、泌尿系统感染、伤口感染等。在给予抗生素治疗或预防的同时，术后嘱患者多咳嗽、深呼吸。患者术后应早期下床活动，积极治疗基础疾病，注意监测血压、血糖，在病情允许的情况下尽早拔除尿管、引流管等。

五、经验与教训

• 术前要根据患者的病史、查体、影像学等辅助检查对患者进行全面的评估。

• 术中仔细分离，建立足够大的后腹腔空间。术中缝合一定要仔细，尤其是内层创面，切忌急躁。出现问题一定要及时处理，切勿抱侥幸心理将其旷置，以免术后引起严重并发症。

• 术后注意患者的生命体征，对于患者的不适主诉及异常情况一定要仔细甄别，及时、积极地处理并发症。

专家点评

　　每例肾肿瘤患者的肿瘤生长速度、大小、部位、毗邻脏器关系等均不相同，肾部分切除术的方法和技巧等也呈现出多样性变化。人们常用一些指标来表达肾肿瘤的手术难易度和手术方式的术前规划，如RENAL评分、影像学评估、手术入路的选择等。因此，手术医生应博采众长、广采众技、灵活应用。

　　本章作者有着丰富的机器人手术实战经验，尤其在肾部分切除手术技术和技巧方面有许多创新，例如：术中荧光显影技术的应用，肾动脉分支、分时段阻断，最大

限度地减少肾缺血时间以保护肾功能；在缝合肾创面时，先缝合有血供区域再缝合无血供区域，以尽量减少肾热缺血时间等。仔细观看本章手术视频，一定能从中获益。

参考文献

[1] 吴阶平. 吴阶平泌尿外科学 .1 版 . 济南：山东科学技术出版社，2009.

[2] B Ljungberg（Chair），et al. EAU Guidelines on Renal Cell Carcinoma 2019 edition.European Association of Urology，2019:365.

[3] Shah PH，et al. Positive surgical margins increase risk of recurrence after partial nephrectomy for high risk renal tumors. J Urol,2016,196（2）:327-334.

[4] Campbell S, et al .Renal mass and localized renal cancer: AUA Guideline. J Urol,2017,198（3）:520-529.

[5] 杨波等 . 机器人用于泌尿外科微创手术的现状及展望 . 腹腔镜外科杂志，2012,17（2）:81-83.

[6] 过菲，杨波，许传亮，等 . 达芬奇机器人腹腔镜技术在泌尿外科中的应用现状 . 中华腔镜泌尿外科杂志（电子版），2014,8（3）:1-2.

[7] Benway BM,Bhayani SB ,Rogers CG,et al. Robot assisted partial nephrectomy versus laparoscopic partial nephrectomy versus laparoscopic partial nephrectomy for renal tumors :a multi-institutional analysis of perioperative outcomes. J Urol,2009,182（3）:866-872.

[8] Gettman MT, Blute ML, Chow GK, et al. Robotic-assisted laparoscopic partial nephrectomy : technique and initial clinical experience with Da Vinci robotic system. Urology,2004,64（5）:914-918.

[9] 王林辉，叶华茂，吴震杰，等 . 机器人辅助腹腔镜肾部分切除术与传统辅助腹腔镜肾部分切除术适应症选择及临床疗效对比研究 . 第二军医大学学报，2013,34（7）:719-727.

第6章　机器人经后腹腔肾部分切除术（外生型肿瘤）

郭剑明　姜　帅

手术视频

> **亮　点**
>
> 　　机器人经后腹腔肾部分切除术与经腹腔手术相比，具有更易寻找肾动脉、肠道干扰小、手术时间更短、术后恢复快等优点，但也存在操作空间小、解剖定位不显著等缺点，更适用于肾脏背侧及外侧的肿瘤。具体手术入路方式的选择应根据患者的病情及医生的习惯决定。

一、概　述

　　肾部分切除术（PN）目前已成为肾脏小肿瘤（T1a）的标准治疗方法之一，部分 T1b 和 T2 期肿瘤使用此术式也可以取得良好疗效。手术可以通过经腹（transperitoneal）或经后腹腔（retroperitoneal）两种入路来完成。近年来，随着腹腔镜和机器人手术技术的迅猛发展，机器人肾部分切除术（RAPN）逐渐由于其精良的三维放大效果、多自由度灵活的机械臂和优秀的人体工学等优势被人们广泛接受。2004 年 Gettman 首先报道了经腹腔途径的 RAPN（tRAPN），其主要优势为较大的操作空间和明确的解剖标志定位，该入路更容易处理位于肾脏腹侧或与血管关系较为密切的肿瘤，但对于肾脏背侧的肿瘤需要广泛游离肾脏，并且在寻找肾动脉时常常会受到静脉的干扰，也存在术中肠道干扰甚至肠道损伤的风险。2009 年 Patel 首次报道了机器人经后腹腔肾部分切除术（rRAPN），相比于经腹腔手术，该术式较易显露肾动脉、肠道干扰小，尤其适用于肾脏背侧及外侧的肿瘤，以及既往有腹部手术史的患者。其缺点是较小的操作空间和解剖定位相对困难。有文献报道 rRAPN 相比于 tRAPN，患者的手术时间和住院天数更短，但是具体的手术入路还是应该根据患者的病情和外科医生的习惯决定。

二、手术适应证和禁忌证

（一）手术适应证

　　• 局限的肾脏小肿瘤（T1a），对于部分 T1b 和 T2 期肿瘤如外生型肿瘤也可以考虑。

　　• 更适合于肾脏背侧及外侧肿瘤的处理，及既往有腹部手术史的患者。

（二）手术禁忌证

　　• 较大的内生型肿瘤保肾困难，或存在肾静脉或腔静脉癌栓需行术中取栓者。

　　• 严重基础疾病不能耐受手术者（心肺功能不全，凝血功能障碍等）。

三、具体案例

（一）简要病史资料

　　患者男性，38 岁，因体检发现右肾占位 10 天入院。体形肥胖，体格检查无明显异常。B 超显示右肾实质占位，考虑肾脏恶性肿瘤（malignant tumor, MT）。肾脏增强 CT 显示右肾 MT 可能大。影像学检查结果见图 6-1。

（二）术前准备和手术室准备

1. 术前准备

　　（1）术前肠道准备。

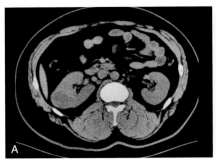
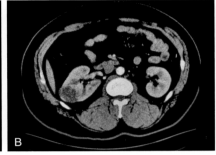
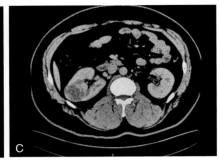

图 6-1　A.CT 动脉期。B、C. CT 静脉期

（2）术前麻醉评估。

（3）影像检查确认病灶位置及肾血管情况。

2. 手术室准备

（1）患者体位。患者 90° 健侧卧位，常规摆放腰桥伸展腹膜外空间。

（2）穿刺套管摆位。使用四孔法，镜头孔（12mm）位于腋中线髂棘上方 2cm，2 个操作孔（8mm）分别位于腋后线第 12 肋下缘和腋前线对称位置，辅助孔（12mm）位于腹侧操作孔和镜头孔之间。所有操作孔均需距离 6~8cm 以上以防止器械干扰，根据肾脏肿瘤具体位置可以整体上下微调打孔位置（图 6-2）。

（3）机器人床旁车定泊。达芬奇 S 及 Si 系统需从患者头端推入床旁车，Xi 系统可根据术者的习惯调整位置，助手站于患者腹侧，屏幕位于患者背侧（图 6-3）。

（4）手术器械的准备和对接。常规使用 0°镜完成手术，1 号臂使用电剪，2 号臂使用双极电凝，缝合时使用持针器。准备气腹、电刀、准备 / 自制后腹膜扩张器、手术缝线、血管夹等，必要时准备术中超声。

（三）手术步骤

1. 开腹、放置套管和装机

采用腹膜外入路。镜头孔取腋中线髂棘上方 2cm 横切口，分离皮下脂肪及腰部肌肉，钝性打开腰背筋膜进入腹膜外腔，用手指分离腹膜外脂肪并推开腹膜，置入后腹膜扩张器扩张腹膜外空间。

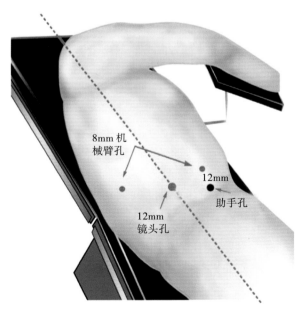

图 6-2　穿刺套管摆位（引自参考文献 7）

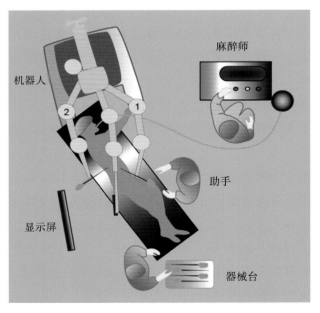

图 6-3　机器人床旁车定泊（引自参考文献 7）

放置套管。手指触及背侧操作孔位置，位于腋后线第 12 肋下方，手指引导置入 1 号臂 8mm 套管，与镜头孔间隔 6~8cm，手指触及腹侧辅助孔位置，位于镜头孔水平腹侧 6~8cm，推开腹膜后置入 12mm 辅助孔套管。置入镜头孔套管并用缝线固定后，打开气腹，气腹压设定为 15mmHg，置入镜头观察腹膜外腔，观察腹侧辅助孔位置，可使用吸引器推开腹膜后于腋前线肋缘下对称位置置入 2 号臂辅助孔套管。注意避免损伤腹膜或将套管位置过于靠近头端，防止后续腹膜外操作空间不足。

装机。对于达芬奇 S 及 Si 系统需从患者头端推入床旁车，保证镜头臂位于身体中线长轴，Xi 系统则可根据术者的习惯调整位置。在装机时尽量将套管末端靠近腰背筋膜，保证器械活动空间。

2. 具体步骤

第 1 步，分离腹膜外脂肪。完整清理腹膜外脂肪对于扩大腹膜外空间、顺利进行手术非常重要。首先清理腹膜外脂肪，可从头端向尾端清理，注意保护腹膜。

第 2 步，沿腹膜旁纵行切开 Gerota 筋膜并清理肾周脂肪，显露肾脏，注意保护输尿管及肾门血管。

第 3 步，显露肿瘤。分离脂肪并寻找肿瘤，可以根据腰大肌及肾门的位置估计肿瘤的位置重点寻找。找到肿瘤后，剔除肿瘤边缘脂肪，明确肿瘤边界，注意避免损伤肾包膜。

第 4 步，寻找并控制肾动脉。沿肾脏中极腰大肌表面向肾门处分离，寻找肾动脉搏动，根据术前肾血管影像学表现有目的地寻找，根据情况选择完全肾动脉根部阻断、找到可能的副肾动脉分别阻断或选择性阻断肾动脉分支。用动脉夹阻断肾动脉并开始计时，一般不需要阻断静脉。

第 5 步，切除肾肿瘤。沿肿瘤边缘 0.5cm 正常组织完整切除肿瘤，保证视野清晰，注意避免离肿瘤过近切破肿瘤包膜，注意避免损伤输尿

管及肾门血管，如肿瘤侵犯肾盂可切除部分肾盂组织。

第 6 步，缝合肾脏创面。缝合分 2 层进行。内层使用 3-0 倒刺线连续缝合肾实质小血管及破损的集合系统，注意不要缝合过深导致大血管或肾盂闭锁，外层使用 2-0 或 3-0 倒刺线缝闭创面，其中内层的缝合牢靠最为重要，外层注意带包膜缝合以防止肾脏切割伤。开放血供检查出血。取出动脉夹开放血供，观察创面有无出血，如有渗血可考虑电凝止血或缝合止血。放置引流管，清点手术器械，关闭切口，结束手术。

四、并发症处理及预防

经后腹腔机器人肾部分切除术的并发症与传统肾部分切除术类似，主要包括术中大出血、尿漏、术后假性动脉瘤出血、血尿及术后肾功能不全或其他外科手术常见并发症。

避免出血的主要方法为缝合确切，张力适中，避免张力过大撕裂组织或张力过小无压迫止血作用。需严密缝合关闭集合系统缺损以避免尿漏，术后密切观察尿色情况。如发生术后延迟出血，可考虑介入栓塞止血或必要时手术探查。经后腹腔肾部分切除术中 / 术后肠道并发症风险相比经腹腔肾部分切除术更低，但术中也应注意保护腹膜完整性，右肾肿瘤手术时应注意避免十二指肠损伤。

五、经验与教训

• 为每位患者选择最合适的手术方案最为重要，根据患者肿瘤的位置、侵犯深度选择合适的手术方式，包括经后腹腔肾部分切除术、经腹腔肾部分切除术、开放性肾部分切除术或肾癌根治术。

• 对于一些肾周脂肪剥离困难，或肿瘤为内生型无法确定边界的病例可以使用术中 B 超辅助定位。

• 术前应仔细阅片确认肾动脉走行、有无副肾动脉等,避免阻断不完全导致术中出血,从而使视野不清造成损伤。

• 宁可适当多切除部分肾实质也不要切破肿瘤包膜,以避免造成肿瘤播散风险,囊实性肿瘤相比于实质性肿瘤的包膜更薄,手术难度更大,术中应避免肿瘤破损。

• 当术中出现无法控制的并发症时切勿犹豫,应尽快中转开放手术。

专家点评

机器人经后腹腔肾部分切除术已成为临床标准术式之一。正如本章作者所述,经后腹腔术式有着更易寻找肾动脉、肠道干扰小、手术时间更短、术后恢复快等优势,但也存在操作空间小、解剖定位不显著等缺点,更适用于肾脏背侧及外侧的肿瘤。

本章详细介绍了机器人经后腹腔肾部分切除术的手术步骤、操作要点及注意事项,给临床外科医生尤其是机器人手术初学者提供了一个很好的案例。

参考文献

[1] Ljungberg B,et al. European Association of Urology Guidelines on Renal Cell Carcinoma: The Update. European urology,2019,75: 799-810.

[2] Ludwig WW, Gorin MA, Pierorazio PM,et al. Frontiers in robot-assisted retroperitoneal oncological surgery. Nature reviews. Urology,2017,14: 731-741.

[3] Gettman MT, et al. Robotic-assisted laparoscopic partial nephrectomy: technique and initial clinical experience with DaVinci robotic system,2004, 64: 914-918.

[4] Patel MN,et al. Retroperitoneal robotic renal surgery: technique and early results. J Robot Surg ,2009,3:1.

[5] Socarrás MR,et al. Retroperitoneal Robot-Assisted Partial Nephrectomy (rRAPN): Surgical Technique and Review. Curr Urol Rep,2021,22:33.

[6] Pavan N. et al. Retroperitoneal Robotic Partial Nephrectomy: Systematic Review and Cumulative Analysis of Comparative Outcomes. Journal of endourology / Endourological Society,2018,32: 591-596.

[7] Hu JC, et al. Technique and outcomes of robot-assisted retroperitoneoscopic partial nephrectomy: a multicenter study. European urology ,2014,66: 542-549.

第7章 机器人经后腹腔肾部分切除术（剜除术、内生型肿瘤）

夏 丹 景泰乐

手术视频

🔆 **亮点**

机器人辅助手术系统具有高清晰度的三维立体视野、7个自由度的仿腕部器械操作系统等众多优势，尤其适用于肾门部或肾内型等复杂类型肾癌的保留肾单位手术。本章将展示灵活应用机器人平台的第4机械臂可以给术者带来更好的牵拉暴露、更精确的肿瘤切除以及更确切的止血缝合。

一、概 述

1890年Czerny教授第一次报道了采用肾部分切除术治疗肾脏恶性肿瘤，然而较高的死亡率导致当时该术式并没有获得广泛的应用。直到1950年，Vermooten教授第一次提出了肾脏肿瘤假包膜的病理学概念，为肾脏肿瘤的保留肾单位手术奠定了理论基础。由于肾脏影像学技术的进步、早期肾细胞癌的诊断增多，肾主干及分支血管分离技术的提高，肾脏缺血再灌注损伤防护的改进，以及治疗后长期生存率的提高，肾部分切除术越来越多地应用于临床。

肾部分切除术最初是作为肾切除术后可能出现肾衰竭需要行血液透析的肾肿瘤患者的一种手术方式。许多临床研究表明，开放性肾部分切除术在局部复发率、肿瘤特异性生存率、无瘤生存率、总体生存率等方面的肿瘤学治疗效果与根治性肾切除术相当，而肾功能方面的获益使肾部分切除术更具有临床意义。

1993年Winfield完成了首例经腹腔镜肾部分切除术，Gill于1994年完成了经后腹腔途径腹腔镜下肾部分切除术。然而，在腹腔镜时代，由于技术上的挑战和较长的学习曲线，使得腹腔镜肾部分切除术很难在基层医院得到推广。

2004年Gettman率先完成了首例机器人辅助腹腔镜下肾部分切除术。得益于机器人手术系统提供的放大立体视野与灵活的手腕式器械操作方式等诸多特点，该术式的学习曲线明显缩短，从而使其成为治疗局限性肾脏肿瘤的标准治疗方式，并被广泛推荐。机器人手术系统的7个自由度的手腕式活动特点明显降低了肿瘤切除创面闭合的缝合难度。在高分辨率的三维高清视野下，机器人手术系统可以完成肾盂集合系统闭合、肾脏髓质创面与肾脏皮质创面的3层关闭严密缝合，明显降低了术后尿漏与缝合创面假性动脉瘤的风险，同时缩短了肾脏热缺血时间，可以促进术后肾功能的恢复。

二、手术适应证和禁忌证

（一）手术适应证

- cT1a期肾脏肿瘤。
- Bosniak3/4级复杂性肾囊肿。
- 解剖性、功能性孤立肾。
- 双侧肾脏肿瘤。
- 家族遗传性肾脏肿瘤。
- 肾脏肿瘤合并对侧肾脏慢性肾病或对侧肾脏存在肾功能损害高危因素（如肾动脉狭窄、肾积水、反复发作的上尿路结石、肥胖、中到重度高血压、糖尿病、蛋白尿等）。

（二）手术禁忌证

- 局部进展期肾肿瘤。
- 肿瘤已发生远处多发转移者。
- 伴有腔静脉或肾静脉癌栓者。
- 凝血功能障碍不能耐受手术者。

三、具体案例

（一）简要病史资料

患者男性，30岁，主因体检发现右肾占位1周入院，既往无腰背部疼痛或血尿病史。临床分期为T1bN0M0，RENAL评分为1+2+2+X+3C=10XC。影像学检查结果见图7-1。

（二）术前准备和手术室准备

1. 术前准备

常规检查与开放手术相同，完善血沉、乳酸脱氢酶、碱性磷酸酶等与肾癌预后相关的检测指标。增强CT检查明确肿瘤的大小、位置及与周围脏器的关系。有条件的单位应完善肾脏动静脉增强CT（CTA）以评估肾脏肿瘤血液供应情况及制订肾动脉阻断方案。进行静脉肾盂造影或集合系统增强CT成像（CTU）了解肿瘤与集合系统的解剖学关系。术前行ECT肾小球滤过率检查以了解分肾功能。术前常规准备同开放手术，术前留置导尿管及胃肠减压管。

2. 手术室准备

（1）患者体位（图7-2）。
（2）穿刺套管摆位（图7-3）。
（3）机器人床旁车定泊（图7-4）。

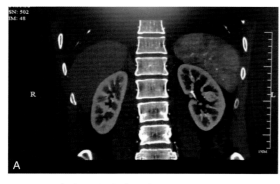
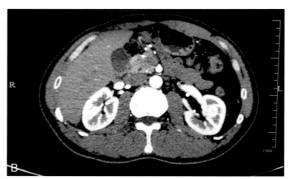

图7-1 患者的影像学检查结果

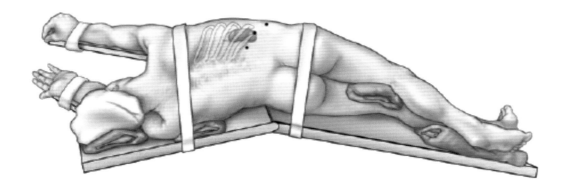

图7-2 患者体位（引自 Cleveland Clinic Foundation）

后腹腔途径 Trocar 示意图

第 2 臂孔

第 3 臂孔

第 1 臂孔

镜头孔

助手孔

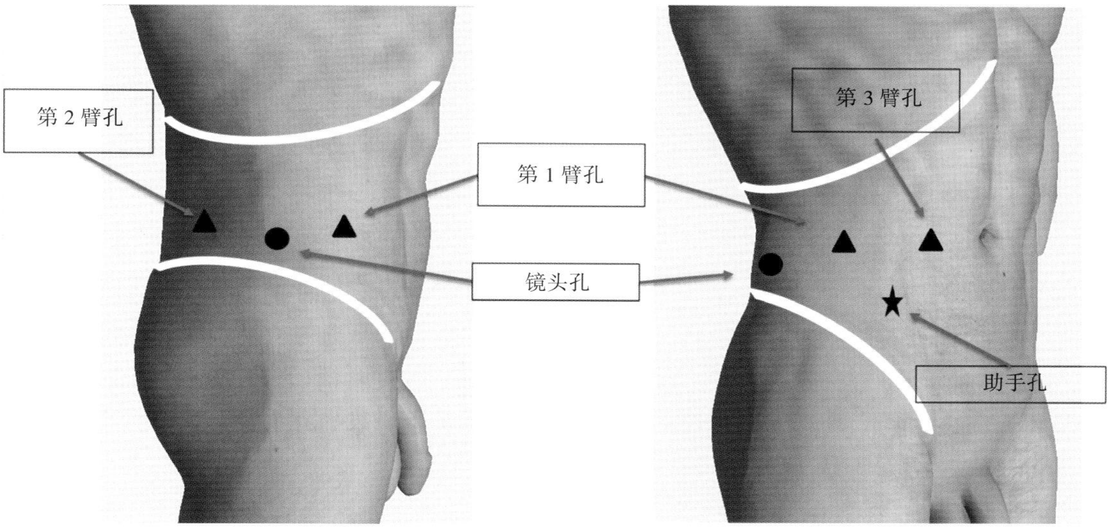

图 7-3　后腹腔途径 Trocar 示意图（引自 Cleveland Clinic Foundation）

（4）手术器械的准备和对接。机器人器械的准备与排布如下：右手主操作钳在切割分离阶段操作单极电凝弯剪刀（monopolar curved scissor），右手主操作钳在缝合阶段操作持针

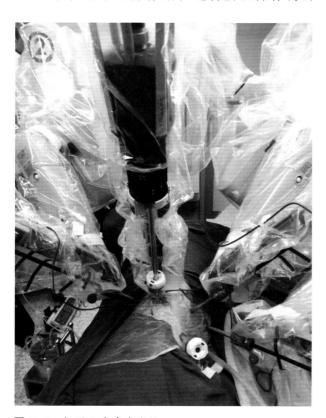

图 7-4　机器人床旁车定泊

器（large needle driver）；左手主操作钳在切割分离和缝合阶段操作双极电凝分离卵圆钳（fenestrated bipolar forcep）或双极电凝马里兰分离钳（maryland bipolar forcep），左手主操作钳在缝合阶段也可选用持针器。左侧辅助操作钳在切割分离及缝合阶段可操作无损伤抓钳（prograsper）。

（三）手术步骤

1. 经腹膜后途径

经腹膜后途径非常适合肿瘤位于肾脏后唇或前外侧面的情况，也适用于既往有腹部手术病史高度怀疑腹腔内粘连的患者。肥胖患者由于后腹腔脂肪的堆积导致后腹腔手术空间相对狭小，在建立后腹腔空间时具有一定的难度，但是肥胖对于经过训练的有经验的手术医生来说并非禁忌。行后腹腔手术时，患者术前无须常规进行肠道准备，但应告知患者术中可能有转变为经腹腔途径或开放手术的可能，以及如果保留肾单位手术不能安全完成或肿瘤切缘不能保证阴性时，需要改行根治性肾切除术。

2. 具体步骤

第 1 步，建立腹膜后腔和放置套管。常选择在腋中线髂嵴上沿皮纹切开皮肤 2.0cm，以能伸入术者示指为宜。使用长弯血管钳或组织剪刀钝性与锐性结合分离腹斜肌层及腰腹筋膜。利用术者示指充分游离腹膜后腔隙，同时将腹膜反折向患者腹中线方向推开。利用自制扩张球囊或球囊扩张器（Covidien, Mansfield, Mass）置入腹膜后间隙，充气 600~800mL 并维持球囊扩张状态 2~3min 后排气并完整取出气囊，随即置入 12mm Trocar 或 8mm 机器人金属套件作为镜头孔进行直视观察。CO_2 流量及压力控制在气腹压 12~15mmHg 为宜。对于肾门部或中央型肾肿瘤的肾部分切除术，笔者通常使用 4 个机械臂的组合，以期利用第 4 机械臂提供更好的暴露。具体套管位置见以上章节，穿刺置管时均在直视下引导放置。

清理腹膜外脂肪和辨认腹膜后解剖学标志。进入后腹腔之后，首先需要完整地清理腹膜外脂肪才能显露肾周筋膜等其他解剖学标志。术者习惯尽量沿腹膜外脂肪的边缘自上而下整块清理腹膜外脂肪，但并不完全离断，将其翻转向下垂于髂窝间隙。清理腹膜外脂肪后即可清晰辨认肾周筋膜、膈肌、腰大肌和腹膜反折线等解剖学结构。

第 2 步，肾门血管的分离暴露及肿瘤边界的超声确定。纵行剪开肾周筋膜，沿肾周间隙的相对无血管区充分游离肾脏腹侧面与背侧面。沿腰大肌向深面分离腰肌前间隙，右侧首先见到下腔静脉紧贴在腰大肌内下方成瘪平状态，在左侧隔着肾窦部脂肪可见腹主动脉波动，沿肾门部水平分离可见苍白色肾动脉鞘，充盈明显，肾静脉位于肾动脉腹侧面。循肾动脉波动锐性打开动脉鞘，充分游离显露肾动脉足够长度，并留置动脉阻断带便于 Bulldog（哈巴狗）血管夹临时性阻断动脉血供。肾静脉也需要分离，如静脉回流过多可同时临时夹闭阻断。游离并去除肿瘤周围肾周脂肪组织，通过辅助孔引入的腔内超声探头观察肿瘤边界、侵袭深度及其与集合系统的关系。可利用单极电凝弯剪刀（monopolar curved

scissor）在肾皮质表面标记切除范围。

第 3 步，完整切除肿瘤和缝合残肾创面。对于内生型肾肿瘤，可在肿瘤距离肾皮质最短距离处"开窗"以便暴露深部肿瘤包膜。距离瘤体边缘 0.5cm 处应用单极电凝弯剪刀锐性完整切除瘤体。如瘤体紧贴集合系统，可结合钝性与锐性分离沿瘤体包膜完整剜除肿瘤。肿瘤基底部的滋养血管可用双极电凝分离卵圆钳或双极电凝马里兰分离钳电凝予以止血。残肾创面的重建应首先用 4–0 倒刺免打结缝线关闭集合系统。肾髓质缺损部分的缝合可使用 3–0 倒刺免打结缝线进行连续缝合，肾皮质缺损部分的缝合可使用 2–0 倒刺免打结缝线进行连续缝合。组织缺损缝合张力较大时，可间断利用 Hem-o-Lok 在肾脏进针点与出针点减张加固以预防缝线切割造成的医源性肾损伤。为避免热缺血再灌注损伤，肾动脉的临时性阻断时间控制在 25min 内为宜。重新开放肾动脉血供，降低气腹压至 3~5mmHg 以检查肾脏创面有无活动性出血。监测患者导尿管有无血尿以判断肾脏集合系统是否关闭完全及有无活动性出血。放入引流管，去除肾脏肿瘤，并将标本送快速病理冰冻切片检查以评估肿瘤实质切缘。确认肿瘤切缘阴性后，关闭皮肤切口。

四、并发症处理及预防

（一）出 血

肾部分切除术最常见的并发症是出血，发生率约为 5.1%。术中难以控制的大出血往往是中转开放手术的最重要原因。术后继发性出血保守治疗无效时，可考虑行高选择性肾动脉栓塞止血。确切的残肾创面分层缝合至关重要。缝线应保持适当的张力，避免过松影响止血效果，也要避免张力过大导致肾实质二次切割损伤。使用 Hem-o-Lok 固定收紧缝线是一种简便有效的方式。

（二）尿　漏

尿漏是肾部分切除术后的主要并发症，多因为术中集合系统缝合不佳、输尿管损伤或局部肾组织坏死导致。术中留置单 J 管注射亚甲蓝溶液可及时发现集合系统是否缝合关闭完全。大多数尿漏或尿源性囊肿可通过经皮置管引流或留置输尿管导管充分引流而愈合。

（三）肾功能障碍

肾部分切除术后肾功能障碍的发生率约为 1.5%，多由于残肾保留过少或肾脏热缺血时间过长导致。与开放性肾部分切除术不同，机器人平台下很难实现肾脏低温保护，因此阻断肾动脉时间控制在 25min 之内对于肾功能的保护尤为重要。同时，在临时阻断肾动脉之前，可使用甘露醇、呋塞米或钙离子通道拮抗剂可以减少热缺血期间来自自由基的损伤。

五、经验与教训

• 由于机器人的三维立体手术视野、机械臂多关节、多自由度活动所带来的高精准微创操作等特点，机器人辅助肾部分切除术得到了越来越多人的接受。机器人辅助肾部分切除术的手术指征也由单纯的孤立肾扩展到对侧肾功能良好的患者。然而复杂部位的肾脏肿瘤，包括肾门部肿瘤、中央型肾癌、完全肾内型肾癌和多发性肾癌选择行机器人辅助肾部分切除术时仍存在很大的困难，其中包括肾蒂暴露困难、肿瘤边界模糊、肾脏分支血管保留困难，甚至是医源性肾盂或输尿管的损伤。

• 训练有素的助手与机器人主刀医生之间的配合是成功实施机器人手术的关键。应用第 4 臂持续稳定地推挡腹膜或牵拉肾脏以提供手术区域清晰的暴露，可以空余出第 1 机械臂与第 2 机械臂在助手吸引器的配合下对肾蒂血管进行更为精细的解剖游离。在游离肾脏肿瘤表面脂肪层时，第 4 臂可用于对肾脏部位及方向进行固定，肾肿瘤周围肾周脂肪层的清晰游离有助于暴露肿瘤边界，在后续的肿瘤切除步骤防止特殊部位肾肿瘤的切缘阳性率。机器人第 4 臂可同时操作机器人专用 Hem-o-Lok 结扎钳从不同角度更加精确地结扎血管，防止刁钻角度的血管被助手拉扯撕裂导致出血。机器人第 4 臂的应用可以简化肾蒂血管的阻断，肿瘤的暴露与切除，止血及残肾的重建等相关步骤，尤其是在腹膜外途径中能够克服空间有限的缺点。腹膜外途径中第 4 臂的应用可以应用于几乎所有上尿路手术，但由于国内居民医保并未涵盖机器人费用，所以我们建议对于复杂部位肾肿瘤患者考虑采用腹膜外途径第 4 臂。

专家点评

采用机器人施行保留肾单位肾部分切除术治疗较早期肾肿瘤已成为临床标准术式之一。对于肾门内、内生型等较复杂性肾肿瘤，应用机器人第 4 机械臂，可以做到更好的牵拉暴露、更精确的肿瘤切除以及更确切的止血缝合，是本章视频展示的实战技巧。

保留肾单位肾部分切除术，讲究"三连胜"：完整切除肿瘤且切缘阴性，最大限度地保留正常肾单位及其功能，以及避免手术并发症。对内生型、位于肾门 / 肾窦内的复杂性肾肿瘤，要做到"三连胜"，确实不容易，需要扎实的临床功底、充分的术前准备以及灵巧的手术操作。

本章作者在机器人保留肾单位肾部分切除手术方面有着丰富的实践经验，创新了不少方法和技巧，尤其在机器人经后腹腔复杂性肾部分切除手术中，灵巧加用第 4 机械臂，使术野暴露更好，肿瘤解剖切除更精准，创面缝合更快速便捷，值得读者借鉴参考。

参考文献

[1] Herr HW. A history of partial nephrectomy for renal tumors. J Urol,2005,173:705,708.

[2] Uzzo RG, Novick AC. Nephron sparing surgery for renal tumors:

indications,techniques and outcomes. J Urol,2001,166:6-18.

[3] Licht MR, Novick AC, Goormastic M. Nephron sparing surgery in incidental versus suspected renal cell carcinoma. J Urol,1994,152:39-42.

[4] Russo P, Jang TL, Pettus JA, et al. Survival rates after resection for localized kidney cancer: 1989 to 2004. Cancer,2008,113:84-96.

[5] Campbell SC, Novick AC, Belldegrun A, et al. Guideline for management of the clinical T1 renal mass. J Urol,2009,182:1271-1279.

[6] Russo P, Huang W. The medical and oncological rationale for partial nephrectomy for the treatment of T1 renal cortical tumors. Urol Clin North Am, 2008,35:635-643.

[7] Thompson RH, Siddiqui S, Lohse CM, et al. Partial versus radical nephrectomy for 4 to 7 cm renal cortical tumors. J Urol,2009,182:2601-2606.

[8] Huang WC, Elkin EB, Levey AS, et al. Partial nephrectomy versus radical nephrectomy in patients with small renal tumors—is there a difference in mortality and cardiovascular outcomes.J Urol ,2009,181:55-62.

[9] Van Poppel H, Becker F, Cadeddu JA, et al. Treatment of localised renal cell carcinoma. Eur Urol,2011 ,60:662-672.

[10] Nguyen CT, Campbell SC, Novick AC. Choice of operation for clinically localized renal tumor. Urol Clin North Am,2008,35:645-655.

[11] Hollingsworth JM,Miller DC,Daignault S,et al. Rising incidence of small renal masses: a need to reassess treatment effect. J Natl Cancer Inst, 2006,98:1331.

[12] Shapiro E,Benway BM,Wang AJ,et al. The role of nephron-sparing robotic surgery in the management of renal malignancy.Curr Opin Urol, 2009,19:76.

[13] Hollenbeck BK, Taub DA, Miller DC,et al.National utilization trends of partial nephrectomy for renal cell carcinoma: a case of underutilization. Urology, 2006,67:254.

[14] Link RE,Bhayani SB,Allaf ME,et al.Exploring the learning curve, pathological outcomes and perioperative morbidity of laparoscopic partial nephrectomy performed for renal mass. J Urol,2005,173:1690.

[15] Miller DC,Hollingsworth JM,Hafez KS, et al. Partial nephrectomy for small renal masses: an emerging quality of care concern. J Urol,2006,175:853.

[16] Hubert John,Peter Wiklund. Robotic Urology.3rd. NY: Springer, 2018:130.

第8章　机器人经后腹腔肾部分切除术（肾门肿瘤）

傅　斌　陈路遥

手术视频

> **亮点**
>
> 　　本章节较详细地介绍了机器人经后腹腔肾部分切除术的适应证和禁忌证，术前及手术室准备，手术步骤，并发症处理，以及经验与教训。

一、概　述

　　肾门肿瘤是指位于肾门部、紧邻肾蒂大血管（动脉和静脉）或集合系统的肿瘤。肾门肿瘤解剖位置特殊，RENAL 评分总分值较高，为复杂肾脏肿瘤，对其行保留肾单位的手术极具挑战性，术中肾门血管及集合系统损伤而造成围手术期相关并发症的风险显著高于肾脏其他部位肿瘤，肿瘤的切除和创面的缝合成为极具挑战性的操作，曾被认为是腹腔镜保留肾单位手术的"禁区"，因此绝大多数外科医生都会选择腹腔镜根治性肾切除术。但是，随着"三连胜"观念的普及以及术者经验和信心的增加，保肾手术逐渐成为复杂肾脏肿瘤的可选择术式。2005 年 Gill 等首次报道了腹腔镜肾部分切除术（LPN）治疗肾门部肿瘤。

　　自达芬奇手术机器人问世以来，在临床得到快速应用和发展，给传统外科学带来革命性的转变。机器人手术系统具备三维立体高清视野，拥有 7 个自由度的灵活机械臂，能够实施多种精细操作，使腹腔镜下分离、切割更加精准，此外还能多角度缝合，使缝合更加迅速，大大突破了常规腹腔镜的局限，适用于复杂部位肾脏肿瘤的肾部分切手术。自 2008 年 Rogers 等首次报

道并证实采用机器人手术系统行肾部分切除术治疗肾门部肿瘤的安全性和可行性后，越来越多的医疗中心开始将机器人辅助腹腔镜肾部分切除术（RAPN）应用于肾门部肿瘤。

　　与传统腹腔镜手术相比，RAPN 治疗肾门部肿瘤有显著的优势。根据我们中心的数据分析显示，RAPN 可明显缩短热缺血时间近 6min，出血量也显著减少，展现出机器人在复杂肾脏肿瘤手术中的灵活性和安全性的优势。此外，夏佳东等的对比研究还发现 RAPN 肿瘤切缘阳性率明显低于 LPN 组，且 LPN 组在复发及远处转移率方面明显高于 RAPN 组，说明机器人操作系统在完整切除肿瘤、缝合创面以及肿瘤控制效果方面具有明确的优势。但是，机器人手术的机械臂耗材费用使患者的住院费用较传统手术增加，加重了患者的经济负担。因此，选择哪种术式还需因"人"而异。

二、手术适应证和禁忌证

（一）手术适应证

　　• 可选择适应证：对侧肾功能正常，临床分期 T1a 期或 T1b 期，根据术者的技术水平和经验、所在医院的医疗条件以及患者的体能状态等综合评估。

　　• 绝对适应证：肾肿瘤发生于解剖性或功能性孤立肾，根治性肾切除术将会导致肾功能不全或尿毒症的患者，如先天性孤立肾，对侧肾功能障碍或无功能者，遗传性肾癌及双侧肾癌患者等。

　　• 相对适应证：肾癌对侧肾存在某些良性疾病，如肾结石、慢性肾盂肾炎或其他可能导致肾

功能恶化的疾病（如高血压、糖尿病、肾动脉狭窄等）的患者。

（二）手术禁忌证

• 绝对禁忌证：局部或远处转移、肿瘤侵犯肾静脉伴有肾静脉血栓或癌栓者等。

• 相对禁忌证：同侧肾脏手术史，有潜在出血倾向者等。

三、具体案例

（一）简要病史资料

患者老年女性，于外院体检发现左肾占位入院。体格检查无明显异常。双肾CT提示左肾中极占位性病变，大小4.2cm×3.2cm，考虑肾癌可能性大。影像学检查见图8-1。

（二）术前准备和手术室准备

1. 术前准备

术前实验室检查包括血常规、尿常规、粪常规、肾功能、肝功能、电解质、血糖、血型等。影像学检查包括腹部CT或MRI平扫和增强扫描了解肿瘤的性质、位置、大小及范围，排除肾静脉和腔静脉癌栓，评估对侧肾功能（必要时需行

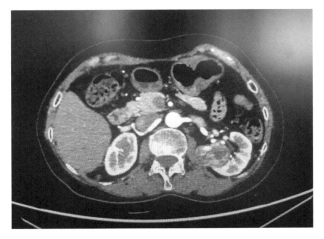

图8-1 双肾CT影像图：左肾肾门肿瘤

同位素肾图检查）；腹部B超或彩色多普勒超声和胸部CT平扫检查了解有无转移性病灶；必要时行肾动脉CTA检查以了解血管变异情况。手术日进手术室前静脉内预防性应用抗生素。

2. 手术室准备

（1）患者体位：90°健侧卧位（图8-2）。

（2）穿刺套管摆位：采用4套管法，包括1个镜头套管，2个机械臂套管和1个助手孔套管（图8-3）。

（3）机器人床旁车定泊：机器人车定泊于患者头侧（图8-4）。

（4）手术器械的准备和对接。30°镜，带

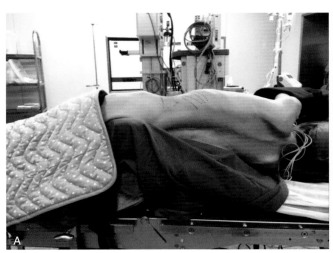
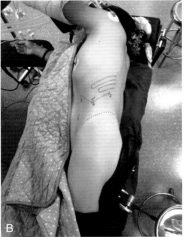

图8-2 患者体位：90°健侧卧位

窗双极抓钳（Fenestrated Bipolar），单极电剪（Monopolarscissors），机器人持针器 2 把，2 个 8mm 机械臂金属套管，2 个 12mm 普通套管（或 1 个 12mm 普通套管和 1 个 12mm 加长套管），Bulldog 血管阻断夹，3-0 倒刺可吸收线（RB-1 缝针），1-0 倒刺可吸收线（CT-1 缝针）。

（三）手术步骤

第 1 步，整理腹膜后手术操作空间。由浅及深依次清理腹膜后脂肪，辨认腰肌、腹膜反折和肾周筋膜等解剖标志。

第 2 步，寻找并游离肾动脉。在腰大肌和肾脏背侧的脂肪囊之间用电剪锐性分离肾门处脂

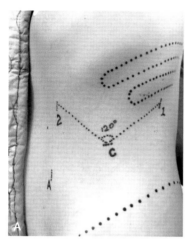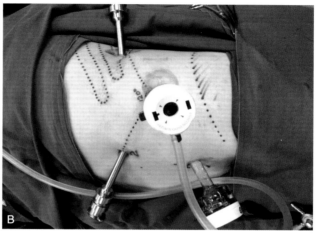

图 8-3　穿刺套管摆位

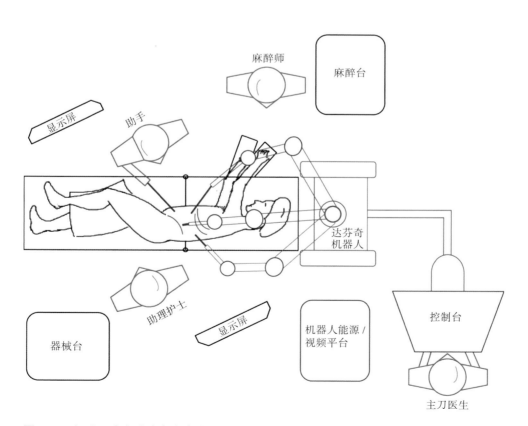

图 8-4　机器人手术的手术室布局

肪组织，循肾动脉搏动于腰肌前间隙找到肾动脉，打开血管鞘，充分游离暴露肾动脉及其分支至入肾门处。

第3步，显露肾脏和肿瘤。辨认腹膜反折，在腹膜反折的内侧纵行剪开肾周筋膜和肾周脂肪囊，沿肾实质表面钝性和锐性结合分离肾实质与肾周脂肪之间的间隙。进一步游离肾脏，充分显露肿瘤和周围肾实质，必要时游离出输尿管，防止误伤。

第4步，阻断肾动脉并完整切除肾门肿瘤。助手用Bulldog血管夹阻断肾动脉后，提起瘤冠脂肪组织，用剪刀从近肾门侧沿肿瘤旁开0.5cm切开肾实质。钝性和锐性结合游离肿瘤基底部，如遇供应瘤体的较大血管，可用可吸收夹闭合。助手使用吸引器牵拉肾床并清理创面渗血，由浅入深完整切除肿瘤。

第5步，缝合肾脏创面并恢复肾脏血供。更换第1臂的电剪为持针器，用3-0倒刺线连续缝合创面。由近肾窦侧进针，连续环形缝合创面基底，注意进针深度，勿损伤大血管及输尿管，最后一针于创面穿出肾实质和肾包膜到对侧并收紧缝线后，助手用Hem-o-Lok夹固定。移走Bulldog血管夹，恢复肾脏血供。降低气腹压力至3~5mmHg，检查确认肾脏创面无活动性出血。

四、并发症处理及预防

（一）出　血

术中出血常见于游离肾蒂时，肾门邻近血管损伤，包括肾静脉及其属支、下腔静脉、甚至肾动脉及腹主动脉等。动脉出血后果常比较严重，一旦发生，处理会非常棘手，常需及时中转开放手术；静脉性出血可借助吸引器，将积血吸除，找到出血点用双极电凝、钛夹或Hem-o-Lok夹闭，甚至缝合修补，切勿胡乱钳夹或急于中转开放手术。

（二）邻近脏器损伤

邻近脏器损伤常见于初学者，术中损伤胸膜、十二指肠、胰尾、结肠、肝脏及脾脏等。对于此类并发症术者术中应熟悉解剖，提高警惕，仔细分离。若肾肿瘤和周围脏器紧密粘连（如十二指肠、肝脏等）则需锐性分离，避免损伤脏器，一旦发生，按相关原则处理。

（三）尿　漏

尿漏可能与术中损伤输尿管或未确切缝合破损的集合系统有关。术中保持创面清晰，及时发现集合系统破损口并进行可靠的缝合，有利于避免术后尿漏。

五、经验与教训

• 选择合适的病例。术前需仔细阅片，了解肿瘤的假包膜及侵犯范围，针对假包膜不明显、欠完整或侵犯肾窦脂肪的肾门肿瘤，谨慎行保留肾单位手术，以免造成切缘阳性、肿瘤残留。

• 做好充分的术前准备。肾门肿瘤位置特殊而复杂，紧邻肾蒂大血管，术前应完善肾动脉CTA检查，了解肾脏的肾蒂血管数量（有无副肾动脉）及走行，以及掌握肿瘤与血管的毗邻关系。

• 选择合适的手术入路。经腹腔和经后腹腔入路各有特点和优势，针对肾门肿瘤，我们的经验是肾门前唇肿瘤选择经腹腔入路，空间大，视野清晰，操作便利；而后唇肿瘤则优先选择经后腹腔入路，可以降低手术缝合难度，缩短手术时间。

• 术中充分游离肾门区域。应清楚地显露肿瘤、肾动脉、肾静脉及输尿管，从而避免误伤；尽量长地游离肾动脉根部，并在靠近根部处上阻断钳，留出足够的操作空间。

• 肿瘤切除和创面缝合。切除前可以在肿瘤与正常肾实质间用超声刀或电剪做一环形标记，然后行肾实质剜状推切，注意不要切穿肿瘤假包膜，细小血管出血可用双极钳电凝止血，较大的血管可选用 Hem-o-Lock 夹闭。因肾门肿瘤靠近大血管及集合系统，在缝合创面时进针深度不宜过深，避免大血管和输尿管被缝扎引起肾单位的大量丢失和肾积水的形成。

• 机器人系统辅助。我们中心的数据已经显示出机器人较传统腹腔镜在肾动脉阻断时间和出血量上有着十分明显的优势，机器人手术视野更稳定，缝合角度更佳，缝合速度更快。由于肾门肿瘤术中创面出血较多，助手的吸引器辅助能使创面保持清晰，也有利于快速和精准地缝合创面。

专家点评

　　肾门肿瘤临床上并不少见，因其解剖位置特殊，属复杂性肾脏肿瘤，腔镜下手术难度增大，对其行保留肾单位的手术极具挑战性。术前如何规划手术方案、选择合适手术入路，术中如何操作、避免并发症发生等，本章作者都进行了清晰的叙述，希望能使读者获益。

参考文献

[1] Gill IS, Colombo JJ, Frank I, et al. Laparoscopic partial nephrectomy for hilar tumors. J Urol, 2005, 174: 850-854.

[2] Rogers CG, Metwalli A, Blatt AM, et al. Robotic partial nephrectomy for renal hilar tumors: a multi-institutional analysis. J Urol, 2008, 180: 2353-2356.

[3] Rogers CG, Singh A, Blatt AM, et al. Robotic partial nephrectomy for complex renal tumors: surgical technique. Eur Urol,2008, 53: 514-521.

[4] 陈路遥, 傅斌, 王共先, 等. 机器人辅助腹腔镜与腹腔镜保留肾单位手术治疗肾门唇部肿瘤的临床对比分析. 临床泌尿外科杂志, 2019, 34: 14-17.

[5] 夏佳东, 王仪春, 薛建新, 等. 腹腔镜与机器人辅助腹腔镜肾部分切除术治疗肾门肿瘤的疗效比较. 临床泌尿外科杂志, 2019, 34: 850-856.

第9章　机器人经后腹腔肾部分切除术（囊性肾癌）

张树栋　毕　海

手术视频

> **亮点**
>
> 本章将通过机器人辅助经后腹腔肾部分切除术治疗左侧囊性肾癌的手术视频，介绍机器人辅助经后腹腔肾部分切除术的围手术期准备要点以及术中注意事项，为顺利开展机器人辅助经后腹腔肾部分切除术提供技术参考。

一、概　述

腹腔镜保留肾单位手术具有手术创伤小、并发症少、恢复快等优点。1993 年 Winfield 报道了首例经腹腔的腹腔镜肾部分切除术。最早的后腹腔镜肾部分切除术是由 Gill 等于 1994 年完成的。与开放手术相比，腹腔镜肾部分切除的手术效果和围手术期恢复情况都得到了人们的认可。机器人辅助腹腔镜手术系统的出现使得腹腔镜技术得到了进一步的提升，相关研究也层出不穷。

2004 年 Gettman 等首次报道了 13 例行机器人辅助腹腔镜肾部分切除术的研究，11 例患者进行了经腹腔路径手术，其余 2 例患者因肿瘤位于后面和侧面行经腹膜后入路手术。患者的平均肿瘤直径为 3.5cm，平均手术时间为 215min，平均缺血时间为 33min，预计失血量为 170mL。所有患者没有发生明显的围手术期并发症，1 例患者术后出现了肠梗阻，平均住院时间为 4.3d。

随后也出现了一些多中心研究。Roger 等报道了包含 148 例肾癌患者的最大规模的机器人辅助腹腔镜肾部分切除术的研究。患者的平均肿瘤直径为 2.8cm，平均手术时间为 197min，平均热缺血时间为 27.8min，术中出血量为 183mL，平均术后住院时间为 1.9d，平均输血率为 2.7%，平均并发症发生率为 7%。

随着机器人肾部分切除的推广和经验的积累，肾部分切除术的应用已经逐步拓展到一些较复杂的肾脏肿瘤。Patel 等观察了 15 例有直径 4cm 以上的肾脏肿瘤患者，平均肿瘤直径为 5cm，中位手术时间为 275min，中位热缺血时间为 25min，术中出血量为 100mL，术后住院时间为 2d，并且在 8 个月的随访中没有切缘阳性和复发病例，2 例患者需要输血，2 例患者术后出现尿漏。

已有大量有关机器人与腹腔镜肾部分切除术疗效对比的研究发表，证明这两种治疗方式具有相似的疗效。在一项最大的多中心研究中，对比了 129 例行机器人肾部分切除术和 118 例行腹腔镜肾部分切除术的患者，结果显示机器人组在热缺血时间（19.7min *vs.*28.4min）、术中出血量（155mL *vs.*196mL）和术后住院时间（2.4d *vs.*2.7d）方面都要优于腹腔镜组。但是，机器人组的切缘阳性率为 3.9%，略高于腹腔镜组的 0.8%。可能与机器人手术系统能够更精细操作，使术者更有信心尝试微小边距有关。

机器人辅助腹腔镜肾部分切除术在泌尿外科已得到广泛普及和应用，入路的选择很大程度上取决于肿瘤部位。经腹膜后入路非常适合肾脏背侧和侧面的病变，尤其是肾门背侧肿瘤。对于既往有腹部手术史的腹侧病变，也可以考虑采用经腹膜后入路，需要将肾脏广泛游离并进行旋转。对于肥胖患者，经腹膜后入路由于较多的腹膜外脂肪增加了手术难度，当然，技术熟练的外科医生也可以顺利完成。然而，如果患者的 BMI 超过 35kg/m² ，则经腹腔入路可能更加方便。

- 凝血功能障碍者。
- 心肺功能障碍，不能耐受麻醉与手术者。

二、手术适应证和禁忌证

三、具体案例

（一）手术适应证

- 肾脏良性肿瘤。
- 单侧肾脏恶性肿瘤，肿瘤直径小于 4cm 者。
- 解剖性或功能性孤立肾肿瘤患者。
- 双侧肾肿瘤，肿瘤直径小于 4cm 者。
- 一侧肾肿瘤伴有对侧肾功能不全，或对侧肾脏将来可能出现肾功能损害者（如肾动脉狭窄、肾积水、高血压、糖尿病等）。
- 需要保留肾脏且技术熟练时，肿瘤直径大于 4cm 且小于 7cm 者，也可行机器人辅助后腹腔镜肾脏部分切除术。

（二）手术禁忌证

- 肾肿瘤合并瘤栓或已有转移者。

（一）简要病史资料

患者男性，40 岁。1 周前体检发现右肾囊实性占位性病变，BMI 26.2kg/m²。CT 提示左肾后唇类圆形囊实性肿物，增强扫描不均匀强化，大小为 3.4cm×3.6cm×4.4cm，考虑 Bosniak Ⅳ 级囊性肿瘤，肾癌可能（图 9-1）。其他各项化验、检查无明显异常。初步诊断为左肾癌，分期为 T1bN0M0。

（二）术前准备和手术室准备

1. 术前准备

（1）CT 平扫 + 增强 +CTU，初步判定肿瘤性质，确定肿瘤位置，评估肿瘤临床分期，了解肾动脉分支情况以及肿瘤的血供情况，了解肿瘤

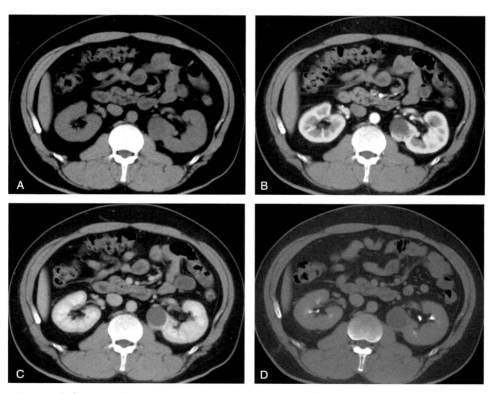

图 9-1　患者的 CT 图片。A. 平扫期。B. 动脉期。C. 静脉期。D. 排泄期

与集合系统的关系。

（2）术前充分评估患者的心肺功能，预估手术风险。

（3）医生需充分告知患者术中的相关风险，以及可能中转经腹腔入路机器人手术、普通腹腔镜或开放手术。

（4）备血，预防性应用抗生素，导尿等。患者术前无需行常规肠道准备。

2. 手术室准备

（1）患者体位。对患者全麻后，患者采用完全左侧卧位，将腰桥垫高并折起，使患者完全屈曲，充分增加第12肋与髂嵴之间的空间（图9-2）。

（2）穿刺套管摆位。在腋中线髂嵴上2横指位置横行切开2cm，此为镜头孔，切开皮肤、皮下，止血钳依层次扩开腱膜及肌层，待突破腰

背筋膜后有突破感，便进入腹膜后间隙。术者用食指伸入腹膜后间隙，将腹膜外脂肪从腰背筋膜内表面分开，尽量将腹膜推向腹侧。用自制气囊充气扩张后腹膜间隙。右手穿刺孔位于腰大肌前缘，与镜头孔间距8cm，如间距较短可适当向头侧倾斜。左手穿刺孔位于腋前线，与镜头孔水平或略向头侧倾斜，保证与镜头孔间距8cm。辅助孔位于髂前上棘内侧，距左手套管和镜头孔间距6~7cm（图9-3）。

（3）机器人床旁车定泊。机器人床旁车采用上腹部、从左侧进的定泊方式，推动机器人床旁车至镜头孔的位置（图9-4）。如果手术室空间较小，可以采用上腹部、从右侧进的定泊方式，

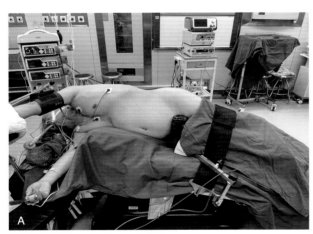

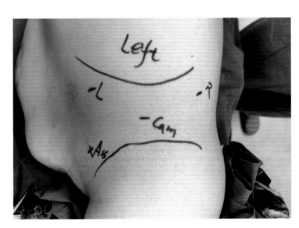

图9-3　穿刺套管摆位（Cam：镜头孔；L：左手孔；R：右手孔；Ass：助手孔）

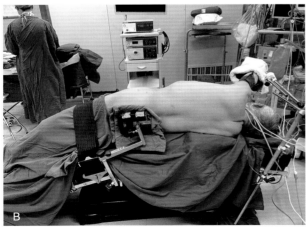

图9-2　患者体位。A.正面观。B.背面观

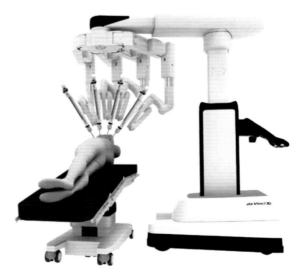

图9-4　机器人床旁车定泊示意图

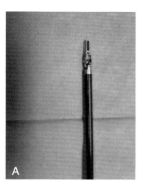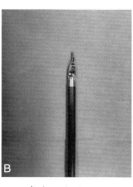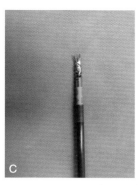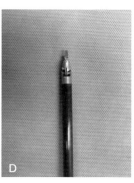

图 9-5 机器人手术器械。A. 有空双极钳。B. Maryland 双极钳。C. 单极电剪刀。D. 大号持针器

也可以完成左侧肾部分切除手术。

（4）手术器械的准备和对接。一般使用 3 个机械臂：镜头孔使用 30° 镜，左手臂使用有孔双极（图 9-5A）或 Maryland 双极（图 9-5B），右手臂使用单极电剪刀（图 9-5C），缝合时右手臂使用大号持针器（图 9-5D）。第 4 臂的使用可依据各术者习惯。助手使用吸引器、腹腔镜分离钳、动脉阻断钳等。

（三）手术步骤

第 1 步， 游离肾动脉。若腹膜后脂肪多，首先剔除部分腹膜外脂肪，然后以腰大肌作为后方的解剖标志，在腰大肌前缘打开侧锥筋膜，侧锥筋膜切口长度要超过肾脏长轴，在 Gerota 筋膜后层与腰大肌之间游离。将肾脏上下极大体位置游离出来，确定肾脏背侧中部位置，在此水平沿腰大肌平面向深处游离，即可见到呈束状搏动的肾动脉。打开动脉外鞘，游离出一段肾动脉，便于下一步控制肾脏血流。存在多支肾动脉时，需要将全部肾动脉都游离出来。准备行高选择性分支动脉阻断时，需要将支配肿瘤的肾段动脉游离出来。

本例患者的肿瘤位于肾门处，而且肿瘤是囊实性，游离肾动脉时需注意左手机械臂或辅助器械遮挡肾脏时，避免挤压肿瘤，防止挤破瘤体。

第 2 步， 暴露肾肿瘤。根据术前影像学检查所提示的肿瘤位置，打开肾周脂肪，沿肾脏表面游离脂肪，找到肾肿瘤。将肿瘤表面以及附近

至少 2cm 范围内的脂肪切除，将切除的脂肪取出体外或最后与肿瘤一起取出，仔细检查肿瘤的大小和部位，确定切除范围。根据要缝合范围的大小，准备好相应长度的 3-0 和 2-0 缝线，缝线长度要合适，缝线太短会使缝合和打结困难，太长则会妨碍操作。笔者多选择 V-Loc 倒刺线，3-0 1/2 弧缝线长度 15cm，无需特殊处理，2-0 1/2 弧缝线长度 30cm，建议剪成 25cm，尾端打结上 Hem-o-Lok 备用。

本例患者的肿瘤为囊实性，在游离完大部分肿瘤的头侧、尾侧及背侧面后，肿瘤的腹侧面游离困难，过分牵拉或挤压肿瘤可能造成肿物破裂种植，因此并不强求完全游离所有的肿瘤周围脂肪，直接进行肿物切除。

第 3 步， 阻断肾动脉并切除肾肿瘤。用腹腔镜肾动脉阻断钳阻断肾动脉，一般情况下单纯阻断肾动脉即可，不必阻断肾静脉。多支肾动脉时，需要全部阻断。行高选择性分支动脉阻断时，需要阻断支配肿瘤的肾段动脉。肾动脉阻断钳尽量选用大号，使用前建议用手指尝试一下阻断钳的力度，避免阻断不完全的情况发生。

距离肾脏肿瘤边缘 0.1~0.5cm 处用剪刀完整切除肿瘤，切除肿瘤要注意能够看到肾实质，切除肿瘤基底部时，有时不宜切除过多的肾实质，但要注意保证肿瘤包膜完整。切开集合系统或切断血管时，缝合应密实。机器人双手器械都具有电能量，切开过程中遇到小动脉或静脉出血，可以通过电凝止血保证创面干净，视野清晰。

本例患者为囊实性肿瘤，恶性度不高。术者采用推剥的方式，沿着肿瘤边界将其从实质内剜除，一方面保留了更多的肾实质，另一方面，因为肿瘤的内侧面并未完全分离，结构显示并不清晰，沿着肿瘤的层面剥离可以防止一些严重的副损伤，并可以保证肿瘤的完整切除。

第4步，缝合肾脏创面。根据肿瘤切除深度决定需要缝合的层数，如已切开集合系统，则需要缝合两层，缝合集合系统用 3-0 V-Loc 线（针直径 26mm），缝合肾实质用 2-0 V-Loc 线（针直径 36mm），可以明显缩短肾脏的热缺血时间。

- 缝合第1层：连续缝合集合系统，从皮髓质交界进针，皮髓质交界出针，同时缝合已切开的血管断端，缝线最后再穿出肾实质外，收紧后用 Hem-o-Lok 夹闭打结。也有专家使用 3-0 滑线进行第1层缝合，方便后期皮质缝合后再收紧第1层，避免动静脉瘘的发生。

- 缝合第2层：用线尾系上 Hem-o-Lok 的 2-0 V-Loc 线缝合肾实质，从创面外进针，缝合时将肾被膜一并缝合，组织抗拉力才强。缝合时需全层贯穿缝合肾实质，从对侧穿出肾脏，注意针距和边距，张力均匀。连续缝合肾实质后，最后在尾线上 Hem-o-Lok 收紧或与第1层缝线线尾打结。

对本例患者采用 2-0 V-Loc 线，全长 30cm，尾端上 Hem-o-Lok，从肾脏外侧进入后，先进行集合系统的连续缝合，然后再进行皮质的连续缝合，采用一根针完成两层缝合。这也是一种有效的缝合方式，供读者参考。

第5步，取下肾动脉阻断钳及取出标本。取下肾动脉阻断钳，恢复肾脏血流，降低气腹压至 5mmHg，仔细检查缝合面是否出血。如有少许渗血，可压迫观察一会儿，出血大多可停止，也可在创面上压迫可吸收止血纱布。只要缝合确切，一般出血不会太多，不需要二次阻断和缝合。若创面有动脉性喷血或渗血明显时，可以二次阻断肾动脉，再用 2-0 V-Loc 缝线缝合止血。然后用标本袋装标本取出。

如本手术视频中所示，肾脏肿瘤的剥离面均被放射状的肾脏髓质组织覆盖，未见肿瘤包膜或假包膜，虽然是推剥切除肿瘤，但也保证了肿瘤切除效果。事实上，肾部分切除术中经常会遇到这种情况，在切开皮质后，即可见到这种放射状的肾脏髓质，质地相对松脆，而且依照髓质层面剥离是一种行之有效的剥离方式，出血少，而且层面正确。但是如果肿瘤恶性程度高，有浸润集合系统或肾窦的可能时，要小心使用此方法，以防止切缘阳性的发生。

四、并发症处理及预防

（一）腹膜损伤

腹膜损伤多发生在以下两种情况。

（1）在腋前线位置穿刺套管时穿过腹膜，造成损伤。预防措施：气囊扩张后腹腔时，气囊鼓起边缘越过腋前线；在穿刺前用指尖按压穿刺点，内镜下观察穿刺点腹膜是否已被推开，然后再穿刺。

（2）在游离肾脏腹侧时分破或切破腹膜。预防措施：在分离肾脏腹侧时，先要找到肾周脂肪与侧锥脂肪之间的界限，提起侧锥筋膜，在两层之间分离，可避免损伤腹膜，切忌盲目分离。

如果腹膜破损，CO_2 气体会进入腹腔，造成后腹腔空间狭小，操作困难，而且也会增加 CO_2 吸收，造成蓄积。如果不影响操作，可不予处理，继续手术。如果影响操作，可用以下2种方法处理：①将气腹压降至 5mmHg，用吸引器将腹腔内气体尽量吸净，然后用钛夹或 Hem-o-Lok 封闭缺损；②在肋缘下插气腹针于腹腔内，放出腹腔气体。另外，损伤腹膜后一定要注意观察有无腹腔脏器或肠管的损伤。

（二）术中出血

阻断肾动脉后，如果切除肿瘤时创面依然快速出血，考虑肾动脉阻断不完全或存在副肾动脉未阻断。出血会导致视野不清，增加切缘阳性和副损伤概率，此时应重新检查肾动脉主干是否阻断完全，有无阻断钳钳夹不全或夹到周围组织的可能，有时因动脉阻断钳长期使用，力量减弱，可以考虑采用双重阻断钳阻断肾动脉。术前需要充分评估患者的动脉系统，明确是否存在副肾动脉，做到阻断所有分支。如果经过调整后，出血依然难以控制，应立即改为开放手术。控制肾脏创面的出血后，应先看清楚层次，再进行肿瘤切除和创面缝合。

缝合结束，开放肾动脉后，如果创面明显出血，可再次收紧缝线线尾并用 Hem-o-Lok 夹线压紧。如果中间缝线松弛，并且无法从两头收紧，可牵拉中间缝线，并紧贴肾脏上 Hem-o-Lok 夹线压紧肾脏。这种情况也可以采用压迫止血或可吸收止血纱布压迫止血，一般出血会停止。若创面仍持续渗血较多时，可二次阻断肾动脉，缝合出血处。

（三）术后出血

术后肾周引流液为鲜红色血性、量持续性增大时，患者出现血压下降、心率增快以及血红蛋白持续性降低等，部分患者出现严重持续性血尿，都提示存在术后活动性出血。首选介入治疗，寻找动静脉瘘或动脉出血点，采用栓塞止血；也可选择手术探查止血或肾根治性切除。

（四）切缘阳性

术后病理汇报肿瘤切缘阳性提示存在肿瘤残存可能，处理方案如下：①随访观察；②2 周内再次行肾部分切除术；③行根治性肾切除术。选择何种方式需要与患者及家属充分沟通，术前需充分告患者及家属知切缘阳性的可能，选择共同接受的治疗方案，降低医疗纠纷风险。

五、经验与教训

• 机器人后腹腔镜手术空间较小，机械臂操纵存在一定困难，尤其是靠近腰大肌机械臂的操控最为受限，活动度受到一定影响。建议充分进行气囊扩张，将腹膜尽量向腹侧推挤，给机械臂提供足够的建立空间，减少器械碰撞及被腰大肌等组织结构限制的影响。同时，后腹腔机器人仅有 1 个助手孔辅助，会使助手的配合受到限制，也需要术者克服这个困难。

• 不同部位肾脏肿瘤行后腹腔镜肾部分切除术的难度差别较大，肾脏背侧及侧面中部的肿瘤的手术难度最小。对于肾脏上极肿瘤，需要将肾脏完全游离，向下压肾脏，才可以顺利暴露和切除肿瘤。对于肾下极肿瘤，需要注意输尿管走行，同时采用反手缝合，机器人辅助手术的缝合难度降低了许多。对于肾脏腹侧肿瘤，一般采用经腹腔途径手术，如经后腹腔，需要将肾脏完全游离、向背侧牵拉才能暴露。对于肾脏背侧靠近肾门的肿瘤，需要充分建立肾脏腹侧的空间，尽量将肾脏推向腹侧，才能很好地暴露肿瘤。

• 对于完全肾内型或突出不明显的肿瘤，需要提前备好腔镜下超声探头，有助于术中明确肿瘤位置及深度。腔镜超声探头定位可以了解肿瘤深度及其与正常肾实质的界限，避免切除过深，损伤血管及集合系统。对于完全内生型肿瘤，可以先沿背侧正中线剖开肾脏，找到肿瘤的边缘后再扩大延长切口为梭形切口。该切口将创面打开，便于辨认创面的血管和集合系统，缝合时张力较低。

• 在肾部分切除术中如何避免切破囊性肾肿瘤一直以来是临床棘手的问题，笔者设计了一种"提拉切除技术"（pulling-up technique），效果满意：在切除肿瘤时，利用左手的 Maryland 钳提拉肿瘤表面的脂肪或者切开正常肾实质，通过对肾实质的提拉使肿瘤与正常的肾组织间形成张力，然后采用钝性联合锐性游离的方法完整切除肿瘤。对于基底深的肿瘤，可以直接剪开集合系统，保证肿瘤切除的完整性。在切开肾实质前先用超声判断肿瘤在肾内的轮廓，在肾表面确定好切开部位并定位，避免切开肾实质时损伤囊壁。

专家点评

囊性肾癌临床上并不少见，却常被忽视致误诊。怀疑囊性肾癌时需结合临床表现行CT、MRI及超声造影检查以鉴别确诊。

对囊性肾癌实施保留肾单位肾部分切除术时，因肿瘤生长形状常不规则、肿瘤假性包膜薄，须避免过分牵拉或挤压肿瘤造成肿瘤包膜破裂癌细胞种植。囊性肾癌与正常肾单位组织常无明显辨认界限，可适当距肿瘤边界远一点找到肾髓实质层面，沿此层面解剖分离，可减少误切破肿瘤包膜引起瘤细胞种植的可能。

本章作者较详细地介绍了机器人辅助肾部分切除术的适应证、术前准备、手术步骤及并发症预防等，针对囊性肾肿瘤在肾部分切除术中如何避免切破提出了一种"提拉切除技术"，读者选择合适病例可以借鉴尝试。

参考文献

[1] Gettman MT, Bluete ML, Chow GK, et al. Robotic-assisted laparoscopic partial nephrectomy: technique and initial clinical experience with DaVinci robotic system. Urology, 2004, 64(5): 914-918.

[2] Rogers CG, Menon M, Weise ES, et al. Rogotic partial nephrectomy: a multi-institutional analysis. J Robotic Surg, 2008, 2: 141-143.

[3] Patel MN, Krane LS, Bhandari A, et al. Robotic partial nephrectomy for renal tumors larger than 4cm. Eur Urol, 2009, 57(2): 310-316.

[4] Benway BM, Bhayani SB, Rogers CG, et al. Robot assisted partial nephrectomy versus laparoscopic partial nephrectomy for renal tumors: a multi-institutional analysis of perioperative outcomes. J Urol, 2009, 182(3): 866-872.

第 10 章　机器人腰腹联合入路肾部分切除术

梁朝朝　邰　胜

手术视频

> **亮点**
>
> 　　本章介绍了腰腹联合入路机器人辅助腹腔镜下保留肾单位肾部分切除术的适应证，术前及手术室准备，手术步骤，并发症的预防及处理，经验与教训等。

一、概　述

　　肾脏肿瘤是泌尿系统的常见肿瘤之一，生物学特性复杂，发病机制不清，且易复发和转移；患者对传统的化疗和放疗均不敏感，手术是主要治疗方式，近年来，随着技术水平的提高、设备的改进，保留正常肾脏组织完整切除肿瘤（保留肾单位肾部分切除术）的手术方法得到了越来越多的应用；传统观点认为 T1 期肾脏肿瘤可行保留肾单位手术，近年来发现部分 T2 期肾脏肿瘤也可行保留肾单位手术。

　　肾脏肿瘤手术的传统入路为经腰、经腹两种。经腰入路易游离和显露肾脏血管，但手术操作空间小；经腹入路手术操作空间大，但游离、显露肾脏血管较困难，容易误伤腹腔脏器。我们在比较、分析和总结经腰、经腹两种入路利弊的基础上，在国际上首创腰腹联合入路下肾脏肿瘤手术，手术过程中腹部空间、腰部空间融为一体，空间增大，有利于手术操作，适用于大多数部位的肾脏肿瘤，特别是体积较大的肾脏肿瘤，可以充分发挥其优势。同时经腰体位有利于术中快速方便地游离出肾动脉，降低血管损伤的风险，也方便血管的阻断。手术区域主体在腹膜外间隙，对腹腔内脏器干扰较少。手术过程中有较大的操作空间切除肿瘤、缝合创面，肿瘤控制效果满意。

二、手术适应证和禁忌证

（一）手术适应证

- T1~2 期肾脏肿瘤。
- 解剖性或功能性孤立肾的肾脏肿瘤。
- 对侧肾脏功能不全或无功能的肾脏肿瘤。
- 双侧同时性肾脏肿瘤。
- 肾脏肿瘤对侧肾脏存在导致肾功能恶化的疾病（例如高血压、糖尿病、肾动脉狭窄等）。

（二）手术禁忌证

- 肾脏肿瘤侵犯并突破集合系统。
- 肾脏肿瘤侵犯肾段静脉内可见瘤栓。
- 患者有血尿病史。
- 既往行肾脏肿瘤部分切除术后肿瘤再发或复发等。

三、具体案例

（一）简要病史资料

　　患者男性，46 岁，主因体检发现右肾肿瘤 1 周入院。体格检查无明显异常。影像学检查显示右肾中级背侧可见大小约 4cm×4.5cm×5cm 的肿瘤。影像学检查见图 10-1。

（二）术前准备和手术室准备

1. 术前准备

　　术前当晚口服磷酸钠盐溶液导泻行肠道准备。

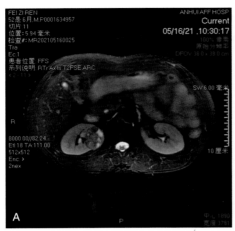

图 10-1　患者的术前肾脏 MRI

2. 手术室准备

（1）患者体位（图 10-2）。

（2）穿刺套管摆位（图 10-3）。

（3）机器人床旁车定泊（图 10-4）。

（4）手术器械的准备和对接（图 10-5）。

（三）手术步骤

1. 手术入路或途径

腰腹联合入路机器人辅助腹腔镜保留肾单位肾部分切除术。

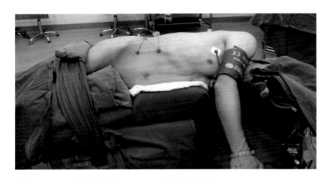

图 10-2　患者体位：90° 健侧卧位

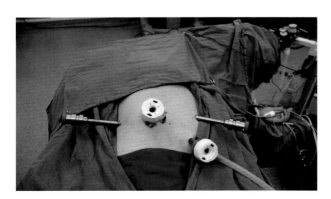

图 10-3　穿刺套管摆位

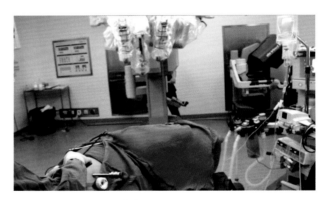

图 10-4　机器人床旁车定泊

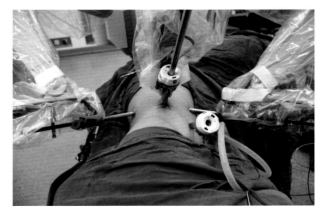

图 10-5　手术器械的准备和对接

2. 具体操作步骤

第 1 步，打开侧腹膜。在髂前上棘约 1cm 处做一条长约 3cm 的纵向切口切开皮肤，使用血管钳钝性扩张皮下脂肪组织、肌肉、腰背筋膜直至腹膜后腔隙，作为机器人镜头孔穿刺套管置入点。置入气囊扩张器，注入气体约 600mL 扩张腹膜后腔隙。然后在手指引导下在腋后线与第 12 肋交点处置入 8mm 机器人穿刺套管，在镜头孔内下方约 5cm 处用手指引导置入 12mm 辅助孔穿刺套管，沿镜头孔置入 12mm 套管，缝合切口，充气，建立后腹腔空间。自镜头孔置入机器人镜头，沿背侧机器人套管置入分离钳，游离显露出腹侧腹膜翻折线。使用剪刀在腹膜翻折处打开侧腹膜上至膈顶下至髂窝，建立腰腹联合空间。沿平行背侧机器人穿刺套管处自腹腔穿刺，置入腹侧 8mm 机器人穿刺套管。

第 2 步，清除腹膜后脂肪。使用双极电凝及单极电剪清除肾周筋膜表面附着的腹膜后脂肪组织，自膈顶开始清除腹膜后脂肪组织，将其逐渐清除至髂窝，过多的脂肪组织可游离放置腹腔空间，建立较大的手术操作空间。

第 3 步，打开肾周筋膜。沿肾周筋膜背侧上至膈顶下至髂窝打开肾周筋膜。

第 4 步，显露、游离肾动脉。沿肾脏背侧脂肪囊与腰大肌之间无血管平面逐步向腰大肌深面游离，使用双极电凝将肾脏推至腹侧显露肾蒂血管，在搏动处寻找肾动脉并使用单极电剪钝、锐性结合显露、游离出肾动脉血管。

第 5 步，游离肾脏肿瘤。根据术前影像学定位，将肿瘤周围的脂肪翻转，游离出肾脏肿瘤及肿瘤周边约 2cm 的正常肾脏组织。

第 6 步，阻断肾动脉。暴露出肾脏动脉血管，使用血管阻断夹夹闭血管。

第 7 步，切除肾脏肿瘤。距离肾脏肿瘤周边 0.5~1cm 正常肾脏组织内完整切除肿瘤，对于肾门部肿瘤可以酌情选择沿肿瘤假包膜完整剜除肿瘤。

第 8 步，缝合肾脏创面。使用 3-0 倒刺缝线对肿瘤基底部血管断端、切开的集合系统进行缝合关闭，然后使用 1-0 倒刺缝线对创面全层缝合，针距约 1cm。

第 9 步，去除肾动脉阻断。暴露出肾脏动脉血管，去除血管阻断夹。观察肾脏创面如有肾脏表层皮质出血可以使用双极电凝止血，如肾脏创面基底部出血需要使用 1-0 倒刺缝线对创面全层加固缝合。

3. 注意事项和难点解决方法

腹侧穿刺套管应由腹部空间穿刺置入、背侧穿刺套管应由腰部空间穿刺置入；打开侧腹膜应上至膈顶下至盆腔；清除腹膜后脂肪时如果脂肪较多可将其放置在腹腔空间使手术操作空间增大；在肾周筋膜中部垂直打开上至膈顶下至盆腔，即有利于肾蒂血管的显露及肾脏肿瘤的游离、显露；瘤体较小时（直径 <4cm）可沿肿瘤周边 0.5~1cm 正常肾脏组织切除肿瘤，对创面单层缝合；瘤体较大（直径 >4cm）时可沿瘤体假包膜完整碗除肿瘤，对创面分层缝合。

四、并发症处理及预防

术前行磷酸钠盐口服导泻肠道准备可以有效预防术中肠管损伤，如果术中不慎发生肠管损伤，术前行导泻肠道准备后术中可以一期行肠管修补术。术中切除肾脏肿瘤或碗除肿瘤时需要保留瘤体及假包膜的完整性，手术视野要清晰，肿瘤切除或碗除需要缓慢推进。如果术中发生瘤体破裂，必要时可考虑中转肾根治性切除术。术中对肾脏创面基底部出血点及切开的集合系统需要确切缝合，尤其是集合系统需要缝合严密，可有效预防术中及术后出血。

五、经验与教训

• 该入路机器人辅助腹腔镜下肾部分切除术适用于肾脏绝大多数部位的肿瘤，尤其适用于肾脏前、后唇、肾门部肿瘤。

• 在腰腹联合入路手术操作过程中要注意避免对腹腔脏器尤其是肠管的副损伤。

• 手术操作空间是腹腔及后腹腔合用，手术过程中对肾脏创面的缝合需要彻底止血。

• 如果术后发生创面出血，出血可能流至腹腔空间，如果引流管存在不能及时引流的可能性，应及时发现并处理。

专家点评

在行机器人肾部分切除术时，视野清晰、充分暴露手术部位是开展机器人手术的基本条件。由于机器人设备的局限性，无论经腹腔还是经后腹腔入路，对于机器人手术初学者或肿瘤较大时，在视野局限和需要较大范围操作时可能存在一定的困难。

本章作者基于以上情况，创新性地开展了经腰腹联合入路机器人辅助腹腔镜保留肾单位肾部分切除术，将腹部和腰部空间融为一体，增大操作空间，有利于手术操作，适用于肾脏大多数部位的肿瘤，特别是对体积较大的肾脏肿瘤可以充分发挥其优势。

参考文献

[1] Porter J, Blau E. Robotic-assisted partial nephrectomy: evolving techniques and expanding considerations. Curr Opin Urol, 2020,30(1):79-82.

[2] Li M, Cheng L, Zhang H, et al. Laparoscopic and Robotic-Assisted Partial Nephrectomy: An Overview of Hot Issues. Urol Int,2020,104(9-10):669-677.

[3] Patel MN, Bhandari M, Menon M, et al. Robotic-assisted partial nephrectomy. BJU Int, 2009,103(9):1296-1311.

[4] Autorino R, Porpiglia F. Robotic-assisted partial nephrectomy: a new era in nephron sparing surgery. World J Urol, 2020,38(5):1085-1086.

[5] Tai S, Zhou J, Mahamuni S, et al. Combined retroperitoneoscopic and transperitoneoscopic accesses for robot-assisted partial nephrectomy. Journal of Endourology and Videourology, 2018,32(6):1-6.

第11章 机器人经腹腔根治性肾切除术

章小平 倪 栋

手术视频

亮点

本章阐述了机器人经腹腔途径肾癌根治术的历史，手术适应证和禁忌证，术前及手术室准备，手术步骤，并发症处理及预防，并结合临床实践介绍了作者本人的经验和体会。

一、概 述

肾癌是起源于肾小管上皮细胞的恶性肿瘤，其发病率占成人恶性肿瘤的 3%。在我国泌尿系统肿瘤中肾癌发病率仅次于膀胱癌，是泌尿系统最常见的肿瘤之一。对于局限性肾癌，手术治疗是目前公认能够治愈肾癌的方法，包括保留肾单位肾部分切除术和根治性肾切除术。虽然随着技术和设备的不断进步，保留肾单位手术的比例呈逐年升高的趋势，但仍然有相当一部分局限性肾癌患者需要行根治性肾切除术，例如肿瘤体积过大、某些完全内生型肿瘤、肾门部肿瘤预计无法行保留肾单位手术等。而对于局部进展性肾癌，根治性肾切除术为标准治疗方法。

1991 年 Clayman 报道了世界上首例腹腔镜肾切除术。腹腔镜根治性肾切除术具有与开放手术相当的治疗效果，同时具有不可比拟的微创优势，因此迅速得到发展和普及。同传统开放根治性肾切除术的手术入路一样，腹腔镜根治性肾切除术也包括经腹腔入路和经腹膜后入路，术者一般根据自身习惯选择合适的入路完成手术。虽然腹腔镜技术已代替开放手术成为根治性肾切除的标准式式，但是传统腔镜也存在诸多缺陷，如视野没有立体感，腔镜器械自由度小，手术操作不符合人体工程学，术者易疲劳等。而机器人手术系统则在发挥了腔镜微创优势的同时有效补充了其缺陷。

世界上第一台商品化并应用于临床的机器人手术系统是美国 intuitive 公司在 2000 年 7 月研发成功并上市的达芬奇手术系统（da Vinci Surgical System）。世界首例达芬奇机器人辅助腹腔镜根治性肾切除术由 Klingler 在 2000 年完成，此后我国也有报道显示该技术是一种安全、有效的治疗方式。不同于腹腔镜根治性肾切除术，机器人根治性肾切除术的手术入路以经腹腔入路为主，主要原因如下：选择机器人手术的病例的病情往往较为复杂，如肿瘤体积较大、肾门被淋巴结包裹、下腔静脉或肾静脉内有癌栓等，而经腹膜后入路空间相对局限，粗大的机械臂进一步挤占了有限的操作空间，在行肾周大范围游离时容易出现机械臂相互干涉，俗称"打架"，经腹腔入路则可充分利用腹腔空间避免该情况出现。

我们认为机器人辅助腹腔镜肾根治切除术相比传统腹腔镜手术的优势如下：①术者本人通过机械臂操控镜头可获得高清三维视野，比腔镜的二维视野更加清晰稳定。②达芬奇机器人手术器械具有 7 个自由度，能够更加轻松地处理常规腔镜器械难以到达的部位。③机械臂能够过滤术者的抖动，对于肾门大血管的游离解剖更加精准、安全。正因为达芬奇机器人手术系统的显著优势，某些局部进展的复杂性肾癌如合并腔静脉癌栓的病例，使用传统腹腔镜手术的难度较高，而应用机器人手术系统往往可以顺利完成手术。

机器人辅助腹腔镜根治性肾切除术的局限性主要体现在以下两个方面：一是机械臂缺少力反馈，使用机械臂牵拉显露过程中更容易出现组织器官的钝性损伤；二是机器人手术需要更高的医疗费用，因此对于较为早期、手术难度不高的局限性肾癌选择传统腔镜手术更加合理，而对于复杂性局部进展期肾癌或晚期转移性肾癌的减瘤切除手术，选择机器人辅助手术更加安全、高效。

二、手术适应证和禁忌证

（一）手术适应证

- 局限性肾癌（T1~2N0M0 期）患者无法行保留肾单位手术者。
- 局部进展性肾癌，伴淋巴结肿大、肾段静脉/肾静脉/下腔静脉受累，或者不超过 Gerota 筋膜的肾周组织受累（T1~3N1M0、T3N0M0 期）的患者。
- 晚期或转移性肾癌的减瘤治疗，肿瘤突破 Gerota 筋膜或出现远处转移（T4N0~1M0、T1~4N0~1M1 期）的患者。

（二）手术禁忌证

- 晚期肿瘤多发转移合并恶病质无法耐受手术者。
- 有严重出血倾向或血液病患者。
- 严重心、肺、脑血管疾病无法耐受手术者。

- 肿瘤侵犯邻近重要脏器无法手术切除者。

三、具体案例

（一）简要病史资料

患者男性，58 岁。因体检发现左肾肿瘤 1 周入院。患者在当地医院 B 超体检发现左肾中部占位，直径约 3.5cm。至我院进一步行增强 CT 提示左肾直径约 3.7cm 的肿块影，边界较清楚，部分突出于肾实质外，增强扫描呈明显不均匀强化。肝总动脉见向外突出囊状影，基底部宽约 5.8mm，肠系膜上动脉管壁见节段偏心样增厚，远端官腔呈双腔样改变（图 11-1）。考虑：①左肾恶性肿瘤；②肝总动脉瘤；③肠系膜上动脉壁内血肿伴夹层动脉瘤。双肾 ECT 检查显示左肾 GFR 45.9mL/mim，右肾 GFR 43.9mL/min。术前其他常规检查均无异常。

因患者合并肝总动脉瘤和肠系膜动脉夹层，至介入科放置动脉支架后行机器人辅助腹腔镜下左肾根治性切除术。

（二）术前准备和手术室准备

1. 术前准备

（1）完善术前常规检查。实验室检查包括血常规、尿常规、肝肾功能和电解质、凝血功能、血型及抗体、血糖等。影像学检查包括心电图、胸片、泌尿系 CT 平扫＋增强，必要时行 CT 肾

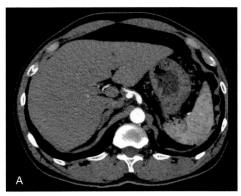
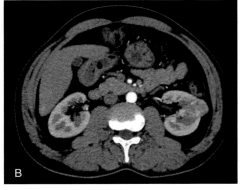

图 11-1　患者的 CT 图片。A. 红色箭头：肝总动脉瘤。B. 左肾肿瘤

血管造影、同位素肾图等。

（2）术前备血 2~4U，术前一晚给予普通灌肠，对于晚期肿瘤影像学上不能排除有结肠受累的患者可给予清洁灌肠。

（3）术前 30min~2h 预防性使用抗生素，诱导麻醉后留置尿管，无需留置胃管。

2. 手术室准备

（1）患者体位（图 11-2）。

（2）穿刺套管摆位（图 11-3）。

（3）机器人床旁车定泊（图 11-4）。

（4）手术器械的准备和对接。机器人手术器械包括 Fenestrated 双极电凝、单极电剪、30° 镜头，

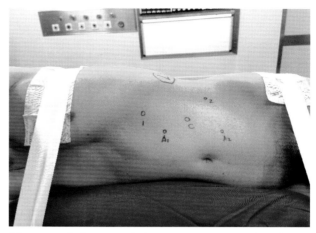

图 11-2　患者体位：患者取 70°~80° 健侧卧位并用约束带固定

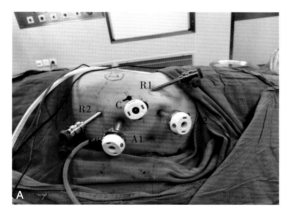 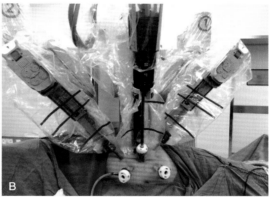

图 11-3　穿刺套管摆位（R1: 1 号臂；R2: 2 号臂；C: 镜头臂；A1: 第 1 助手孔；A2: 第 2 助手孔）

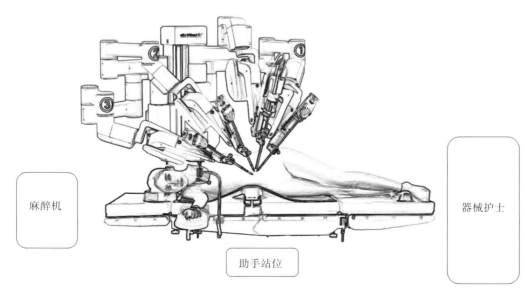

麻醉机　助手站位　器械护士

图 11-4　泊机及手术室布局示意图，床旁机器人与手术床成约 45° 角头侧泊机

需要缝合时使用 Large/Mega 持针器。其余常规腹腔镜器械包括：吸引器、分离钳、肠钳、无损抓钳、剪刀、Hem-o-Lok 夹（10mm 和 12mm）等。床旁机器人以约 45° 泊机从头侧对接 Trocar，机器人 1 号臂使用单极电剪，2 号臂使用 Fenestrated 双极电凝，一般情况下无需使用 3 号臂。

（三）手术步骤

第 1 步，游离降结肠和脾脏，显露肾前筋膜层面。打开结肠旁沟，上至结肠脾曲，下至髂窝水平，沿肾前筋膜层面充分游离降结肠及其系膜直至左生殖静脉内侧，沿此层面继续向上游离，推开胰尾，充分游离松解脾肾韧带。此时脾脏、胰尾、降结肠因重力的作用自然下垂向腹中线。

第 2 步，游离显露肾门。打开肾前筋膜，沿生殖血管向上游离显露左肾静脉，充分游离左肾静脉，显露肾上腺中央静脉、腰静脉等重要属支，同时增加左肾静脉活动度。在生殖静脉外侧向后分离显露腰大肌，沿腰大肌层面向上游离至左肾静脉，抬起左肾，显露左侧肾门结构。

第 3 步，离断肾门。在生殖静脉汇入左肾静脉夹角的后方寻找左肾动脉，以近心端 2 个、远心端 1 个 10mm Hem-o-Lok 夹闭并离断左肾动脉。在左肾静脉的肾上腺中央静脉属支远端，同样以近心端 2 个、远心端 1 个 12mm Hem-o-Lok 夹闭并离断左肾静脉。

第 4 步，离断输尿管，游离肾脂肪囊及肾脏。在腰大肌内侧，髂窝水平结扎并离断输尿管。继续沿腰大肌层面向上游离肾及脂肪囊背侧，直至左肾上级及肾上腺，本病例保留左侧肾上腺，完整切除左肾及周围脂肪囊。

四、并发症处理及预防

（一）术后出血

患者表现为心率加快、面色苍白、血压下降。出血来源可为肾周创面的小血管。若短时间大量出血应及时再次手术止血。术后出血的预防在于术前仔细了解患者的病史，包括是否服用抗凝药物，检查凝血功能，排除凝血功能障碍导致的广泛渗血。术中对于肾蒂血管以及主要侧支血管如生殖静脉、肾上腺中央静脉等需要结扎确切，保证双重结扎。如果保留同侧肾上腺组织，由于其血供较为丰富，需要重点检查，充分止血。关腹前再次仔细检查创面、使用双极电凝充分止血。

（二）周围组织脏器及重要血管损伤

经腹腔手术范围较大，右侧病例可能出现升结肠，十二指肠、肝脏等重要脏器损伤。左侧病例可能出现降结肠、胰尾、脾脏等脏器损伤。肠管可被能量器械致热损伤，术中未及时发现的情况下可能出现术后迟发性肠瘘。右侧肾脏紧邻下腔静脉，右肾静脉较粗短，因此游离右侧肾门时易发生右肾静脉和下腔静脉损伤而出血。对于左侧病例，腹主动脉损伤较为少见，但左侧肾静脉属支较多，在左肾动脉根部附近偶尔有粗大的腰静脉易损伤出血。预防周围组织损伤的措施主要是熟悉肾脏周围解剖，术中游离动作尽量轻柔、精准，以锐性、钝性相结合的方式按解剖层面进行游离。

（三）建立气腹相关并发症

气腹针、穿刺套管在建立第一个通道时可能发生腹腔内脏器损伤，如肠系膜、肠管、肝脏、脾脏等。预防措施为穿刺时宁浅勿深，如果患者有邻近腹部脏器手术史，则采取直视下切开放置 Trocar（Hasson 法）建立气腹。

（四）其他并发症

其他并发症包括皮下气肿、术后一过性肠麻痹、淋巴漏等，无需特殊处理，一般对症治疗后可自愈。

五、经验与教训

• 机器人辅助腹腔镜根治性肾切除术采用经

腹手术入路的优势在于空间较大，但不足之处在于肾脏位置深，游离脏器较多。充分地游离结肠并将其推向内侧有利于显露肾门区术野，对于右侧病例可以在剑突下放置 5mm Trocar 辅助挑起肝脏；对于左侧病例，要充分游离并离断脾肾韧带，使脾脏、胰尾和降结肠一起因重力的作用自然下垂至内侧。对于肥胖患者，显露困难时可在下腹增加辅助 Trocar 协助暴露视野。

• 由于肾动脉位于肾静脉后方，因此经腹手术时在绕过肾静脉处理肾动脉的过程中易发生静脉撕裂出血的情况，机器人手术中机械臂缺少力反馈，尤其需要注意轻柔操作，避免撕裂肾静脉。术中在处理动脉前完全游离裸化肾静脉能增加其活动度，有利于后方肾动脉的显露和结扎。对于静脉内伴有癌栓的病例，肾静脉往往较为粗大固定，在其后方寻找肾动脉更为困难。此时对于右侧病例可在下腔静脉内侧、左肾静脉汇入的夹角后方寻找右肾动脉并结扎；对于左侧病例，可沿腹主动脉表面寻找左肾动脉根部进行结扎。若操作较为困难，可在阻断肾动脉血流后先离断肾静脉，再继续离断肾动脉。

• 机器人根治性肾切除术的第一步是打开结肠旁沟，此时若切开部位离结肠太近，可能导致结肠的热损伤至其术后穿孔，因此切开部位应位于结肠外侧 1~2cm。在右侧手术时，推开升结肠后注意游离并保护十二指肠，在游离十二指肠过程中以冷刀为主，沿间隙钝性分离，须格外警惕十二指肠的热损伤。肝脏的损伤以用双极电凝处理为主，必要时缝扎止血。左侧手术时脾脏小的裂伤可用双极电凝处理，若损伤较大双极电凝无法止血则需行脾切除术。左侧也可能发生胰尾损伤，小的出血用双极电凝止血处理，较大的损伤需用 Proline 缝线缝扎止血，必要时请普外专科医生协助处理。

专家点评

肾癌是泌尿系统最常见的肿瘤之一。对于局限性肾癌，保留肾单位肾部分切除术和根治性肾切除术是目前公认能够治愈肾癌的方法。对肿瘤体积过大、某些完全内生型肿瘤、局部进展、肾门部肿瘤预计无法行保留肾单位手术的患者，常需要行根治性肾切除术。

本章作者清晰地阐述了机器人经腹腔肾癌根治性切除术的手术步骤，尤其是结合本案例较详细地介绍了如何处理和预防并发症、如何游离和解剖肾动静脉、如何避免周围脏器损伤等方面的宝贵临床经验，希望读者能从中受益。

参考文献

[1] Siegel RL, Miller KD, Jemal A. Cancer Statistics. CA: a cancer journal for clinicians,2017, 67(1): 7-30.

[2] 曾甫清, 章小平. 泌尿外科手术要点难点及对策. 北京：科学出版社, 2017.

[3] 中华医学会泌尿外科学分会. 中国泌尿外科疾病诊断治疗指南, 2020.

[4] Clayman RV, Kavoussi LR, Soper NJ, et al. Laparoscopic nephrectomy. N Engl J Med,1991,324:1370-1371.

[5] Klingler DW, Hemstreet GP, Balaji KC. Feasibility of robotic radical nephrectomy-initial results of single-institution pilot study. Urology, 2005,65:1086-1089.

[6] 孙博, 董隽, 祖强, 等. 单中心机器人辅助腹腔镜根治性肾切除术 52 例临床分析. 微创泌尿外科杂志, 2014,3(6): 321-332.

第 12 章　机器人保肾术后肿瘤复发再行根治性肾切除术

周芳坚　董培

手术视频

> **亮点**
>
> 本章介绍了机器人保肾术后肿瘤复发再行机器人根治性肾切除术的手术适应证和禁忌证，手术方法，并发症预防，经验和体会等。

一、概　述

对于局限性早期肾癌患者，肾部分切除术是目前治疗的金标准。患者存在术后肿瘤复发风险，肾部分切除术后局部复发率约为 2.4%。对于寡转移肾癌，目前指南推荐可采用包括转移瘤切除的局部治疗。荟萃分析显示，对于寡转移肾癌，如果能将转移瘤全部切除，可显著延长患者的生存时间。

肾癌术后局部复发二次手术的文献报道不多。2005 年 Sandhu 等报道了 16 例行手术治疗的根治性肾切除术后复发病例，其中 14 例进行复发病灶切除，8 例术后病理结果为切缘阴性；中位随访时间 1.0（0.25~6.5）年；5 例无肿瘤进展，4 例出现再次局部复发，5 例出现远处转移。该研究结果显示二次手术的切缘阳性和肿瘤预后存在显著正相关。另外一项回顾性研究显示，54 例实施肾根治性切除术的患者，中位复发时间为 36 个月，二次手术后中位生存时间为 79 个月；5 年生存率为 60%，10 年生存率为 32%；预后分析显示，初次手术至复发时间小于 2 年，提示肿瘤恶性程度高，和预后不良存在显著相关。北京大学第一医院泌尿外科最近报道了该中心 95 例根治性肾切除术或肾部分切除术后局部复发行二次手术治疗的疗效，中位随访时间 29（2~113）个月；8 例再次出现局部复发，10 例发生远处转移；6 例死亡，其中 5 例死于肿瘤进展；二次手术后 3 年无瘤生存率为 85.3%，5 年无瘤生存率为 53.3%；结果表明，残留肾脏、肾窝及腹壁复发患者的中位无瘤生存时间为 78 个月，较肾上腺及淋巴结复发患者的中位无瘤生存时间（49 个月，$P=0.141$）长。综合目前国内外的研究进展，对于肾癌术后局部复发的患者，在充分评估的基础上行二次手术是安全、可行的，可在保证复发病灶完整切除的前提下使患者获得较好的远期肿瘤控制效果。

二、手术适应证和禁忌证

（一）手术适应证

• 既往接受过肾部分切除手术或肾内局部复发的患者。

• 肾消融（冷冻、微波）术后局部复发的患者。

（二）手术禁忌证

• 多次经腹术后考虑广泛肠粘连。

• 肾癌局部复发并多发转移，考虑局部手术无明显获益。

• 局部复发侵犯肠管，可能需同期切除部分肠管。

三、具体案例

（一）简要病史资料

患者男性，72 岁，2017 年 6 月 20 日行经腹机器人辅助下左肾部分切除术。术后病理结果为透明细胞癌（3 级），侵犯肾包膜；术后病理分级 PT3aN0M0，术后行 PD1 联合 CIK 辅助治疗。2019 年 2 月患者发生出血和无痛肉眼血尿，复查 CT 显示左肾内肿瘤复发，于 2019 年 5 月行经腹机器人辅助肾癌根治术，术后病理结果为透明细胞癌（3 级），侵犯肾被膜，顺利康复出院。影像学检查见图 12-1 和图 12-2。

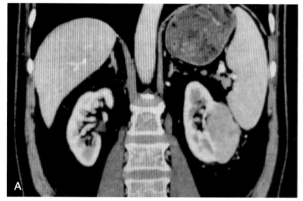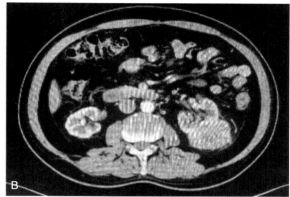

图 12-1　左肾部分切除术前患者的 CT 图片（2017 年 6 月），左肾肿瘤大小约 57mm×52mm

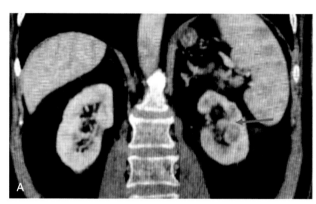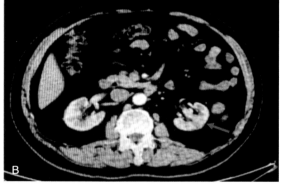

图 12-2　左肾根治性切除术前患者的 CT 图片（2019 年 5 月），提示左肾内复发

（二）术前准备和手术室准备

1. 术前准备

完善各项相关检查，心肺功能和各项指标无手术禁忌。

2. 手术室准备

（1）患者体位（图 12-3）。患者取 70°右侧卧位，垫腋垫避免臂丛神经损伤，用宽胶带固定躯干。

（2）穿刺套管摆位（图 12-4）。

（3）机器人床旁车定泊（图 12-5）。

（4）手术器械的准备和对接（图 12-6）。

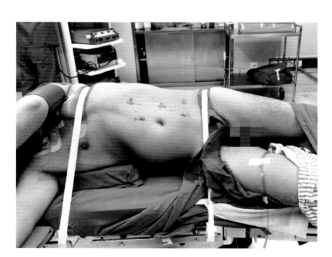

图 12-3　患者体位：70°右侧卧位

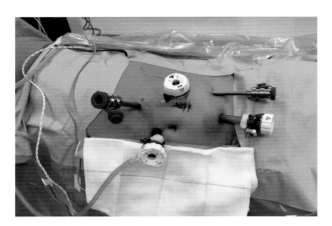

图 12-4　穿刺套管摆位

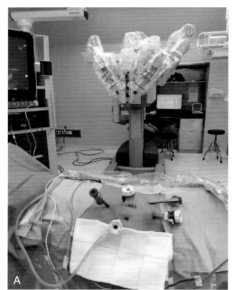

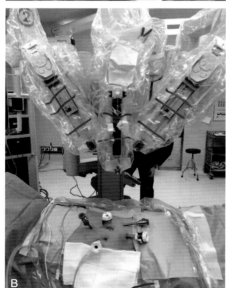

图 12-5　机器人床旁车定泊

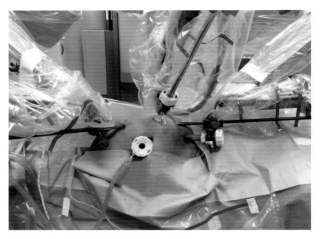

图 12-6　手术器械的准备和对接

（三）手术步骤

1. 建立气腹和放置套管

取平脐外侧 3cm 切口，用气腹针穿刺建立 CO_2 气腹，维持腹压 15mmHg。拔除气腹针后置入 12mm Trocar 和机器人腹腔镜头。镜头监视下在肋缘下置入 8mm Trocar，髂前上棘内上方置入 8mm Trocar，下腹部置入 12mm Trocar。锁定机器人后将 Trocar 与机械臂固定，分别置入器械。

2. 手术步骤

第 1 步，打开左侧后腹膜。

第 2 步，仔细分离结肠和肾周脂肪间隙，注意保护切勿损伤结肠。

第 3 步，分离脾结肠间隙。

第 4 步，脂肪囊外游离肾下外侧间隙。

第 5 步，从背侧下后方向腹侧肾门游离。

第 6 步，游离并离断输尿管。

第 7 步，游离肾门，离断肾动静脉。

第 8 步，游离肾内上方，松解粘连部位。

第 9 步，完整游离并切除患肾。

3. 操作要点及难点

• 肾部分切除术后再次手术，术区粘连，导致正常层面结构模糊甚至消失，需仔细确认结肠和周围组织血管结构。分离时应稍远离结肠，避免将其损伤。

• 游离肾周时在肾周脂肪囊外先从无重要血管层面分离，肾后外下方向上游离，松解肾背侧，再从背侧下方松解至肾门部位，依次离断肾动静脉。

• 肾部分切除复发再次肾根治术仍需遵循无瘤原则，尽量在肾周脂肪囊外游离，必要时切除上次手术 Trocar 部位部分肌肉，避免术后肿瘤残留和复发。

四、并发症处理及预防

（一）结肠损伤

术前仔细阅片术中游离时仔细辨认结肠部位，尽量远离结肠分离，避免将其损伤。手术后需仔细检查创面，确认无结肠损伤，对可疑损伤部位需加固缝合。

（二）血管损伤

术前仔细阅片。分离时仔细辨认血管解剖位置，避免在脂肪内结构不清时强行分离。肾门部位解剖时可从背侧游离肾脏，从下方松解游离至肾门部位，确认所有动脉分支离断后再离断肾静脉。

（三）胰腺损伤

肾部分切除术后复发再次行肾根治术时，如果影像学上未显示侵犯肾上腺，可选择保留肾上腺。分离肾上腺内侧时靠近肾脏游离，鉴别肾上腺和胰腺，可在完全游离肾脏其他部位后，最后游离肾上腺区域，可暴露视野，避免损伤胰腺。

五、经验与教训

• 肾部分切除术后复发行再次肾根治性切除时，肾周粘连导致层面结构不清晰，易损伤肠管

和血管，术前需仔细阅片，术中确认结肠边界，尽量远离结肠游离，避免将其损伤。

• 肾周分离选择从无重要血管解剖层面下方背侧外侧缘分离，游离肾背侧后再从下方内侧向上游离，暴露肾门区域血管，最后再游离肾上腺区域，如果影像学上未显示侵犯肾上腺，可选择保留肾上腺。

专家点评

肾癌术后局部复发的文献报道不多，保留肾单位肾部分切除术后因肿瘤复发再行根治性肾切除术的报道更少。再次手术时由于术区局部粘连、解剖结构和层次不清，增加了再次手术的难度和风险。

本章作者从一个具体案例讲解并视频展示了机器人保肾术后因肿瘤复发再行机器人根治性肾切除术的手术技巧、操作要点及临床经验体会，值得读者参考借鉴。

参考文献

[1] 陈东, 郭胜杰, 叶云林, 等. 肾癌肾部分切除术术后复发或转移临床分析. 实用医学杂志, 2015,31:3548-3551.

[2] Dabestani S, Marconi L, Hofmann F,et al. Local treatments for metastases of renal cell carcinoma: a systematic review. Lancet Oncol, 2014, 15(12):e549-e561.

[3] Sandhu SS, Symes A,A'Hern R,et al. Surgical excision of isolated renal-bed recurrence after radical nephrectomy for renal cell carcinoma. BJU Int, 2005, 95(4):522-525.

[4] Herout, R, Graff J, Borkowetz A,et al. Surgical resection of locally recurrent renal cellcarcinoma after nephrectomy: Oncological outcome and predictors of survival. Urol Oncol,2018 1, 36(1) : 11.e1 -11.e6

[5] 唐琦, 姚林, 郝瀚, 等. 术后局部复发肾癌患者二次手术的可行性及预后分析. 中华泌尿外科杂志, 2020,6,(41):421-425.

第 13 章　机器人单孔马蹄肾合并肾癌根治术

朱清毅　魏勇　苏健

手术视频

> **亮点**
>
> 本章介绍了机器人辅助单孔腹腔镜行马蹄肾合并肾癌根治性切除术的经验体会。

一、概述

马蹄肾是起源于胚胎早期的肾融合异常，是泌尿生殖系统最常见的先天畸形之一，发病率约为 0.25%。马蹄肾中肾细胞癌的发病率预计约为 5.2/10 万人，而且男性发病率是女性的 2 倍。由于马蹄肾肾癌具有脏器畸形和血管复杂等特性，开放手术是治疗该病的标准，少数医疗中心报道了腹腔镜或机器人手术治疗该病的个案。目前没有机器人辅助单孔腹腔镜肾切除术治疗马蹄肾合并肾癌的报道。马蹄肾合并肾癌早期常无任何临床表现，一般由体检偶然发现，或因合并尿路梗阻、反复尿路感染和结石而发现肿瘤。

马蹄肾合并肾癌的诊断主要依靠影像学检查，CT 检查可清楚地显示双肾下极融合部位，并可准确显示肿瘤的大小、位置，具有极其重要的诊断价值。马蹄肾血供丰富且复杂，其中峡部的血管由腹主动脉、肠系膜下动脉或髂血管发出，肾实质的血管则更复杂。术前 CTA 检查能清楚显示马蹄肾及肿瘤的血管供应情况，有助于减少术中大出血等并发症的发生。

经腹膜后入路机器人辅助单孔腹腔镜肾癌根治性切除术治疗马蹄肾合并肾癌安全有效，解剖精准，创伤小，但手术具有挑战性，主要是因为马蹄肾的异常解剖和血管。因此，充分的术前 CT 三维成像对于确定非典型血管供应和解剖异

常非常重要。另外值得一提的是，选择使用阻断带在马蹄肾峡部进行压迫式阻断后离断峡部的方法安全有效，值得临床推广。

二、手术适应证和禁忌证

（一）手术适应证

• 先天性马蹄肾畸形合并局限性肾癌（local renal cell carcinoma，LRCC）患者。

• 2018 版美国癌症联合会（AJCC）的 TNM 分期为 T1~T2N0M0 的患者。

• 肿瘤局限在肾脏包膜内，无周围组织侵犯、无淋巴结转移，无静脉瘤栓的患者。

• 部分肿瘤较小但是肿瘤位置靠近肾门部，进行肾部分切除难度较大的患者。

（二）手术禁忌证

• 绝对手术禁忌证：无法改善的凝血功能障碍、严重心肺功能障碍不能耐受麻醉和手术的患者。

三、具体案例

（一）简要病史资料

患者女性，37 岁，2021 年 4 月 7 日因腰部疼痛不适半年入院。CT 检查提示马蹄肾，右肾占位，考虑肾癌可能大（图 13-1）。排除手术禁忌后于 2021 年 4 月 17 日行机器人辅助单孔腹腔镜右肾根治性切除术，手术顺利，手术时间为 190min，机器人操作时间为 143min，术中出血量 50mL。术后病理提示肾上级透明细胞肾细胞

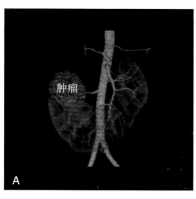
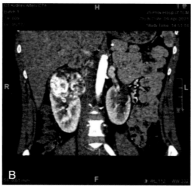
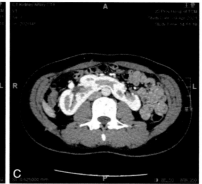

肿瘤

图 13-1 A.电脑三维重建图。B、C.患者的 CT 图片

癌，肿块大小为 4.8cm×4.3cm×3cm，切缘阴性，病理分期为 T1b Nx cM0。术后复查肾功能正常。

（二）术前准备和手术室准备

1. 术前准备

（1）详细了解患者的病史，特别是有无腰腹部手术史。仔细进行体格检查以了解手术切口疤痕，以及患者是否存在不能耐受手术的特殊体位。

（2）常规实验室检查，包括血、尿、便常规，肝、肾功能检查，心电图，胸部 X 线。CT 检查确定肾脏肿瘤的部位和大小。术前行 CTA 检查以了解马蹄肾及肿瘤的血管供应情况，尤其是峡部血管情况，同时评估是否存在肾静脉或下腔静脉瘤栓。

2. 手术室准备

（1）患者体位。患者取完全健侧卧位，升高腰桥呈"折刀位"，稳妥固定于手术台。调节手术床以改变患者的体位至头高脚低侧卧位（头部抬高 30°左右）。详见图 13-2。

（2）穿刺套管摆位。手术一般选择使用四

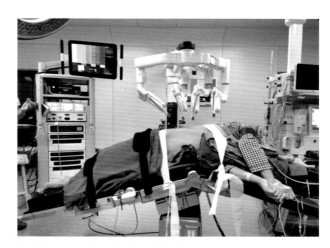

图 13-2 患者体位（左侧卧位）

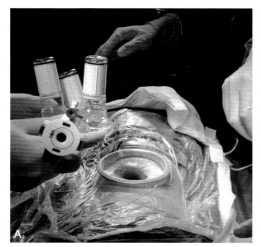
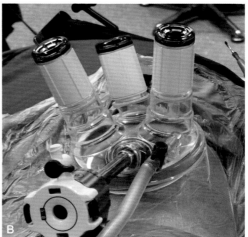

图 13-3 机器人辅助单孔马蹄肾合并肾癌肾根治性切除术单孔通道的建立

通道单孔端口，由3个12mm套管、1个8mm改良套管和1个通气管组成。手术区域常规消毒铺巾，在腰部第12肋缘下和髂前上棘中点，腋后线至腋中线水平做5~7cm皮肤斜切口，到肌层时顺肌纤维方向撑开，结合电刀，尽量避免切断肌纤维，直至腹膜后间隙。然后通过自制气囊充气600~800mL以扩张腹膜后间隙，随后放置四通道单孔端口（图13-3）。

（3）机器人床旁车定泊。采用da Vinci Xi系统（美国Intuitive Surgical公司）完成该手术，术中使用镜头臂（2号臂）、1号和3号机械臂。建立气腹（气压15mmHg，气体流量20L/min）后连接机器人手术系统，其中镜头孔改良8mm套管置于12点位、辅助孔12mm套管置于6点位，1号臂与3号臂12mm套管分别置于9点和3点的位置。首先进入8mm机器人30°镜头，使用30°向上机器人镜头观察手术区域，定泊成功后将机器人专用双极窗钳和单极电剪刀分别连接1号臂和3号臂进入患者体内并放置到手术视野合适位置，随后术者于机器人操作台开始手术（图13-4）。

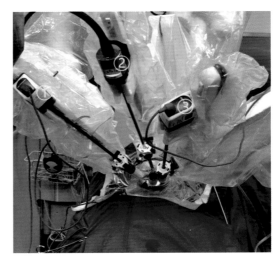

图13-4　机器人装机与机械臂摆放

四、手术步骤（经腹膜后入路）

第1步，清脂。首先从上至下清除腹膜后脂肪，辨认肾周筋膜、腹膜反折和腰肌等解剖标志。游离肾门部。纵向打开Gerota筋膜及肾周脂肪囊，沿腰大肌向前、上方分离肾脏背侧面，在腰大肌深面识别肾动脉搏动，沿腰大肌仔细解

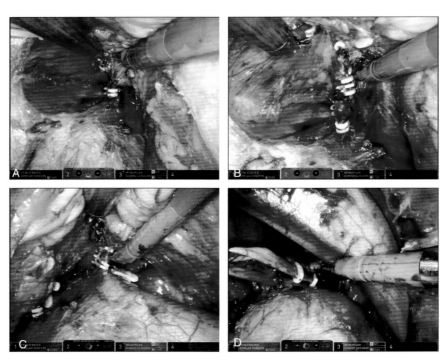

图13-5　肾门部的处理

剖发现肾动脉，确认无误后使用 3~5 枚 Hem-o-Lok 将肾动脉夹闭后离断，其中肾动脉近心端 2 枚。游离肾门部时应注意有无肾异位动脉，如果发现异位动脉处理方法同上。然后进一步游离并暴露位于动脉下方的肾静脉，游离肾静脉后同样使用 3~5 枚 Hem-o-Lok（肾静脉近心端 2 枚，远心端 1 枚）夹闭后离断。进一步游离肾门部并暴露输尿管，用 Hem-o-Lok 夹闭输尿管，于输尿管近端离断（图 13-5）。

第 2 步，游离肾脏中上极。沿肾门部间隙进一步游离肾脏背侧，向上至膈下，充分游离肾上极。沿 Gerota 筋膜内侧向肾脏腹侧的肾旁前间隙游离，如果有迷走血管用 Hem-o-Lok 结扎离断。继续向腹侧和上极游离并与背侧会合，然后沿肾脏向峡部游离（图 13-6）。

第 3 步，峡部的处理。游离马蹄肾峡部，仔细游离峡部中间偏肿瘤侧的血管并使用 Hem-o-

Lok 夹闭离断。充分暴露峡部后置入血管阻断带一根，将血管阻断带绕峡部 1~2 圈后收紧阻断带，离断峡部完整切除患肾（图 13-7）。

第 4 步，缝合峡部创面。将 3 号臂的双极窗钳更换为持针器，置入 2-0 倒刺缝线，提前在线尾端固定 Hem-o-Lok 夹 1 枚，连续缝合峡部

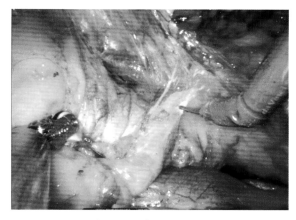

图 13-6 游离患侧肾脏中上极

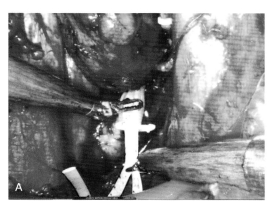
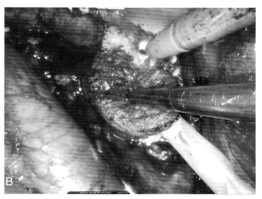

图 13-7 马蹄肾峡部处理

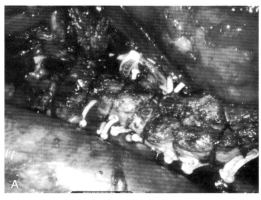
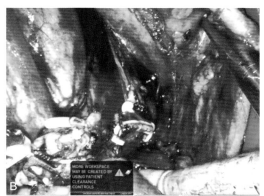

图 13-8 峡部创面缝合

创面，每针穿出肾包膜后收紧缝线并用 Hem-o-Lok 夹固定，连续缝合完成后松开阻断带并降低气腹压力（降低至 5~8mmHg），观察创面，确保创面无渗血及活动性出血（图 13-8）。

取出标本，关闭切口。首先检查手术区域无明显出血，在峡部创面放置止血纱布并留置腹膜后引流管 1 根。取出标本，逐层关闭手术切口（图 13-9）。

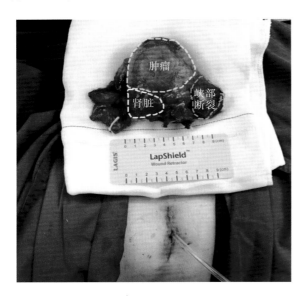

图 13-9　切除的标本

五、术后处理

• 手术当天监测患者的血压、心率、呼吸，记录引流管引流量，如果短期内引流出大量鲜血、出现休克征象要考虑到术后继发性大出血的可能，应该立即开放手术止血。少量出血、生命体征平稳可以观察保守处理。记录 24h 尿量。

• 术后次日可进食少量流质食物。

• 当引流量少于 20mL 时可以拔除引流管。

六、经验与教训

• 马蹄肾血供丰富且复杂，其中峡部的血管由腹主动脉、肠系膜下动脉或髂血管发出，肾实质的血管则更复杂。术前 CTA 检查能清楚地显示马蹄肾及肿瘤的血管供应情况，有助于减少术中大出血等并发症的发生。如本例肾动脉位于腔静脉前方腹侧。

• 术中注意保护腹膜，如破口要及时闭合，以免影响手术空间，增加暴露困难。

• 术中由于双侧输尿管位置相对较近，要注意辨识，以防误伤对侧输尿管。

• 峡部游离要充分，血管处理应明确，峡部完全阻断，以免离断峡部时发生严重出血。

• 术中游离肾脏腹侧时注意胰腺和十二指肠等间位器官，避免造成肠漏和胰漏等相关严重并发症。

专家点评

马蹄肾合并肾癌具有脏器畸形和血管走行复杂等特点，开放手术都有一定难度，机器人单孔手术更具有挑战性。作者在已有腹腔镜手术丰富经验的基础上，探索用机器人单孔手术行马蹄肾合并肾癌根治性切除术并取得成功，并尽量详细地将自己的手术技巧和经验体会分享给读者，值得赞赏。

作者在本章中所描述的操作技巧和方法，如单孔四通道 Port 的摆位，解剖分离的技巧，使用阻断带在马蹄肾峡部进行压迫式阻断后再离断峡部的方法，峡部断面缝合的经验等，都值得读者思考和借鉴。

参考文献

[1] Kirkpatrick JJ, Leslie SW. Horseshoe Kidney//StatPearls [Internet]. Treasure Island (FL): StatPearls Publishing，2021.

[2] Mano R, Hakimi AA, Sankin AI, et al. Surgical Treatment of Tumors Involving Kidneys With Fusion Anomalies: A Contemporary Series. Urology, 2016 ,98:97-102.

[3] Rubio Briones J, Regalado Pareja R, Sánchez Martín F, et al.Incidence of tumoural pathology in horseshoe kidneys. Eur Urol,1998,33(2):175-179.

[4] Hadzi-Djokic J, Colovic V, Pejcic T, et al. Renal cell

carcinoma in a horseshoe kidney. Acta Chir. Iugosi,2009,56: 97-99.

[5] Weizer AZ, Silverstein AD, Auge BK, et al. Determining the incidence of horseshoe kidney from radiographic data at a single institution. J Urol, 2003,170(5):1722-1726.

[6] Ubetagoyena Arrieta, M, Areses Trapote, R, Arruebarrena Lizarraga, D. Renal position and fusion anomalies. Anales de Pediatria, 2011,75(5), 329-333.

[7] Shao Z, Tan S, Yu X, et al. Laparoscopic nephron-sparing surgery for a tumor near the isthmus of a horseshoe kidney with a complicated blood supply. J Int Med Res. 2020, 48(6):300060520926736.

[8] Tkocz M, Kupajski M. Tumour in horseshoe kidney - different surgical treatment shown in five example cases. Contemp Oncol (Pozn), 2012,16(3):254-257.

[9] Maeda Y, Shinohara T, Nagatsu A, et al. Laparoscopic resection aided by preoperative 3-D CT angiography for rectosigmoid colon cancer associated with a horseshoe kidney: A case report. Asian J Endosc Surg, 2014,7(4):317-319.

第 14 章　机器人 I～Ⅳ 级下腔静脉癌栓切除术

张　旭　马　鑫　黄庆波　彭　程

手术视频

亮点

　　本章较详细地介绍了应用机器人辅助腹腔镜行 I～Ⅳ 级下腔静脉癌栓取出术的适应证和禁忌证，术前和手术室准备，具体典型案例，手术步骤和要点，并发症的处理及预防，以及经验与教训。

一、概　述

　　肾癌伴下腔静脉癌栓属于肾癌手术中的高难度病例，即使选择开放手术，同样面临大出血、血栓脱落带来的致死性并发症风险。根治性肾切除联合下腔静脉癌栓取出术是治疗肾癌伴下腔静脉癌栓的有效方法，且手术方法的改进使该类手术变得相对安全。然而，传统的开放性根治性肾切除联合下腔静脉癌栓取出术切口长，创伤大，恢复慢。近几年随着外科技术及理念的演变，尤其是腔镜技术和机器人技术的普及，使癌栓的手术治疗策略也逐渐发生了变化。从 2002 年起已经有学者不断尝试在腹腔镜下完成这类手术操作，但手术医生在腹腔镜下行腔静脉癌栓取出术仍面临很大的挑战。机器人辅助腹腔镜手术具有立体三维成像、高清放大视野及 7 个自由度的仿真机械臂等优点，使其在需要精细操作和重建的复杂手术中更具优势，也为拓展下腔静脉癌栓手术的应用范围提供了技术保障。2011 年 Abaza

等首次报道了机器人辅助下腔静脉癌栓取出术的手术经验。Gill 等描述了机器手术下处理 Mayo Ⅱ～Ⅲ 级癌栓的技术特点，并提出"先处理下腔静脉，后处理肾脏"的外科理念。

　　本章作者的单位从 2013 年开始开展机器人下腔静脉癌栓取出术，逐步探索 I～Ⅱ 级下腔静脉癌栓取出术的效果，并比较了机器人和开放手术的效果，结果显示机器人手术时间更短，出血量更少，患者的住院时间更短，而肿瘤控制效果与开放手术相当。在积累了丰富经验之后，笔者团队在多学科团队合作基础上继续探索了 Ⅲ～Ⅳ 级下腔静脉癌栓取出技术和手术适应证，并基于血流动力学和侧支代偿规律提出下腔静脉癌栓离断术前决策模型、手术策略和影响因素，在此类高难度手术微创治疗方面积累了宝贵的经验。目前该类手术仍处于探索阶段，特别是 Ⅲ～Ⅳ 级癌栓的手术复杂程度高，并发症多，真正普及还有一定的难度。考虑到机器人手术特有的优势，机器人下腔静脉癌栓取出术将是未来发展的主要方向。

二、手术适应证和禁忌证

（一）手术适应证

　　• Mayo Clinic 0 级静脉癌栓（位于肾静脉的癌栓），左右侧肾肿瘤及癌栓长度不同，手术策略不同。

- Mayo Clinic 癌栓分级方法中的 I ~ II 级癌栓（位于肝静脉以下的下腔静脉癌栓，推荐使用）。

- Mayo Clinic III 级癌栓（癌栓位于肝静脉以上、膈肌以下，可使用）；联合肝胆外科翻肝，可在无体外癌栓循环条件下在肝上膈下放置阻断带完成取栓手术。

- Mayo Clinic IV 级癌栓（癌栓位于膈肌以上下腔静脉及心房内），需要在体外循环下联合泌尿外科、心脏外科、肝胆外科、麻醉科等组成多学科团队完成，有条件的单位可开展探索性工作。

- 以上各级下腔静脉癌栓患者心肺功能良好，能耐受手术，凝血功能、肝肾功能基本正常，无腹部手术史，原发肿瘤大小及肝脏大小适中，有腔内操作空间。

（二）手术禁忌证

- 心、肺等脏器功能障碍，难以耐受手术者。
- 有明显出血倾向且难以纠正者。
- 有腹部手术史、腹部粘连严重者。
- 癌栓原发肿瘤巨大、肝脏淤血肿大难以实现腔内操作者。

对 III ~ IV 级下腔静脉癌栓的处理，开放手术仍是金标准，机器人手术要求外科医生有丰富的机器人下腔静脉癌栓手术经验和合作良好的多学科团队，才可开展探索性工作。

■ 三、具体案例

病例 1（右侧 II 级下腔静脉癌栓）

（一）简要病史资料

患者主因查体发现右肾肿瘤伴下腔静脉癌栓 1 个月余入院。体格检查未见明显异常。肾脏增强 MRI 显示右肾多血供肿块并出血，考虑恶性肿瘤，伴右侧肾静脉、下腔静脉癌栓形成，详见图 14-1。

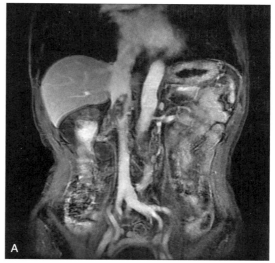

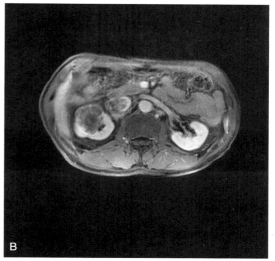

图 14-1　患者的 MRI 图像，右肾肿瘤及腔静脉癌栓。A. 冠状面。B. 横断面

（二）术前准备和手术室准备

1. 术前准备

（1）一般准备。一般准备同经腹途径机器人手术，包括备皮，禁食水，胃肠道准备，预防性使用抗生素等。

（2）特殊准备。①低分子肝素抗凝（从首次诊断开始至术前 24h 停药），降低肺栓塞的风险；②左肾肿瘤伴下腔静脉癌栓推荐术前常规行肾动脉栓塞，右肾巨大肿瘤可行术前栓塞，有助于减少术中渗血，以及腔静脉、肾静脉的暴露和癌栓取出。③临时下腔静脉滤器（不推荐），会导致对侧肾静脉及肝静脉血栓形成的风险，术中影响手术暴露，因此不推荐使用。④下腔静脉造影，对于术前 MR 或 CT 显示癌栓充满下腔静脉的病例，推荐行下腔静脉造影，明确下腔静脉侧支循环建立情况，可降低癌栓脱落风险。

2. 手术室准备

（1）患者体位（图 14-2）。

（2）穿刺套管摆位（图 14-3）。

（3）机器人床旁车定泊（图 14-4）。

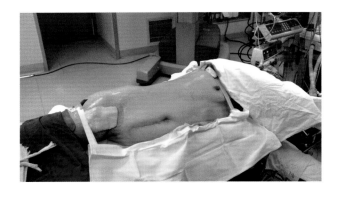

图 14-2　患者体位

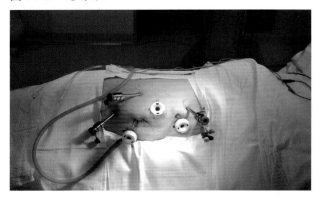

图 14-3　穿刺套管摆位

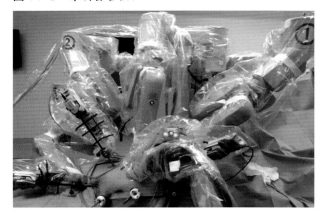

图 14-4　机器人床旁车定泊

（4）手术器械的准备和对接。

患者采取左侧 60°～70° 侧卧位，升高腰桥，双侧手臂用软垫可靠固定。麻醉中除了常规的呼吸、心电监测外，均需行颈内静脉和桡动脉穿刺监测中心静脉压和桡动脉压，建立多条输液通道以利于及时用药和输液。右肾癌伴下腔静脉癌栓患者采用体位即可完成下腔静脉癌栓取出和右肾根治性切除术。左肾癌伴下腔静脉癌栓患者采用此体位完成下腔静脉癌栓取出术后转换成右侧 60°～70° 侧卧位，再行机器人辅助腹腔镜左肾根治性切除术。

如图所示，于腹正中线上的剑突下、第 1 机械臂孔与镜头孔之间、镜头孔与第 3 机械臂孔之间分别置入一个 12mm 的一次性套管（共 3 个辅助套管），用于撑开肝脏和置入吸引器、结扎夹、直线切割器等辅助器械。1 号臂放置单极弯剪，2 号臂放置双极 Maryland 钳，3 号臂放置 Prograsp 抓钳。然后在镜头直视下将各器械置入腹腔。在手术操作过程中根据需要 2、3 号臂的器械可以对调。

（三）手术步骤

第 1 步，游离肝脏，显露下腔静脉。依次游离切开肝结肠韧带、肝肾韧带和肝镰状韧带等结构，肝右侧叶充分游离后从辅助孔置入持针器钳夹侧腹壁，向上牵开肝脏。切开侧腹膜，下至髂窝，上至结肠肝曲，进入右侧腹膜后间隙，下垂升结肠，打开肾周筋膜前层，向内分离并牵开十二指肠，显露下腔静脉。

第 2 步，环形游离癌栓段下腔静脉。沿下腔静脉血管鞘充分游离癌栓所在部位的下腔静脉，游离范围依据癌栓长度决定。首先游离下腔静脉腹侧面，充分显露右肾静脉和左肾静脉。对于部分 Ⅱ 级癌栓需要向癌栓近心端游离至下腔静脉肝后段，结扎离断沿途肝短静脉及右侧肾上腺中央静脉，对于较粗的肝短静脉采用直线切割闭合器离断。置入腔内超声观察癌栓高度（必要时可行超声造影，术中协助判断癌栓近心端是否合并血栓，以及癌栓与腔静脉壁的关系），于癌栓近心端以远预置血管束带并双重缠绕腔静脉。接着向癌栓远心端继续游离下腔静脉，在下腔静脉及腹主动脉之间游离出右肾动脉。随后游离下腔静脉背侧面，离断沿途腰静脉、生殖静脉等属支，使癌栓段腔静脉得以环形游离。对于左侧病变病例，游离出左肾静脉后将其用 45mm 血管用直线切割吻合器离断。

第 3 步，序贯阻断下腔静脉。充分暴露癌栓近、远心端腔静脉和左肾静脉后在上述三个位点分别留置血管阻断束带。随后依次收紧血管束带并用 Hem-o-Lok 夹固定，序贯阻断下腔静脉远心端、左肾静脉及下腔静脉近心端，右肾动脉予以 Hem-o-Lok 夹闭。对于左侧病变需要依次阻断下腔静脉远心端、右肾动脉、右肾静脉和下腔静脉近心端。

第 4 步，切开下腔静脉取栓。纵行切开癌栓段下腔静脉壁，将癌栓完整取出（术中见癌栓与局部腔静脉壁粘连严重，疑似侵犯区域，可将部分静脉壁一并切除），置入标本袋装入癌栓组织，避免肿瘤播散。用 5-0 血管缝线连续缝合下腔静脉壁，在完成缝合前需用肝素生理盐水冲洗下腔静脉管腔，避免血块残留和附壁血栓形成。

第 5 步，依次松开血管阻断。缝合完毕后依次开放下腔静脉近心端、左肾静脉和下腔静脉远心端。降低气腹压，检查局部无活动性出血点。

第 6 步，行右肾根治性切除术。在相同体位下，继续沿肾周脂肪囊完整游离右肾、右肾上腺及肿瘤，于肾门处寻找并游离右肾动脉，应用 Hem-o-Lok 夹闭后切断，于肾脏下极寻找、游离右侧输尿管，切断结扎。术中也可选择置入直线切割闭合器离断右肾静脉，将癌栓取出后再行右肾根治术。

第 7 步，取出标本，彻底止血，结束手术。置入标本袋，将切下的右肾和肿瘤、右肾上腺以及下腔静脉癌栓完整取出。检查术区无活动性出血点。在肾窝处放置一根乳胶引流管，在切口旁皮肤另切一小口引出。逐层缝合切口，手术结束。

病例 2（左侧 Ⅲ 级下腔静脉癌栓）

（一）简要病史资料

患者主因腰痛伴肉眼血尿 1 个月余入院。体格检查无明显异常。肾脏增强 MRI 显示右肾多血供肿块，考虑恶性肿瘤，伴左肾静脉、下腔静脉癌栓形成，左侧肾上腺受侵可能性大（图 14-5、14-6）。

（二）术前准备和手术室准备

1. 术前准备

术前准备同 Ⅱ 级癌栓。

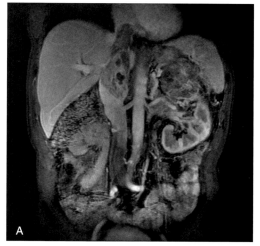

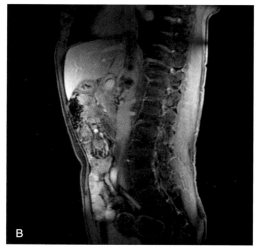

图 14-5　肾脏增强 MRI。A. 冠状面。B. 矢状面

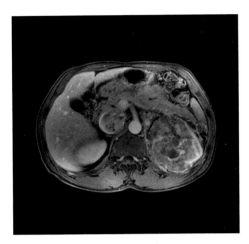

图 14-6 左肾肿瘤

2. 手术室准备

同Ⅱ级癌栓。

（1）患者体位（图 14-7）。

（2）穿刺套管摆位（图 14-7）：如上所述。

（3）机器人床旁车定泊：同Ⅱ级癌栓。

（4）手术器械的准备和对接：同Ⅱ级癌栓。

（三）手术步骤

第 1 步，游离肝脏，显露肝后、肝上段下腔静脉。首先按照 30°～45° 头高脚低截石位的

翻肝体位完成翻肝操作。依次离断肝圆韧带、肝镰状韧带、左侧肝三角韧带、肝冠状韧带使肝左叶下移。离断肝结肠韧带、肝右侧三角韧带，肝右侧冠状韧带将肝脏挡起暴露肝后下腔静脉。

第 2 步，充分暴露下腔静脉肝后段，结扎离断沿途肝短静脉，对于较粗的肝短静脉采用直线切割闭合器离断。充分向上游离下腔静脉至膈肌处，使肝左、右侧叶充分游离后翻至左下方。

第 3 步，置入腔内超声观察癌栓近心端位置，于肝上膈下放置下腔静脉阻断带。

第 4 步，于第一肝门所在的肝十二指肠韧带留置血管阻断带。

第 5 步，环形游离癌栓段下腔静脉。随后更换为 70° 左侧斜卧位完成下腔静脉癌栓取出术，充分暴露肾区。切开侧腹膜，下至髂窝，上至结肠肝曲，进入右侧腹膜后间隙，下垂升结肠，打开肾周筋膜前层，向内分离并牵开十二指肠。沿下腔静脉继续向癌栓远心端游离，充分显露右肾动静脉以及左肾静脉和癌栓远心段下腔静脉。在下腔静脉及腹主动脉之间游离出右肾动脉。随

30°～45° 头高脚低截石位

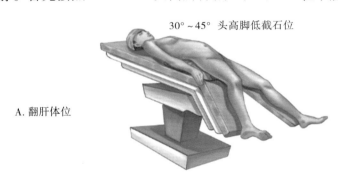

A. 翻肝体位

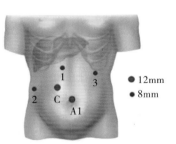

C：镜头孔；A1：辅助孔 1；
1、2、3: 机械臂 1、2、3

70° 左侧卧位

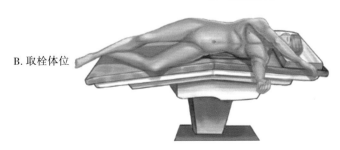

B. 取栓体位

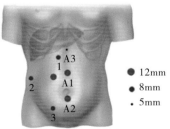

C：镜头孔；A1：辅助孔 1；
1、2、3: 机械臂 1、2、3

图 14-7 患者体位。A. 翻肝体位。B. 取栓体位

后用直线切割器离断含癌栓的左肾静脉。

第 6 步，序贯阻断下腔静脉并切开取栓。依次阻断远心端下腔静脉、右肾动脉、右肾静脉、第一肝门血管及肝上膈下下腔静脉。

第 7 步，切开下腔静脉取出癌栓。

第 8 步，并采用 Goretex 线连续缝合下腔静脉，完成缝合前用肝素水冲洗下腔静脉腔。

第 9 步，随后按顺序开放肝上膈下下腔静脉、第一肝门血管、右肾静脉、右肾动脉及下腔静脉远心端处阻断带，恢复腔静脉血流。

行左肾根治性切除术。更换体位完成左侧肾癌根治性切除术（切开下腔静脉取栓的肾癌根治术与 II 级癌栓手术步骤类似）。

病例 3（右侧IV级下腔静脉癌栓）

（一）简要病史资料

患者主因体检发现右肾占位 2 个月余入院。体格检查无明显异常。肾脏增强 MRI 显示右肾下极见一低回声肿块，大小约 3.7cm×2.9cm，下腔静脉右肾开口水平至右心房内可见长条状低信号充盈缺损（图 14-8、14-9）。

（二）术前准备和手术室准备

1. 术前准备

需要多学科联合会诊，其余同 II 级癌栓。

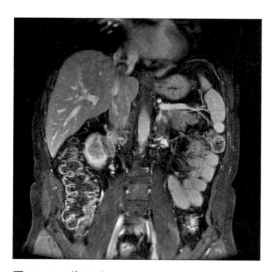

图 14-8　肾脏增强 MRI 显示右肾肿瘤

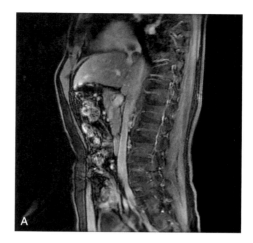
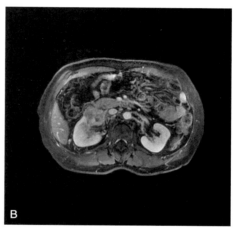

图 14-9　腔静脉癌栓。A. 矢状面。B. 横断面

2. 手术室准备

（1）患者体位（同 II 级癌栓）。
（2）穿刺套管摆位（同 II 级癌栓）。
（3）机器人床旁车定泊（同 II 级癌栓）。
（4）手术器械的准备和对接（同 II 级癌栓）。

（三）手术步骤

建立体外循环通路。首先由心外科医生分离出右侧股动静脉并行颈内静脉置管，以备体外循环使用，并在第 5 肋间取 5~6cm 小切口，建立胸腔镜辅助小切口手术通道（图 14-10）。

第 1 步，游离肝脏、显露肝后、肝上段下腔静脉。患者取 70° 左侧斜卧位，首先离断肝结肠韧带，将肝脏抬起，离断肝短静脉、肝右侧三角韧带。

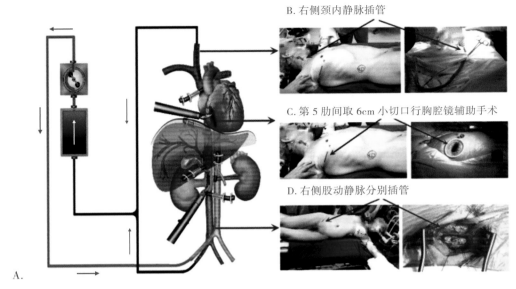

B. 右侧颈内静脉插管

C. 第5肋间取6cm小切口行胸腔镜辅助手术

D. 右侧股动静脉分别插管

图14-10 建立体外循环通路示意图

第2步，肝右侧冠状韧带将肝脏挡起暴露肝后及肝上段下腔静脉。

第3步，显露肾门段下腔静脉。充分游离向内推开结肠和十二指肠，显露并游离受累下腔静脉和双肾静脉的前表面，环形游离受累下腔静脉，此过程中需要游离腰静脉、肝短静脉和右侧肾上腺中央静脉等下腔静脉属支，并将此类属支结扎离断。

第4步，夹闭右肾动脉后，依次在下腔静脉癌栓远心端、左肾静脉和第一肝门预置血管阻断带，体外循环转机后依次收紧以上阻断带。

第5步，体外循环下切开右心房取栓。心外科手术医生在胸腔镜辅助下切开心包。

第6步，泌尿外科医生完成远心端下腔静脉及其属支回流和第一肝门阻断。

第7步，阻断上腔静脉。

第8步，切开右心房，取出右心房癌栓。

第9步，收紧膈上下腔静脉阻断带，在泌尿外科医生完成腹腔段癌栓取出术后缝合右心房。

第10步，切开腹部下腔静脉取栓。

第11步，泌尿外科医生在机器人腹腔镜下切开下腔静脉，完整取出腹腔段癌栓，缝合下腔静脉。

第12步，心外科医生完成右心房缝合。

第13步，依次松开上腔静脉和膈上下腔静脉，阻断第一肝门、左肾静脉及远心端下腔静脉，检查血管无渗血。

行右肾根治性切除术。最后完成右肾根治性切除术。

四、并发症处理及预防

（一）癌栓脱离

癌栓脱离较少见，一旦发生，可致肺栓塞或心肌梗死，为致命性并发症。

（二）血管损伤及出血

该手术要使血管骨骼化，操作中容易损伤血管。多见于下腔静脉和肾静脉的游离过程中，特别是下腔静脉属支，如腰静脉的分离和结扎过程中（图14-11）。在辨认清楚解剖标志的前提下，小心分离，常能避免并发症的发生。一旦出血，可置入纱布条压迫止血，并升高气腹压力，再次暴露出血点后，采用末端带Hem-o-Lok夹的可吸收线连续缝合，修复血管壁破损（图14-12）。另外，出血可见于使用橡皮条环绕下腔静脉的上端或下端时，该部位的下腔静脉壁上带有 Hem-o-Lok 夹（多为结扎腰静脉等属支时使用），被橡皮血管束带扯脱落所致（图 14-13）。若橡皮条

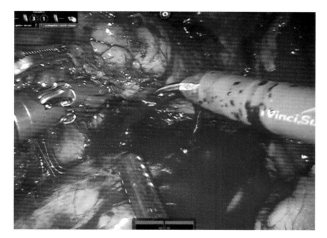

图 14-11　下腔静脉的属支撕裂出血

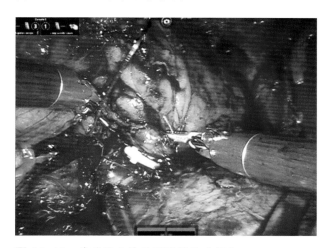

图 14-12　连续缝合修补下腔静脉破损处

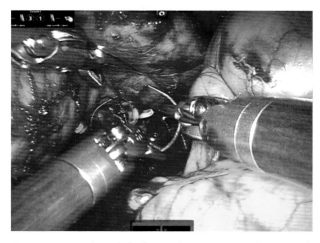

图 14-13　橡皮血管束带撕脱部分下腔静脉壁（该处带有 Hem-o-Lok 夹）

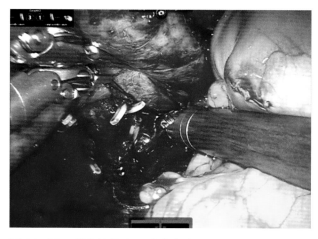

图 14-14　预防性缝合，避免出血

通过的下腔静脉壁上带有 Hem-o-Lok 夹，且结扎不牢靠时，可预防性地再次缝合该部位（图 14-14）。如无娴熟的机器人腹腔镜下缝合技术或出血严重难以在腔镜下控制，则应当机立断中转开放手术。

（三）脏器损伤

脏器损伤较少见，包括肝脏、肾脏、脾脏、胰腺和肠道损伤。熟悉解剖，术中小心分离是最好的预防办法。如果发生损伤，应按照相关脏器损伤的处理原则进行处理。

（四）肝、肾功能障碍

第一肝门阻断可能导致肝脏功能障碍，应采取保肝药物治疗；肾动静脉阻断时间过长可能导致肾脏缺血性和淤血性损害，导致急性肾功能障碍甚至急性肾衰竭，严重者需要血液透析。

（五）凝血功能障碍

体外循环转机时间过长和肝素化可导致凝血因子耗竭、血小板功能障碍、血液稀释等，应根据血栓弹力图和凝血因子检测及时补充凝血因子和血小板，并及时、适当中和肝素。

（六）下肢水肿

下腔静脉离断术由于侧支循环建立不充分可能导致下肢水肿，采用利尿剂、抬高患肢等

方法可缓解水肿，侧支循环建立后水肿可逐渐消失。

（七）切口感染

如果术后发生切口感染，需按感染性伤口及时换药，必要时放置引流条，充分引流渗出液，保持切口清洁干燥。如果患者出现发热，应及时使用敏感抗生素。如果患者出现皮下急性蜂窝织炎，可增加红外线照射等物理治疗。

（八）腹膜炎

腹膜炎少见，多见于原有腹腔内感染病变的患者，术后引流不畅、血肿形成会加重感染。使用抗生素的同时需充分引流，必要时行腹腔内灌洗。

（九）肺部感染

肺部感染多见于有肺部基础疾病的患者。患者术前评估中应重视肺功能和血气分析的检查，并和麻醉师及时沟通。术中应严密监测气道压、动脉血气和血流动力学的变化，并尽量缩短手术时间。术后指导患者学习正确咳痰和翻身叩背的方法，鼓励早期下床活动。一旦发生肺部感染，及时请呼吸科会诊，并按相关原则治疗，避免感染的延迟不愈和呼吸衰竭的发生。另外，切开胸腔和心房取癌栓的Ⅳ级癌栓患者可能并发胸腔积液和肺部感染，应积极抗感染治疗，必要时行胸腔穿刺引流。

（十）其他并发症

其他并发症包括术后淋巴漏和下肢深静脉血栓等。

▌五、经验与教训

• 癌栓分级系统及对应手术策略。目前使用最广泛的 Mayo Clinic 癌栓五级分类法提出于开放手术年代，仅考虑了癌栓的高度这一影响因素，已经不适合指导机器人及腹腔镜微创手术策略，其Ⅱ级癌栓分级标准过于宽泛，包涵了多种手术策略，而其Ⅰ级癌栓对应的手术策略为将癌栓挤回肾静脉后行肾癌根治性切除术，该技术在微创条件下具有一定的操作风险和难度。近年来有学者根据自己的临床经验和技术特点针对某一类分级的下腔静脉癌栓提出了相应的手术策略和再分类依据，但均未形成系统性的手术技术体系。解放军总医院张旭教授团队针对 Mayo Clinic 分级系统的缺陷，围绕"下腔静脉阻断顺序和重建策略"这一关键临床问题，通过应用解剖学研究，发现第一、第二肝门血管和肠系膜上动脉是制定手术策略的关键解剖标志，明确了不同解剖学特征的血管阻断顺序和重建策略，并首次报道了机器人Ⅳ级癌栓手术。依据术前影像学可辨认的解剖标志，并按照"每一级疾病分类对应同一类处理策略"的原则提出了针对不同分级癌栓的机器人手术策略。

• 对于左侧肾癌伴肾静脉癌栓，根据其是否跨越肠系膜上动脉将其分为 0a 级和 0b 级。0a 级肾静脉癌栓的手术策略是只需行肾肿瘤根治性切除术。0b 级肾静脉癌栓由于肠系膜动脉的隔挡，很难分离至癌栓远端，对应的策略为术前行肾动脉栓塞，先左侧卧位分离下腔静脉，显露左肾静脉后用直线切割器离断左肾静脉，然后转为右侧卧位行左肾肿瘤根治性切除术。

下腔静脉Ⅰ级和Ⅱ级癌栓的分类以第一肝门作为分界点，因为该解剖在术前 MRI 等影像学检查中易于辨认，而肝后下缘或第三肝门等结构辨认难度较大，不具有术前指导手术策略的价值。对于第一肝门以下的下腔静脉癌栓均采用阻断癌栓远端及近端下腔静脉、肾静脉及其余属支，然后切开取出癌栓的策略。该技术相对于 Milk 方法更加安全、可靠，因此，肾静脉至第一肝门水平的下腔静脉癌栓手术策略相同，因此均应归为Ⅰ级。Ⅱ级癌栓则涉及游离右肝及离断部分肝短静脉，但不需要阻断肝脏血流。Ⅲ级癌栓则需要游离左右肝叶，将肝脏推向尾侧，阻断第一肝门及膈下下腔静脉，术中可能需要静脉 – 静脉转流。IV 级癌栓则需要建立体外心肺循环，联合心血管外科阻断上腔静脉，切开心房取栓。

• 下腔静脉离断的术前决策。既往文献报道癌栓切除术中离断下腔静脉多为术中被动选择，多见于癌栓质地松软，下腔静脉壁受侵犯，癌栓与静脉壁粘连严重或癌栓合并远心段长端血栓等术中存在取栓失败风险的患者。下腔静脉癌栓对静脉的侵犯程度和范围决定了下腔静脉重建策略，因此术前如何通过多参数影像学评估和术中实时动态影像学检查判断癌栓质地、成分及与腔静脉壁的关系成为该类手术成功实施的重要先决条件。杜松良等回顾性总结了单中心开展下腔静脉癌栓离断术的术前评估及手术决策实施的临床经验，提出下腔静脉癌栓离断策略的影响因素，包括：癌栓高度，下腔静脉管腔阻塞程度，侧支循环建立情况，癌栓是否侵犯腔静脉壁，原发肿瘤侧别，以及是否合并远心端血栓。

• 下腔静脉离断的术式分为完全离断和部分离断，而基于解剖学研究，左右侧别的离断节段选取也有所不用，因为右肾静脉直接汇入下腔静脉，一般无属支，而左肾静脉具有丰富的属支，左右肾静脉的解剖学差异造成了其对腔静脉离断后血流动力学改变的代偿能力有所不同。对于右侧肾肿瘤，癌栓高度位于第二肝门水平以下，用直线切割器依次离断癌栓近心端、左肾静脉和癌栓远心端，下腔静脉远心端离断后无需重建。如果癌栓高度达到或超过第二肝门，于第二肝门水平切开下腔静脉，将癌栓头端拖出后重建第二肝门上方下腔静脉，随后离断第二肝门以下的含瘤段下腔静脉。而对于左侧肾癌伴下腔静脉癌栓的患者，在不选择人工血管替代的情况下，离断节段应在右肾静脉开口水平以上，以保证右侧健肾的血流动力学稳定。

• 侧支循环建立情况评估。侧支循环建立的

情况可通过下腔静脉造影、CT、MRI 及超声造影协助评估。CT 增强造影或 MRI 水成像对于静脉系统有很好的显示作用，可用于评估侧支循环情况，但具有一定的不确定性，有研究认为约有 60% 的患者与术前评估结果不相符。随着下腔静脉造影的安全性不断提高，该方法在明确腔静脉侧支循环的形成规律上具有其独特的诊断优势，已经成为术前评估的重要影像学手段，尤其针对 CT/MRI 提示下腔静脉管腔梗阻严重的患者。超声作为一种方便、快捷的技术手段，在术前及术中手术策略的指导方面均具有重要价值，尤其通过术中腔内超声结合超声造影技术可精确定位侧支循环主干，辅助离断节段的选取，保护已经建立的侧支循环。

• 癌栓侵犯腔静脉壁的术前评估。术前诊断癌栓侵犯下腔静脉壁存在一定挑战且尚无统一标准，有研究认为肾静脉开口处管径扩张 ≥ 24mm 可能提示下腔静脉壁受累。人们普遍认为相对于 CT 检查，MRI 预测静脉壁侵犯具有一定优势，Adams 等的研究结果表明 MRI 检查中下腔静脉管腔被完全填充及静脉壁中断破坏是诊断静脉壁侵犯的可靠征象。李秋洋等描述了癌栓侵犯静脉壁在超声造影显像中的特征性表现，该检查具有高分辨率、术中实时监测、多角度成像等优势，可使术者更直观地了解癌栓血供情况及与腔静脉壁可疑侵犯区域，具有较高的临床应用价值。

• 术前辅助治疗及抗凝治疗。癌栓高度决定了手术难度，且癌栓级别越高，围手术期并发症发生率越高。尤其对于 III 级、IV 级癌栓患者，手术策略常规涉及开胸、处理肝上和肝后段下腔静脉及心肺体外循环等高风险操作，因此有学者不断尝试通过术前辅助药物治疗来降低癌栓高度从而降低手术风险。靶向治疗药物是公认的对于转移性肾癌患者最有效的治疗手段。借助于靶向治疗药物在晚期肾癌治疗中取得的巨大成功，现已有将靶向药物应用于癌栓术前辅助治疗的报道，

目的是将癌栓高度缩小或者降级后再行手术治疗，以降低手术难度，减少手术风险，提高患者的生活质量等。既往小样本量回顾性研究结果呈现多样性，术前靶向治疗后44%~76%的患者下腔静脉内癌栓呈现不同体积的缩小，癌栓降级率平均约20%。由于缺乏一级证据支持，该治疗方案目前仍未被指南推荐，对于其确切疗效和安全性有待进一步的前瞻性研究证实。肾癌伴下腔静脉癌栓合并血栓并不罕见，部分病例的远端血栓可达髂血管分叉处，增加了围手术期癌栓脱落致死的风险及术中取栓的难度。术前MRI可协助判断血栓位置及长度。对于癌栓合并血栓的患者，推荐术前抗凝治疗，从诊断发现癌栓和血栓时开始用药，推荐使用低分子量肝素抗凝治疗，用药至手术前24h，维持国际标准化比值（INR）为2~3，术后48h继续抗凝治疗，维持使用6个月，对于肿瘤或癌栓未能完整切除者、伴有转移者、需要进行系统性治疗或合并肺栓塞的患者慎用抗凝治疗。对于癌栓远端广泛合并血栓，符合离断适应证且侧支循环形成充分的患者，建议术中进行下腔静脉离断，以防止血栓脱落发生栓塞。

专家点评

肾癌伴下腔静脉癌栓属于肾癌手术中的高难度病例，严重威胁患者的生命。手术是目前最有效的治疗手段，但传统的开放术式切口长、创伤大。随着微创手术的普及和开展，肾癌癌栓患者围手术期死亡率及并发症发生率得到明显改善。从最初的腹腔镜动物模型研究，到腹腔镜下处理Ⅰ~Ⅱ级下腔静脉癌栓的初步探索，再到最终利用机器人或腹腔镜技术在多专科协作下成功挑战Ⅲ~Ⅳ级癌栓的临床突破，国内外学者针对癌栓领域微创技术和理论的一步步创新使得该类手术变得相对安全、可行。

如何根据静脉癌栓的解剖学特征进行科学的疾病分类并指导合理的手术策略制定，是降低癌栓手术和围术期死亡率／发症率的关键。在开放手术时代，美国梅奥诊所（Mayo Clinic）提出的肾癌伴静脉癌栓Mayo分级标准（Mayo Clinic Classification）是目前应用最广泛的癌栓分级标准，但临床实践发现其Ⅱ级癌栓定义过于宽泛，不能很好地区分肝后段癌栓的手术策略。2017年发布的肾癌伴静脉癌栓北京共识依据"每一级疾病分类对应同一类处理策略"的原则，重新定义了微创技术背景下的下腔静脉癌栓再分类标准，将第一、第二肝门血管和肠系膜上动脉作为制定手术策略的关键解剖标志。

就目前而言，该类复杂手术仍限于有经验的中心开展，尤其对于Ⅲ~Ⅳ级癌栓手术，真正普及还有一定难度，考虑到机器人辅助腹腔镜技术特有的优势，机器人下腔静脉癌栓取出术将是未来发展的方向。

参考文献

[1] 马鑫，马璐琳，肖序仁，等．肾癌伴静脉癌栓北京专家共识．微创泌尿外科杂志，2017, 6:6.

[2] Fergany AF, Gill IS, Schweizer DK, et al.Laparoscopic radical nephrectomy with level Ⅱ vena caval thrombectomy: survival porcine study. J Urol, 2002, 168(6): 2629-2631.

[3] Sundaram CP, Rehman J, Landman J, et al. Hand assisted laparoscopic radical nephrectomy for renal cell carcinoma with inferior vena caval thrombus. J Urol, 2002, 168(1): 176-179.

[4] Abaza R. Initial series of robotic radical nephrectomy with vena caval tumor thrombectomy. Eur Urol, 2011, 59: 652-656.

[5] Chopra S, Simone G, Metcalfe C, et al. Robot-assisted Level Ⅱ~Ⅲ Inferior Vena Cava Tumor Thrombectomy: Step-by-Step Technique and 1-Year Outcomes. Eur Urol, 2016, 72: 267-274.

[6] Wang B, Li H, Huang Q, et al. Robot-assisted Retrohepatic Inferior Vena Cava Thrombectomy: First or Second Porta Hepatis as an Important Boundary Landmark. Eur Urol, 2018,

74: 512-520.

[7] Wang B, Li H, Ma X, et al. Robot-assisted Laparoscopic Inferior Vena Cava Thrombectomy: Different Sides Require Different Techniques. Eur Urol, 2016, 69: 1112-1119.

[8] Gu L, Ma X, Gao Y, et al. Robotic versus Open Level Ⅱ- Ⅲ Inferior Vena Cava Thrombectomy: A Matched Group Comparative Analysis. Journal of Urology, 2017, 198(6):1241-1246.

[9] Wang B, Li H, Huang Q, et al. Robot-assisted Retrohepatic Inferior Vena Cava Thrombectomy: First or Second Porta Hepatis as an Important Boundary Landmark. Eur Urol, 2018, 74(4):512-520.

[10] 黄庆波, 彭程, 马鑫, 等. 机器人辅助腹腔镜 Mayo Ⅲ~Ⅳ 级下腔静脉癌栓取出术的经验总结 (附 5 例报告). 中华泌尿外科杂志 ,2019,40(2):5.

[11] Wang B, Huang Q, Liu K, et al. Robot-assisted Level Ⅲ ~ Ⅳ Inferior Vena Cava Thrombectomy: Initial Series with Step-by-step Procedures and 1-yr Outcomes. Eur Urol,2020,78(1):77-86.

[12] Shi T, Huang Q, Liu K, et al. Robot-assisted Cavectomy Versus Thrombectomy for Level Ⅱ Inferior Vena Cava Thrombus: Decision-making Scheme and Multi-institutional Analysis. Eur Urol, 2020,78(4):592-602.

[13] Fan Y, Li H, Zhang X, et al. Robotic Radical Nephrectomy and Thrombectomy for Left Renal Cell Carcinoma with Renal Vein Tumor Thrombus: Superior Mesenteric Artery as an Important Strategic Dividing Landmark. J Endourol, 2019,33(7):557-563.

[14] 杜松良, 黄庆波, 史涛坪, 等. 下腔静脉瘤栓切除术中下腔静脉离断的术前决策及影响因素分析. 微创泌尿外科杂志 , 2018,7(4):5.

[15] 黄庆波, 彭程, 顾良友, 等. 肾肿瘤伴静脉瘤栓 "301 分级系统" 及手术策略 (附 100 例病例分析). 微创泌尿外科杂志 ,2017,6(6):328-332.

第15章　机器人经腹腔复杂性肾错构瘤切除术

纪志刚　徐维锋

手术视频

> **亮点**
>
> 本章结合案例介绍了机器人辅助下经腹腔途径行肾窦内生型复杂性肾错构瘤切除术的经验和体会。

一、概　述

肾错构瘤又称肾血管平滑肌脂肪瘤（renal angiomyolipoma，RAML），是一种含有成熟脂肪组织、梭形平滑肌和异型血管的常见肾脏良性肿瘤，极少恶变。由于直径超过4cm的RAML发生出血或其他症状的概率更大，生长速度更快，目前多采取手术治疗。治疗目的包括缓解症状、预防肿瘤出血，并尽可能保留肾功能，保留肾单位手术是其主要治疗手段。

经过近20年的发展，腹腔镜保留肾单位手术与传统开放手术不仅达到了同等的肿瘤控制效果，也明显降低了手术创伤。由于腹腔镜肾部分切除术操作复杂，对术者的腹腔镜技术要求高，学习曲线长，特别是对于复杂性肾肿瘤，腹腔镜保留肾单位手术仍非常具有挑战性。

2004年Gettman等首先报道了机器人辅助腹腔镜肾部分切除术（robotic assisted partial nephrectomy，RPN）。与普通腹腔镜手术相比，由于机器人手术系统具有三维高清手术视野、灵活的可转腕器械、能够消除手术操作者颤抖的机械臂防抖机制，大大提高了肾部分切除术的精确性和稳定性，降低了手术操作的难度。目前，RPN已在国内外具有机器人手术条件的医疗中心广泛开展，特别是在复杂性肾脏肿瘤行保留肾单位的手术中更能体现其优势。

多个中心的研究已经证明，RPN较普通腹腔镜手术相比，可以缩短肾脏热缺血时间，对于短期肾功能的影响更小。Rogers和Gong等报道了RPN用于肾门肿瘤、双侧肾肿瘤、多发肾肿瘤、内生型肿瘤和孤立性肾肿瘤的治疗，在肿瘤控制方面与普通腹腔镜手术的结果相似，而在热缺血时间、术中估计出血量、手术时间、术后住院时间等方面优于普通腹腔镜手术。Buffi NM等报道了4个大的医疗中心开展的机器人辅助腹腔镜保留肾单位手术治疗高PADUA评分的肾肿瘤患者，结果显示有经验的术者采用RPN治疗复杂肾肿瘤是安全、可行的。

二、手术适应证和禁忌证

（一）手术适应证

- 对于RAML采取等待观察还是手术治疗目前尚缺乏统一的标准。
- 以往的回顾性研究表明直径 >4cm 的肿瘤出现肿瘤破裂出血及其他症状的风险更高，生长速度也更快，因此众多研究报道和临床实践中常以肿瘤直径 >4cm 作为手术治疗的标准。

- 但应综合考虑以下因素决定是否手术治疗：①肿瘤出现相关症状；②肿瘤体积较大（直径 >4cm）；③肿瘤压迫引起肾积水；④怀疑恶性；⑤肿瘤生长速度较快；⑥肿瘤内形成动脉瘤（直径 >5mm）；⑦有生育计划的女性。

（二）手术禁忌证

- 相对禁忌证：同侧肾脏手术史，存在出血倾向的患者。
- 当肿瘤体积巨大或位置完全位于肾内时，应充分评估手术的风险，慎重选择治疗方案。

▌ 三、具体案例

（一）简要病史资料

患者女性，56 岁。主因体检发现右肾肿瘤 7 年入院。患者 7 年前因体检行腹部 B 超显示右肾实质区可见 35cm×33cm 高回声结节，边界清晰，肾窦未见扩张，CDFI 可见异常血流信号；

后进一步行腹部 CT 检查显示右侧肾窦处见不规则混杂密度影，CT 值约 –635HU。否认腰痛、血尿等症状。患者每年定期复查，肿瘤逐渐增大。1 个月前因右腰部胀痛行腹部增强 CT 显示右肾盏内见类圆形低密度影，长径约 6.0cm，其内密度欠均，CT 值约 –50HU，增强扫描呈混杂密度，CT 值约 –72HU，考虑右肾错构瘤可能性大。

B 超提示右肾中部肾窦内见一个类圆形较强回声肿块，大小约 59mm×47mm，边界清，规整，内回声分布不均匀，CDFI 提示肿块周边及内部未见血流信号。既往有高血压病 8 年。有磺胺类药物过敏史。影像学检查见图 15-1。

（二）术前准备和手术室准备

1. 术前准备

术前实验室检查包括血、尿常规，肝、肾功能，电解质，血糖，凝血四项。影像学检查包括腹部 B 超或彩色多普勒超声，胸部 X 线片，肾脏平扫及增强 CT，肾脏 CTA。术前一晚进无渣流质食物，

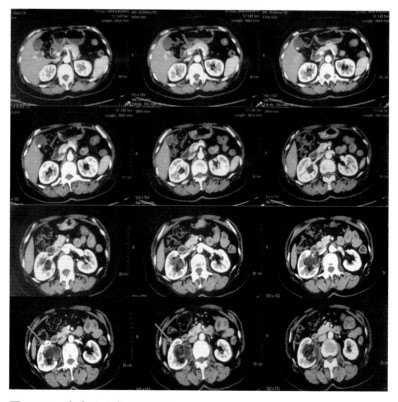

图 15-1　患者的腹部增强 CT

给予缓泻剂。术前预防性应用抗生素。

2.手术室准备

（1）患者体位：健侧60°~70°卧位（图15-2）。

（2）穿刺套管摆位。脐上2~3cm旁正中线为镜头套管，锁骨中线肋缘下2cm和腋前线脐下水平距镜头孔8~10cm作为机器人1、2号套管位置。正中线脐上5cm和脐下5cm作为助手孔，右侧手术可于剑突下再放置5mm辅助套管用于牵拉肝脏（图15-3）。

（3）机器人床旁车定泊（图15-4）。

（4）手术器械的准备和对接。①手术用工作通道：内镜系统使用12mm直径工作套管，机器人手术器械专用的8mm工作套管，助手用器械所需的10mm、12mm、5mm套管。无菌机械臂袖套套装，机器人手术器械，助手使用普通腹腔镜手术器械。②器械对接：以镜头通道与1、2号臂通道中点的连线为轴，机器人沿此轴由患者背侧靠近，机械臂跨过患者背侧与相应的穿刺套管对接；安装内镜摄像头，在直视下放置单极弯剪、双极钳、持针器等手术器械。

（三）手术步骤

本例患者采取经腹腔途径手术。穿刺套管的分布如图15-3所示。

第1步，游离肝结肠韧带，牵开肝脏。辨

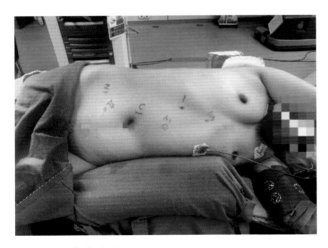

图15-2 患者体位

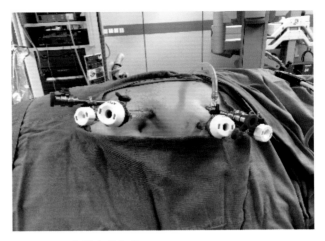

图15-3 穿刺套管摆位

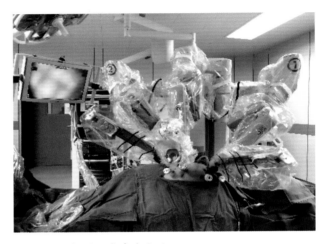

图15-4 机器人床旁车定泊

认腹腔内的解剖标志，剪开肝结肠韧带及肝右侧三角韧带，经辅助孔置入腹腔镜持针器，将肝脏挡开。

第2步，沿结肠旁沟切开侧腹膜，将升结肠推向对侧，显露右肾。

第3步，推开结肠，显露十二指肠和下腔静脉。将结肠牵向中线后，显露其后方的十二指肠，小心分离十二指肠将其推向中线，显露下腔静脉。

第4步，于肾脏下部沿下腔静脉外侧剪开肾周筋膜，游离肾周脂肪至腰大肌。将肾脏下极抬起，沿肾脏内侧向上分离至肾静脉水平，在肾静脉后方与腰大肌之间分离寻找肾动脉，切开肾动脉鞘，游离出肾动脉以备阻断。如果从肾静脉下方寻找动脉困难，可从肾静脉上方分离寻找。

分离过程应细致，电凝后再切断肾门淋巴管以减少术后淋巴漏。

第 5 步，游离肾脏。切开肾周筋膜及脂肪囊，游离肾脏，显露肿瘤及其与正常肾组织的界限。注意尽可能先游离肿瘤外肾组织，再游离肿瘤周围以减少渗血，游离范围应足够，以充分显露肿瘤并便于进行后续的肿瘤切除与缝合。

第 6 步，阻断肾动脉。用 Bulldog 血管夹阻断肾动脉。

第 7 步，切除肿瘤。沿肿瘤外缘切开肾组织，锐性切除加钝性剥离结合将错构瘤剜除，肿瘤基底可使用吸引器剥离加吸除。切除肿瘤过程中注意减少对血管及集合系统的破坏以降低术后继发性出血、尿漏的风险。

第 8 步，缝合肾脏创面，修复肾脏缺损。将1 号及 2 号机械臂更换为持针器。用 3-0 倒刺缝线缝合创面基底，注意掌握好缝合的深度，做到既确切缝合开放的血管及集合系统，又避免缝合过深造成肾盂、肾盏的梗阻。肾髓质缝合完毕后最后一针从肾组织穿出肾包膜，收紧缝线，用 Hem-o-Lok 夹固定。然后用 1-0 倒刺线缝合关闭肾皮质全层。最后一针同样用 Hem-o-Lok 夹固定。

第 9 步，移除 Bulldog 血管夹，解除对肾动脉的阻断。

第 10 步，对本例患者开放肾动脉供血后，创面少量渗血，以荷包针 "8" 字贯穿缝合渗血处创缘，降低气腹压后再次检查创面无渗血，并放置止血材料。

第 11 步，将肿瘤组织装入标本袋后取出，放置引流管。

四、并发症处理及预防

（一）出　血

术中出血多是由于肾动脉阻断不完全导致切除肿瘤过程中创面出血，因此对于内生型肾肿瘤行肾部分切除术时，充分地阻断肾动脉尤为重要。对于复杂的肿瘤，建议术前完善 CTA 检查以了解肾动脉分支情况及肿瘤主要供血血管。此外，由于错构瘤缺乏完整的包膜且质地脆弱，分离肿瘤周边时易发生渗血，建议先游离远离肿瘤的肾脏，最后游离肿瘤周围，以减少渗血，游离肿瘤周围肾组织时小心分离，仔细止血。术后继发出血往往是由于创面缝合不确切造成，保守治疗无效时可考虑行选择性肾动脉栓塞术。

（二）尿　漏

尿漏是术后的主要并发症之一。切除内生型肿瘤过程中往往会破坏肾脏集合系统，对集合系统的破损需仔细缝合避免术后继发尿漏、血尿等并发症。由于错构瘤为良性肿瘤，可以用吸引器钝性剥离及吸除肿瘤组织，以减少对血管及集合系统的破坏。

（三）周围脏器损伤

术中清晰解剖、小心分离是防止周围脏器损伤的主要措施。一旦损伤周围器脏，应按照相关外科原则进行处理。

（四）感　染

术中注意无菌操作，术后充分引流并适当应用抗生素是预防感染的主要措施。

五、经验与教训

• 本例内生型错构瘤几乎完全位于肾窦内，完全切除肿瘤并保留肾脏的难度较大。由于肿瘤被肾动脉分支、肾静脉属支和肾盂肾盏等集合系统包绕，增加了切除时血管和集合系统损伤的风险。此外，由于创面较深且不规则，涉及重要的肾脏血管分支及肾盂肾盏，因此缝合重建难度大。

• 术前完善 CTA 检查充分了解肾脏及肿瘤供血动脉，术中确切阻断肾动脉及分支。

● 由于肾错构瘤为良性，对于肾窦内肿瘤组织可以用吸引器剥离吸除的方法，这样可以减少对血管及集合系统的破坏，降低术后出血、尿漏等并发症风险。

● 肾脏创面缝合过程中，注意掌握好缝合的深度，做到既确切缝合开放的血管及集合系统，又避免缝合过深造成肾盂、肾盏的梗阻。

专家点评

　　肾错构瘤虽然常为良性，很少恶变，但通常生长较迅速，呈不规则形状。肾错构瘤的生长特性与肾癌不同，虽为良性，但复杂性肾错构瘤的手术难度并不亚于早期肾癌。与肾癌常呈膨胀性生长、有假性包膜不同，肾错构瘤常缺乏完整的包膜且质地脆弱，因此在手术解剖分离时应以锐性切除加钝性剥离相结合的方式进行剜除。对体积大的肾错构瘤，可准备大号的吸引器边剥离边吸除瘤体组织，可减少肿瘤基底部血管和集合系统损伤的风险。

　　本章清晰展示了机器人辅助下对肾窦内的内生型肾错构瘤进行剜除术的手术步骤、解剖分离及创面缝合等，值得读者借鉴参考。

参考文献

[1] Buffi NM, Saita A, Lughezzani G, et al. Robot-assisted Partial Nephrectomy for Complex (PADUA Score ≥ 10) Tumors: Techniques and Results from a Multicenter Experience at Four High-volume Centers. Eur Urol, 2020, 77(1): 95-100.

[2] Flum AS, Hamoui N, Said MA, et al. Update on the Diagnosis and Management of Renal Angiomyolipoma. J Urol, 2016, 195(4 Pt 1): 834-846.

[3] Sivalingam S, Nakada SY. Contemporary minimally invasive treatment options for renal angiomyolipomas. Curr Urol Rep, 2013, 14(2): 147-153.

[4] Sasiwimonphan K, Takahashi N, Leibovich BC, et al. Small (<4cm) renal mass: differentiation of angiomyolipoma without visible fat from renal cell carcinoma utilizing MR imaging. Radiology, 2012, 263(1): 160-168.

[5] Gettman MT, Blute ML, Chow GK, et al. Robotic-assisted laparoscopic partial nephrectomy: technique and initial clinical experience with DaVinci robotic system. Urology, 2004, 64(5): 914-918.

[6] Casale P, Lughezzani G, Buffi N, et al. Evolution of Robot-assisted Partial Nephrectomy: Techniques and Outcomes from the Transatlantic Robotic Nephron-sparing Surgery Study Group. Eur Urol, 2019, 76(2): 222-227.

[7] Andrade HS, Zargar H, Caputo PA, et al. Five-year Oncologic Outcomes After Transperitoneal Robotic Partial Nephrectomy for Renal Cell Carcinoma. Eur Urol, 2016, 69(6): 1149-1154.

[8] Choi JE, You JH, Kim DK, et al. Comparison of perioperative outcomes between robotic and laparoscopic partial nephrectomy: a systematic review and meta-analysis. Eur Urol, 2015, 67(5): 891-901.

[9] Hu JC, Treat E, Filson CP, et al. Technique and outcomes of robot-assisted retroperitoneoscopic partial nephrectomy: a multicenter study. Eur Urol, 2014, 66(3): 542-549.

[10] Long JA, Yakoubi R, Lee B, et al. Robotic versus laparoscopic partial nephrectomy for complex tumors: comparison of perioperative outcomes. Eur Urol, 2012, 61(6): 1257-1262.

[11] Leow JJ, Heah NH, Chang SL, et al. Outcomes of Robotic versus Laparoscopic Partial Nephrectomy: an Updated Meta-Analysis of 4,919 Patients. J Urol, 2016, 196(5): 1371-1377.

第16章 机器人辅助腹腔镜重复肾输尿管畸形手术

陈凌武

手术视频

亮点

本章叙述了机器人辅助重复肾输尿管畸形手术的患者体位，手术入路，手术步骤，防止发生术中和术后并发症的操作要点，以及笔者的经验教训和体会。手术中先显露肾动、静脉主干及其一二级分支，充分游离扩张的重复输尿管和肾盂，紧贴重复肾结扎供应重复肾的血管分支，是处理重复肾血管和避免正常肾脏血管损伤的关键点和前提。充分剥离重复肾盂肾盏，避免术后尿性囊肿形成。重复输尿管无需完整切除，根据重复输尿管开口的位置以及是否存在膀胱输尿管反流，输尿管残端可选择敞开或缝合关闭。

一、概　述

重复肾输尿管畸形是一种少见的先天性畸形，是指一侧正常肾区有两个肾脏，两套集合系统，两肾常融合一体，共处于一个肾包膜内。通常发病率为 1/125，往往伴有重复输尿管畸形，多见于儿童，女性多于男性，男女比率约为 1:2，且多见于单侧，也可见于双侧，其双侧发病率约为 20%。

重复肾盂多位于正常肾盂的上方，重复肾畸形分为完全性重复肾畸形和不完全性重复肾畸形两种类型，其中后者往往有两条输尿管汇合处，可位于输尿管任何部位，汇合后成一条输尿管进入膀胱，该类型临床上相对少见，且多数不伴有梗阻、感染等症状。较为常见的完全性重复畸形一般符合 Meyer-Weigert 定律，多有重复输尿管异位开口，且一般位于正常开口之下。男性多异位开口于后尿道、精囊、射精管、输精管等处；女性多异位开口于尿道、阴道或前庭等处。除了输尿管异位开口，重复肾畸形还通常与重度肾积水、输尿管囊肿、膀胱输尿管反流同时存在。

重复肾、输尿管患者可无症状，常常在体检中被发现，其最常见的症状为泌尿系统感染和腰部不适，有的患者因结石、积水、尿漏或腹部肿块等症状就诊，也有一部分患者直至因重复肾重度积水而就诊。重复肾重度积水在临床上并不少见，其与肾上极较大的囊肿、肾盏憩室等在彩超和 CT 影像表现上很相似，易被误诊，若误行肾囊肿去顶减压术，术后会出现持续尿漏问题。因此，该病在诊断上应注重与肾囊肿相鉴别。鉴别要点主要是观察该囊性肿物的形态，如观察到有重复肾盂和重复输尿管，即可诊断为重复肾畸形。

重复肾畸形无临床症状且双肾功能良好者无需治疗。如重复肾出现重度积液，肾功能严重损害，伴异位输尿管开口伴返流或输尿管囊肿，反复尿路感染、腰痛，合并结石、出血或肿瘤等，则考虑手术治疗。传统治疗以开放手术为主，但创伤大，术后恢复慢，术中寻找重复肾的分支血管时不易分辨，易造成同侧健肾血供受损。目前腹腔镜及机器人辅助腹腔镜下重复肾输尿管切除术已成为治疗该病的重要方式。1993 年 Jordan 等首次报道了经腹入路腹腔镜下半肾输尿管切除术。与开放手术相比，腹腔镜手术具有创伤小、出血少、住院时间短、术后恢复快等优点。Miyazato 等于 2000 年首先报道了经腹膜后途径腔镜下重复肾及输尿管切除术，因该术式相对于经腹途经具有对肠道影响小、手术时间短、出血量少、局限于腹膜后间隙等优点，目前已在国内外广泛开展并取得良好疗效。2010 年 Patel 等首次报道了机器人辅助腹腔镜下成人重复肾输尿管切除术，随着机器人辅助腹腔镜手术技术的应用和发展，机器人辅助腹腔镜重复肾手术已逐渐成为该手术的首选术式。笔者已开展机器人辅助腹腔镜重复肾、输尿管切除术近十年，体会到机器人辅助腹腔镜手术处理先天性重复肾畸形是一种安全可行的手术方式，具有操作灵活、重复肾分支血管显露清晰、创面缝合止血彻底、术后并发症少等优势，并且可以结合病例自身特点和术者的操作习惯采取经腹腔入路或经腹膜后入路两种途径完成。

二、手术适应证和禁忌证

（一）手术适应证

- 重复肾畸形上肾或下肾重度积液，健肾功能良好。
- 重复肾积液伴重复输尿管积液、狭窄、反流或膨出。
- 重复输尿管异位开口合并反复泌尿系感染或尿失禁。
- 重复肾输尿管畸形合并泌尿系结石或肿瘤。

（二）手术禁忌证

- 绝对禁忌证：凝血功能障碍或其他原因不能耐受手术者。
- 相对禁忌证：既往有腹膜后手术史，或慢性感染（如同时合并有黄色肉芽肿、肾盂肾炎、肾结核等）致患肾与周围组织粘连严重者；急性炎症期应待炎症控制后再手术。

三、具体案例

（一）简要病史资料

患者女性，46 岁，因反复左侧腰部酸胀不适半年余就诊。左肾区叩击痛阳性。全腹 CT 三维影像提示左侧双肾盂、双输尿管畸形，并上部重复肾盂、重复输尿管扩张，重复输尿管下段呈盲端样位于阴道左侧壁；所见盆腔少量积液。术前诊断：左侧重复肾输尿管畸形并异位开口（图 16-1）。

（二）术前准备和手术室准备

1. 术前准备

常规检查包括血常规，基础代谢生化，尿常规（必要时行尿培养），凝血功能，心肺功能评估，以及胸片等。术前泌尿系统 CT、静脉肾

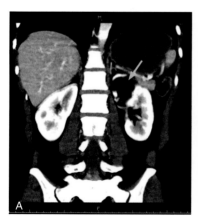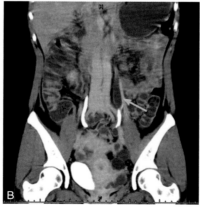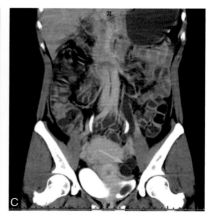

图 16-1　腹部 CT。A. 左肾上壁囊状扩张，可见双肾盂、双输尿管。B. 上肾盂、输尿管扩张。C. 重复输尿管下段似呈盲端样位于左侧阴道壁

盂造影（IVP）等有助于明确重复肾输尿管畸形情况和程度，正常输尿管的行程，以及与重复输尿管的关系。

术前一天患者流质饮食，术前当晚清洁灌肠。若输尿管完全重复或有异位开口，术前可行膀胱尿道镜检查并于正位输尿管留置输尿管双 J 管。术前膀胱造影有助于判断重复输尿管有无反流，对术中处理输尿管残端有指导意义。

2. 手术室准备

（1）患者体位（图 16-2）。通常采用健侧斜 60°~75° 侧卧位，下肢降低并升高腰桥。

（2）穿刺套管摆位（图 16-3、16-4）。按一体位化经腹入路置孔摆位，可兼顾上、下尿路操作。取腹直肌旁平脐开口置入 12mm 套管作为镜头孔；平镜头孔左右斜 15°~30° 角一掌宽处

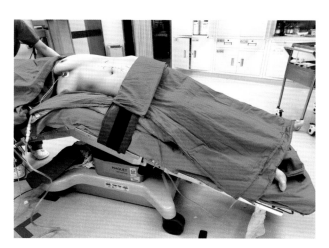

图 16-2　患者体位

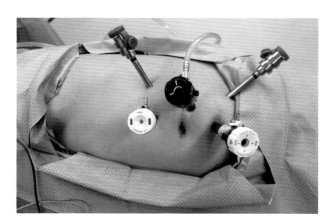

图 16-3　穿刺套管摆位

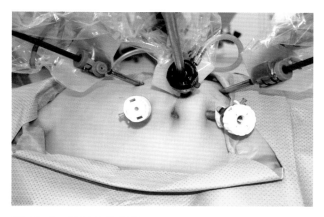

图 16-4　穿刺套管摆位

分别切开，直视下置入机器人专用 8mm 套管作为机械臂 1 孔和机械臂 2 孔；最后于镜头孔与孔 1、孔 2 连线中点的下方约 2cm 处，分别于直视下置入 5mm 及 12mm 套管作为助手孔。若病变在右侧，应于剑突下置入 5mm 套管以便术中挑起肝叶，显露术野。

（3）手术器械的准备和对接。需要准备单极弯剪、Maryland 双极钳、专业抓钳、大持针器、可吸收缝线、倒刺线等。

（三）手术步骤

建立操作通道。经腹腔入路，建立"一体位化"操作通道，穿刺套管摆位如上所述，可兼顾重复肾分离切除及上下段重复输尿管切除，机器人床旁车定泊（图 16-5），连接机器人各机械臂。

第 1 步，切开侧腹膜，显露肾血管，重复

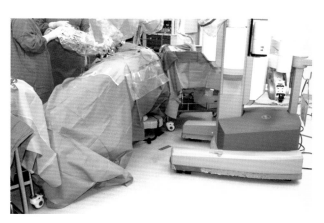

图 16-5　机器人床旁车定泊

肾输尿管及健肾的腹侧面。切开侧腹膜，上至结肠脾曲，向下切至髂窝上方，游离结肠脾曲及降结肠，充分显露扩张积液的上段重复输尿管，沿扩张的输尿管向上分离，显露左肾静脉和重复肾血管的一二级分支、重复肾及健肾的腹侧面。

第2步，游离重复输尿管和肾盂。在上段扩张的重复输尿管旁寻找及显露正常的输尿管后，紧贴扩张的输尿管将其向上方游离至肾血管蒂的下方，充分游离扩张的重复肾盂的腹侧和背侧。实施该步骤时应特别注意游离时紧贴扩张的重复输尿管和肾盂，避免损伤正常的输尿管和肾蒂血管。

第3步，结扎重复肾血管分支。在肾静脉的上方游离扩张的肾盂和积水的重复肾，可见供应重复肾的多支一二级分支血管。充分游离肾血管蒂上、下方及后方的扩张肾盂后，夹闭并离断上段扩张的重复输尿管，将近端重复输尿管放置在肾血管蒂下方。提起肾血管蒂上方的肾盂，紧贴重复肾分别结扎供应重复肾的血管分支。由于重复肾和正常肾脏的血管供应，常常由一条动脉主干分出，术中充分游离肾脏和肾门，显露肾动静脉主干及其一二级分支，这是处理重复肾血管的前提。分离时需特别注意勿损伤供应正常肾脏的血管分支。于肾静脉主干上方将扩张的近段重复输尿管拉出。

第4步，剥离及切除重复肾及肾盂肾盏黏膜，缝合创面。沿肾盂黏膜平面剥离重复肾，剥离重复肾时如果发现其供血分支则结扎切断。尽可能完整剥离及切除重复肾及其肾盂肾盏黏膜，避免术后尿性囊肿形成。将剥离后的创面用3-0可吸收倒刺线连续缝合或锁边缝合，如果长时间观察创面无明显渗血，也可不缝合。如果遇到重复肾的肾盂肾盏黏膜与正常肾脏粘连紧密，剥离出血较多时，可用电凝烧灼黏膜表面，再用可吸收线缝合创面。

第5步，游离切除重复输尿管。分离中下

段扩张的重复输尿管至膀胱颈或阴道侧壁附近，下段扩张的重复输尿管与正常的输尿管常常共鞘，粘连紧密，术中极易损伤正常的输尿管，术前留置双J管或输尿管导管可及时发现输尿管损伤，并用5-0的可吸收缝线缝合修复，如果正常输尿管完全被离断，则行输尿管膀胱再植。于低位剪断下段扩张的重复输尿管，并电灼输尿管黏膜，根据重复输尿管开口位置以及是否存在膀胱输尿管反流，可敞开输尿管残端或用3-0可吸收缝线缝合残端。分别在脾脏下方肾上极处和膀胱侧后方留置引流管，分别从孔1、孔2引出（图16-6）。

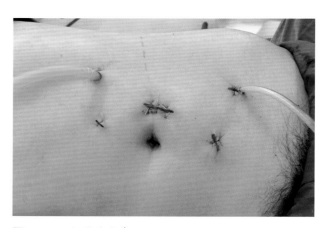

图16-6 留置引流管

四、并发症处理及预防

（一）正常肾脏的血管损伤

这是重复肾手术最严重、最常见的并发症，往往是重复肾供应血管辨认不清盲目结扎造成。避免损伤血管的方法是术中充分游离肾脏和肾门，显露肾动静脉主干及其一二级分支，并游离重复输尿管和肾盂，将其拉至肾血管蒂的上方，再寻找重复肾的血管分支并结扎，这是处理重复肾血管的前提。按该原则可避免正常肾血管损伤和术后肾萎缩。如果术中发现主干血管损伤，应及时给予吻合修复。

（二）正常肾脏的输尿管损伤

因在输尿管下端两条输尿管往往是共鞘并行，而且粘连紧密，在分离切除下段近膀胱后壁的重复输尿管时，极易造成正常输尿管损伤。术前留置双 J 管，可在术中及时发现输尿管损伤，如果输尿管未完全切断，即可缝合修复，如果已完全切断，则行膀胱输尿管再植手术。

（三）重复肾与正常肾脏之间的创面出血

原因多为创面缝合止血不彻底、缝合不确切。如果出血较多，红细胞下降快，可行介入栓塞或重新手术缝合止血。

（四）尿性囊肿形成

原因多为重复肾血管未结扎、重复肾盂肾盏黏膜未彻底剥离。如果患者无症状，可定期观察尿性囊肿有无增大及感染迹象。如果患者没有不适表现可不处理，如果患者有腰痛、反复感染、发热，则行尿囊肿穿刺引流，3~6 个月后再次手术切除残余重复肾。

（五）尿　漏

原因多为术中在分离重复肾的过程中损伤了正常肾脏的肾上盏，术中未及时发现和修补。一旦术后发生尿漏应先留置双 J 管并留置导尿管充分引流尿液。如果术中发现正常输尿管损伤，应根据输尿管损伤的部位和程度给予修补、留置双 J 管、膀胱输尿管再植等处理。另外，术前留置双 J 管或输尿管导管可及时发现输尿管损伤，避免尿漏的发生。

▌五、经验与教训

• 首先是误诊手术方面，笔者曾观察到数例误诊为肾囊肿行囊肿去顶术的患者，主要特点为术后尿漏无法拔除引流管，或患者出院数月后复查发现患肾上极形成尿性囊肿，合并反复感染。此时再次手术非常困难，应先行尿性囊肿穿刺引

流三个月到半年，之后再行残余重复肾手术切除。

这种情况往往由两方面造成，首先是诊断，主诊医生在影像学检查上仅行超声检查未进一步行增强 CT 扫描进行鉴别诊断而误行"囊肿"去顶减压术，或影像学（B 超、CT）诊断水平不足，忽略了重复肾盂输尿管的存在，相关鉴别意识不强造成。其次是手术技术，术中重复肾切除不完全，只切除了上段扩张的重复输尿管、肾盂及部分重复肾，未将与正常肾脏相连的重复肾及其肾盂肾盏黏膜剥离，未结扎重复肾的血管，导致切除不完全，造成术后患者无法拔除引流管或尿性囊肿形成。

笔者认为术中应尽可能完整游离切除重复肾盂肾盏，避免重复肾盂肾盏黏膜组织残留，同时，分离时切勿过于贴近健肾实质，防止出血及健肾实质损伤。因此，术中需要耐心地剥离重复肾的黏膜，并紧密关闭缝合创面，可避免术后尿漏的发生。有时完整剥离重复肾的肾盂肾盏黏膜存在困难，勉强剥离易致创面出血，可采用 1 号臂单极电剪充分电灼使其变性坏死从而达到破坏其分泌功能的目的。

• 其次是肾血管损伤方面，笔者在 20 年前经腰开放手术行重复肾切除时，由于重复肾的肾积液明显位置比较深，正常肾脏及重复肾的血管分辨不清，加上经验不足，误将供应正常肾脏的血管认为供应重复肾的血管进行结扎，术中未及时发现患者术后复查出现肾萎缩，教训非常深刻。术后总结原因是术中未充分显露肾动静脉主干及其一二级分支，未先游离重复输尿管和肾盂以便更好地显露重复肾血管，造成在分离结扎重复肾血管的过程中，辨认不清血管的具体供应情况，而造成健肾血管的损伤。术中也未及时发现，造成了术后肾萎缩。笔者认为避免此类重大失误的关键是，应先充分显露肾动静脉主干及其一、二级分支，将重复输尿管及肾盂游离牵出至肾蒂血管的上方，再紧贴重复肾剥离重复肾的肾盂肾盏黏膜，过程中紧贴重复肾结扎其供应血管

分支。依此方法可最大限度地避免正常肾脏血管的损伤。

另外，随着血管成像技术的发展，术前行肾脏全息血管显影，分析重复肾及输尿管的血管供应情况，也可为手术血管离断提供参考信息，对防止此类事件的发生可起到一定的作用。

重复肾肾蒂血管分支情况相对较为复杂，术前、术中辨别属于以下哪种类型可为手术提供依据：①主干在下位肾血管，发出分支至上位肾；②上下位肾血管均直接从腹主动脉或腔静脉发出；③由腹主动脉和腔静脉发出一根主干，再分别向上、下发出分支至上、下位肾。因此，术前的肾血管 CT 三维重建（CTA）是有必要的，有助于判断肾动脉的数量、位置、走行和分支情况，使得术中得以正确辨认并分离结扎重复肾的分支血管。术中充分游离肾脏和肾门，显露肾动静脉主干及其一二级分支，是处理重复肾血管的前提。结合术前 CTA 检查，可初步确认重复肾的供应血管，若术中无法明确分支血管血供情况，可先用无损伤钳阻断该支动脉，观察重复肾颜色改变情况来帮助识别，通过重复肾与健肾交界处颜色差异及潜在边界来辨别。

• 再次是正常输尿管损伤及重复输尿管残端处理方面，两者术中常会伴随出现。由于输尿管下端两条输尿管往往是共鞘并行，术中为追求完整的重复输尿管切除，易造成正常输尿管的损伤。笔者曾经有一例患者在切除重复输尿管的过程中损伤了下段正常输尿管，因术前留置了双 J 管术中得以及时发现修补，未造成不良后果。

• 针对重复输尿管残端如何妥善处理的问题笔者有以下几点思考：①切除重复肾，是否要切除重复输尿管？②切除重复输尿管，是切除一部分，还是全段切除？③如果切除一部分，那么要残留多少？残端闭合还是敞开？目前对于重复输尿管完整切除还是给予保留的问题仍有争议。综合国内外文献报道及笔者的经验，术前行膀胱造影检查有助于对异位输尿管反流与否进行初判。

对于多数无反流的病例，可保持同侧远端输尿管残端不夹闭，以利于短期的引流，可避免远端输尿管残端尿液收集和盆腔脓肿形成的风险。另一方面，存在输尿管反流则提示需要闭合远端输尿管残端，且应采取尽可能低位的输尿管切除术，以防止反流性憩室和可能的尿路感染、结石形成的发生。术前于正位输尿管内放置输尿管导管不仅有助于术中辨认、保护正位输尿管，减少损伤的可能，而且在上半肾切除创面缝合后可通过其注入美蓝溶液，可判断健肾集合系统是否损伤。

总之，针对重复肾输尿管畸形的诊治，术前诊断应特别注意与肾上极囊肿相鉴别，术中应注意上述手术经验与技巧的实施以避免相关并发症的发生。尤其是重复肾蒂血管处理方面，应先充分游离肾脏和肾门，显露肾动静脉主干及其一、二级分支，分离重复输尿管和肾盂并将其提至肾血管蒂的上方，再紧贴重复肾结扎供应重复肾的血管分支，可以避免损伤正常肾脏血管；另外在重复输尿管处理方面，不应追求完整切除，术前于正位输尿管内放置输尿管导管，有助于术中辨认、保护正位输尿管，以减少尿漏等并发症的发生。根据重复输尿管开口位置以及是否存在膀胱输尿管反流，输尿管残端可选择敞开或缝合关闭。

专家点评

重复肾重复输尿管畸形虽然总发病率不高，但临床上误诊误治却时有发生，应该引起临床医生的重视。重复肾输尿管的临床表现、伴发和继发疾病、影像学检查、重复肾血管分支分布等，每个病例均表现不同，临床处理亦有不同。对重复出现肾重度积液、肾功能严重损害、伴异位输尿管开口伴返流或输尿管囊肿，反复尿路感染、腰痛，合并结石、出血或肿瘤等患者，则考虑行手术治疗。

本节作者在诊治重复肾输尿管方面有

着长期丰富的临床经验。本节较详细清晰地描述了重复肾输尿管的诊断、手术治疗、机器人手术技巧、并发症处理和预防、经验体会等，尤其在如何防止误诊误治、重复肾输尿管手术的要点和难点处理等方面，提供了自己宝贵的经验，值得读者认真学习和借鉴。

参考文献

[1] White JM, Kaplan GW, Brock WA. Ureteropelvic junction obstruction in children. American family physician, 1984,29:211-216.

[2] Ross JH, Kay R. Ureteropelvic junction obstruction in anomalous kidneys. The Urologic clinics of North America, 1998,25:219-225.

[3] Didier RA, Chow JS, Kwatra NS, et al. The duplicated collecting system of the urinary tract: embryology, imaging appearances and clinical considerations. Pediatric radiology, 2017,47:1526-1538.

[4] Abouassaly R, Gill IS, Kaouk JH. Laparoscopic upper pole partial nephrectomy for duplicated renal collecting systems in adult patients. Urology,2007,69:1202-1205.

[5] Patel MN, Kaul SA, Bhandari A, et al. Robot-assisted management of congenital renal abnormalities in adult patients. Journal of endourology,2010,24:567-570.

[6] Jordan Gerald H, Winslow Boyd H. Laparoendoscopic Upper Pole Partial Nephrectomy with Ureterectomy. Journal of Urology, 1993,150:940-943.

[7] Miyazato M, Hatano T, Miyazato T, et al. Retroperitoneoscopic heminephrectomy of the right upper collecting system emptying into an ectopic ureterocele in a 5-year-old girl: a case report. Hinyokika kiyo Acta urologica Japonica, 2000,46:413-416.

[8] Schneider A, Ripepi M, Henry-Florence C, et al. Laparoscopic transperitoneal partial nephrectomy in children under 2 years old: a single-centre experience. Journal of pediatric urology,2010,6:166-170.

[9] Mason MD, Peters CA, Schenkman NS. Robot-assisted upper pole nephrectomy in adult patients with duplicated renal collecting systems. Journal of endourology, 2012,26:838-842.

第 17 章 　 机器人肾移植术

孙 洵 　 崔建春

手术视频

> **亮点**
>
> 本章介绍了机器人肾移植手术（robot-assisted kidney transplantation，RAKT）的适应证，术前及手术室准备，手术步骤，并发症的处理及预防，以及经验与教训。

一、概 述

机器人手术系统具有高清的三维空间视野、灵活的操作手腕，在狭窄的空间里操作不受限制的优点。2002 年 HoZnek 首次将机器人手术系统应用于肾移植术。该手术取左下腹腹膜外切口，未建立封闭气腹，仅使用机器人手术系统游离及吻合血管。2010 年 Giulianotti 经脐周切口（7cm）将移植肾放入腹腔内，脐周切口安装手辅助装置，手术总时间 223min，失血量 50mL。2011 年 Boggi 等报道了欧洲首例 RAKT，经耻骨上切口（7cm）将移植肾放入腹腔内，手术时间 154min。2015 年 Doumerc 实施了经阴道后壁切口置入供肾的机器人肾移植手术（RAKT），该种术式避免了在患者腹壁上做手术切口，因此适用于对术后美观程度要求较高的女性患者。2017年 Michiels 实施了经腹膜外途径的 RAKT，相对于传统的经腹途径 RAKT 需要更多的 Trocar 以引入多个机械臂及辅助器械，但降低了术后肠道并发症（如肠梗阻）的发生率。2015 年 7 月

至 2017 年 5 月欧洲 8 个移植中心报道了 120 例 RAKT 病例，其中中转开放手术 2 例，中位手术时间及血管吻合时间分别为 250min 和 38min，相比于开放手术，RAKT 在术后血肿、淋巴漏、伤口感染等并发症方面均明显降低，并且术后疼痛程度也明显减轻。2020 年，欧洲 8 个医学中心进行了技术改进，结果显示 RAKT 安全可行。

二、手术适应证和禁忌证

（一）手术适应证

- 对受体年龄无绝对限制，但以 10~60 岁的终末期肾病患者较为合适，特别适用于肥胖患者或 BMI $\geq$ 30kg/m^2 的患者。
- 局灶节段性肾小球硬化症、膜性肾炎、LgA 肾病、膜增生性肾小球肾炎Ⅰ/Ⅱ型、过敏性紫癜肾小球肾炎、抗肾小球基底膜肾炎等肾小球疾病导致的慢性肾脏病 5 期。
- 慢性肾盂肾炎、双肾结核等肾脏感染性疾病导致的慢性肾脏病 5 期。
- 先天性多囊肾、肾髓质囊性变、遗传性肾病等遗传性疾病导致的慢性肾脏病 5 期。
- 糖尿病肾病等代谢性疾病、草酸血症性肾病、胱氨酸病、肾淀粉样变、尿酸性肾病导致的慢性肾脏病 5 期。
- 双肾多发性结石、先天性后尿道瓣膜、神经源性膀胱等梗阻性尿路疾病导致的慢性肾脏病5期。

- 中毒性肾病、马兜铃酸肾病导致的慢性肾脏病 5 期。

- 系统性红斑狼疮、多动脉炎肾损害、进行性系统硬化病等系统性疾病导致的慢性肾脏病 5 期。

- 肾胚胎瘤、肾细胞癌、肾髓瘤等导致的慢性肾脏病 5 期。

- 先天性肾发育不良、马蹄肾等先天性畸形，双侧肾皮质坏死，急性肾小管坏死，孤立肾外伤等急性不可逆性肾衰竭导致的慢性肾脏病 5 期。

（二）手术禁忌证

- 绝对禁忌证：有全身散在恶性肿瘤，进行性代谢性疾病，活动性结核，活动性肝炎，活动性艾滋病，凝血功能障碍，近期心肌梗死，脑卒中、脑梗死，预计寿命 <5 年，精神病，顽固性心力衰竭，慢性呼吸衰竭，进行性肝脏疾病。

- 相对禁忌证：年龄偏大或偏小，脂蛋白肾小球病，严重淀粉样变，镰状细胞病，周围血管病，癌前期病变，精神发育迟缓，难以控制的糖尿病，复发或难以控制的尿路感染。

三、具体案例

（一）简要病史资料

患者男性，39 岁，因多囊肝、多囊肾 6 年，规律血液透析 2 年，双侧多囊肾切除术后 1 年入院，入院前无尿、持续规律行血液透析。有高血压病史 6 年，口服非洛地平缓释片 + 盐酸阿罗洛尔控制血压，现血压控制良好。实验室查血肌酐 1 633.5 μmol/L，尿素 25.4mmol/L，肾小球滤过率 2mL/（min·1.73m²），血红蛋白 113g/L，血小板 266×10⁹/L，白细胞 5.68×10⁹/L，血钾 5.71mmol/L。群体反应Ⅰ类抗体阴性，群体反应Ⅱ类抗体阴性，淋巴毒交叉实验阴性。入院诊断为多囊肾尿毒症期。

（二）术前准备和手术室准备

1. 患者准备

（1）患者准备。询问病史及体格检查，行必要的实验室检查和辅助检查。术前谈话包括麻醉和手术风险，术后可能出现的并发症，终身服药及长期随访的监测工作，手术费用等。

（2）其他术前准备，包括心理咨询，常规的手术前准备，以及备好免疫抑制剂。

2. 手术器械准备

（1）工作台器械：精细血管镊，精细手术剪，精细持针器，蚊式钳，Proline5-0 和 6-0 血管缝线，1-0 号丝线，灌注液，输液器（图 17-1）。

（2）机器人器械：抓钳、电凝钳、电剪刀、金刚砂、持针器、吸引器、Gore-Tex CV-6 血管缝线（图 17-2、17-3）。

（三）手术步骤

1. 供肾工作台手术

第 1 步，供肾的修整。将切取的肾脏置入 0~4℃液体中，持续肾脏灌注低温肾保液，直至肾脏变白。修整肾动脉、肾静脉和肾窦脂肪。

第 2 步，测量肾脏的长、宽、厚度三个径线，测量肾动静脉的直径并记录（图 17-4）。

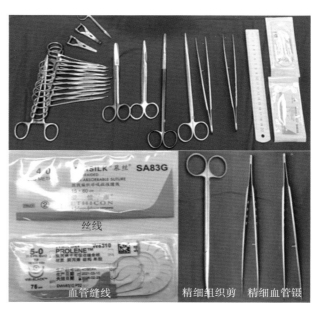

图 17-1 工作台器械

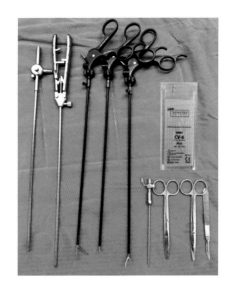

图 17-2　手术常规器械

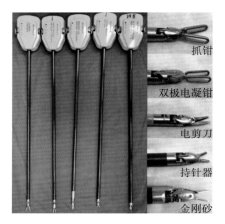

图 17-3　机器人手术专用器械

抓钳
双极电凝钳
电剪刀
持针器
金刚砂

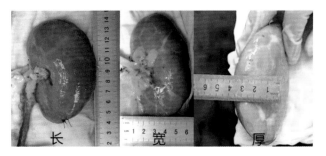

图 17-4　测量供肾的长、宽、厚度的径线

长　宽　厚

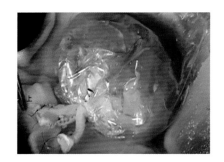

图 17-5　供肾入肾袋并保持 0℃~4℃

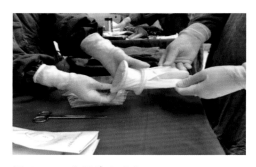

图 17-6　自制单孔平台

用 Proline 血管缝线在供肾动静脉上缝合标记方向（图 17-5）；自制肾袋，在肾袋上用不同的缝线标记上方和腹壁方向；自制单孔平台作为供肾置入通道（图 17-6）。

第 3 步，将肾脏放入自制肾袋内，加入冰屑，放在 0~4℃液体中备用。

2. 肾移植手术

（1）麻醉：采用气管插管全身麻醉。

（2）体位：头低脚高 30°~40°大字位（图17-8）。

（3）手术步骤。

设计 Trocar 和肾脏置入通道位置（图17-9），机器人床旁车定泊位置和操作示意图

（图 17-7、17-10）。建立气腹，气腹压不超过15mmHg。

第 1 步，剪开侧腹膜，上至回盲部上方 3~4cm处，下至膀胱上方越过耻骨联合中线，建立肾巢（图 17-11）。

第 2 步，在腹膜外游离髂外动、静脉，记录长度（图 17-12）。通过自制单孔平台置入常温大纱垫（图 17-13），将装有供肾的自制肾袋置入腹腔并正确安放在常温大纱垫上，注意肾袋上的标记和肾脏动静脉的标记。

第 3 步，阻断髂外静脉，根据肾静脉的长度、直径选择合适的位置剪开肾静脉，用肝素盐水冲洗肾静脉直至静脉管壁变白，用 Gore-Tex CV-6

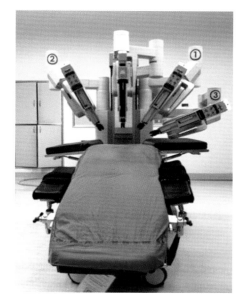

图 17-7　机器人床旁车定泊

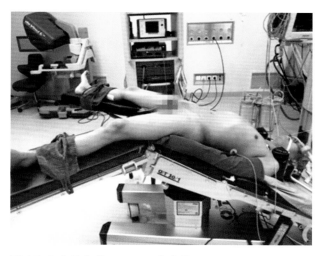

图 17-8　头低脚高 30°~40° 大字位

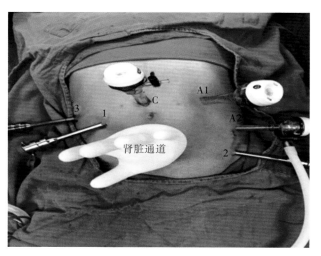

图 17-9　Trocar 和肾脏置入通道位置

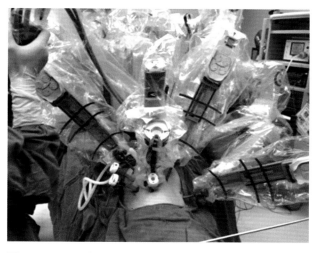

图 17-10　操作示意图

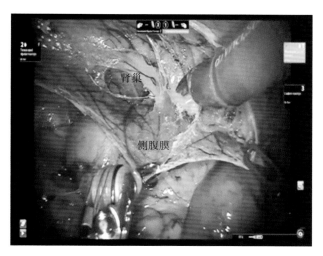

图 17-11　建立肾巢

血管缝线采用连续缝合的方式吻合移植肾静脉与髂外静脉，用血管阻断钳阻断移植肾静脉，移除髂外静脉阻断钳，试漏，如果有漏血，应补针。同样的方法进行移植肾动脉与髂外动脉的吻合（图 17-14、17-15）。开放肾动静脉，观察肾脏血供情况，检查肾门、血管吻合口和肾脏表面有无活动性出血，仔细止血。用热盐水冲洗肾脏表面（图 17-16）。将移植肾摆放到肾巢内。

　　第 4 步，吻合输尿管与膀胱。充盈膀胱，选膀胱右顶侧壁切开约 1.5cm，吸尽膀胱灌注液，裁剪输尿管，留置双 J 管，用 4-0 可吸收线连续缝合吻合输尿管黏膜与膀胱黏膜，用 3-0 可吸收线缝合吻合口上方的膀胱肌层，防止术后吻合口尿漏（图 17-17）。

第 5 步，用 0 号可吸收线缝合关闭侧腹膜，使移植肾完全腹膜外化（图 17-18）。

（四）术中注意事项

（1）供肾工作台手术时，肾脏的修整尤其重要。肾门脂肪的结扎，肾动静脉的重建，血管的方向标记等均在工作台手术时完成。

（2）肾巢的建立。可根据供肾的体积和受体的体型调整肾巢的大小，过大或过小均不利于肾脏的摆放。

（3）血管开放前移植肾的持续冷藏非常重要，手术过程中必须观察冰屑的融化情况。

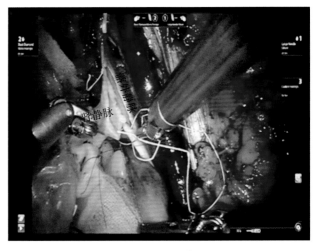

图 17-14　吻合移植肾静脉与髂外静脉

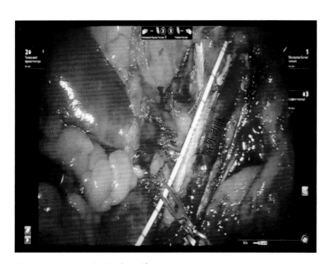

图 17-12　游离髂外血管

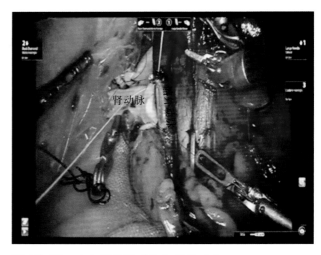

图 17-15　吻合移植肾动脉与髂外动脉

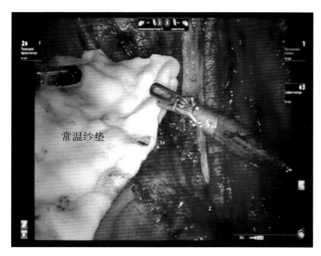

图 17-13　置入常温大纱垫

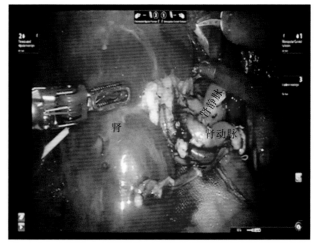

图 17-16　开放肾动脉和肾静脉

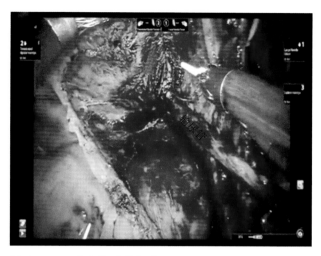

图 17-17 吻合输尿管与膀胱

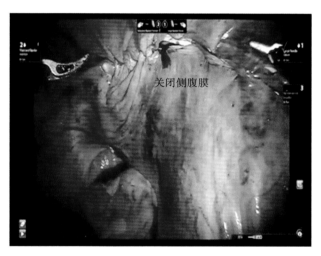

图 17-18 移植肾腹膜外化

（4）肾动静脉的吻合口应在髂外动静脉的一点钟方向，避免移植肾腹膜外化时血管扭曲。

（5）移植肾血管吻合时，尽量保持针距一致，减少漏血后的修补。

（6）吻合血管时需使用无创血管钳，避免血管壁损伤导致血管狭窄和血栓形成。

四、并发症处理及预防

（一）术后继发出血

缝合时使用 Gore-Tex 血管缝线，Gore-Tex 血管缝线强度高、不易断裂、针眼渗血少、缝合时针距一致，可有效防止吻合口出血。因终末期

肾病患者凝血功能差，容易出现肾窦、肾脏表面渗血，术后需及时补充凝血因子，动态观察引流液和红细胞的变化。

（二）术后尿漏

分层缝合，用 4-0 可吸收线连续缝合输尿管黏膜与膀胱黏膜，再行肌层间断缝合，可预防因吻合不当导致的尿漏。修肾时保护好输尿管血供，防止因输尿管缺血坏死导致尿漏。

（三）术后发生肠缺血、肠麻痹或肠梗阻

行机器人肾移植手术时，在血管开放前置入盆腔的移植肾需持续冷藏，而持续冷藏可能导致盆腔温度降低，导致肠缺血、肠麻痹或肠梗阻。将移植肾装入自制肾袋内，再将装有移植肾的肾袋放置于提前置入盆腔的纱布垫上，可有效防止冰屑与盆腔脏器的直接接触，保证受体的盆腔温度，降低术后肠缺血、肠麻痹或肠梗阻的发生率。

五、经验与教训

• 经验：①培养一支训练有素的团队。团队人员包括主刀医生、助手和记录人员，他们应熟悉整个技术路线，接受技术流程培训，达到一定标准才能开展机器人肾移植技术；同时，他们要不断提高操作技术，缩短手术时间，以利于术后肾功能的恢复。②选择适合机器人肾移植的特殊器械和材料。例如，机器人下缝合时选择金刚砂缝合，对血管臂无损伤，可以避免器械损伤血管导致的严重并发症。血管缝线选择 Gore-Tex CV 线，可减少缝线断裂或因缝合继发出血的风险。③选择恰当的血管吻合位置，防止血管受压、扭曲或过分牵拉导致的器官丢失。④机器人肾移植术中，血管吻合技术有如下要求：受体血管打孔的直径与移植肾血管直径相匹配，缝合时动脉的吻合口外翻，保证血管全层吻合，以防止血管吻合口狭窄。⑤输尿管与膀胱的吻合口最好在膀胱的

底侧壁，以便处理远期的移植肾输尿管病变。

- 教训：①术前充分了解受体移植肾侧髂外血管的情况，以防因髂外血管狭窄或闭锁无法手术，延长手术时间，影响移植肾功能的恢复。②机器人肾移植手术属于创新技术，无成熟的技术路线容易导致移植肾脏失去功能。

专家点评

临床上常见因各种原因致双肾衰竭需行终身血液透析或肾移植的病例。由于机器人手术系统具有三维放大成像、更灵巧的腕式器械、可精细解剖缝合等优势，越来越多的移植外科医生开始尝试用机器人手术系统行肾移植手术。

肾移植手术相应的术前准备、手术室器械准备及围手术期处理和手术操作过程同样重要。受者和供者的合适匹配、移植术前的充分准备、移植术中的精细操作、围手术期的精心护理等，都可对肾移植手术的临床效果产生影响。

机器人辅助肾移植手术与开放式肾移植手术无论在器械准备、术野暴露，还是在操作程序、助手配合等方面都有所不同。本章作者详细介绍了机器人肾移植手术的手术步骤、并发症处理及预防、经验体会等，希望给准备开展机器人肾移植手术的医生提供借鉴和参考信息。

参考文献

[1] Segev DL,Muzaale AD,Caffo BS,et al.Perioperative mortality and longtermsurvival following live kidney donation JAMA,2010,303:959-966.

[2] 朱有华,曾力.肾移植.北京:人民卫生出版社,2017:236-237.

[3] 朱有华,石炳毅.肾脏移植手册.北京:人民卫生出版社,2020:449-452.

[4] 陈实,刘永锋,郑树森.北京:人民卫生出版社,2014:182-193.

[5] Hoznek A, Zaki SK, Samadi DB, et al. Robotic assisted kidney transplantation: an initial experience. Journal of Urology, 2002, 1(1):13.

[6] Giulianotti P, Gorodner V, Sbrana F, et al. Robotic transabdominal kidney transplantation in a morbidly obese patient. American Journal of Transplantation, 2010, 10(6):1478-1482.

[7] Boggi U, Vistoli F, Signori S, et al. Robotic renal transplantation: first European case. Transplant International, 2011, 24(2): 213-218.

[8] Doumerc N, Roumiguié M, Rischmann P, et al. Totally Robotic Approach with Transvaginal Insertion for Kidney Transplantation. European Urology, 2015, 68(6):1103-1104.

[9] Michiels C, Rouffilange J, Comat V, et al. Total Preperitoneal Robot-Assisted Kidney Transplantation. Journal of Endourology Case Reports, 2017, 3(1):169-172.

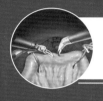

输尿管病变机器人手术

IV

第 4 篇

第 18 章　机器人非离断肾盂成形术

王坤杰

手术视频

> **亮点**
>
> 　　本章结合具体案例重点阐述机器人非离断肾盂成形术的手术指征，术前准备，手术步骤，术后并发症的处理及预防等。

一、概　述

　　Anderson-Hynes 离断肾盂成形术治疗肾盂输尿管连接处梗阻（UPJO）的成功率达 90% 以上，被认为是手术治疗 UPJO 的金标准。然而目前并无确切的高质量循证医学证据证实离断成形术的疗效优于非离断肾盂成形术式。相反，在笔者的临床实践与观察过程中，发现多数 UPJO 患者的肾盂输尿管连接部蠕动良好，不加选择地离断成形则可能影响局部蠕动神经纤维传导及血供。目前临床常用的非离断成形术包括 Fenger（又称 Heineke-Mikulicz）肾盂成形术、Y-V（Foley）肾盂成形术、Culp-DeWeerd 螺旋皮瓣和 Scardino-Prince 垂直皮瓣成形术。Fenger 肾盂成形术较为简单，适用于肾盂轻度扩张的短段狭窄。Y-V（Foley）肾盂成形术适用于输尿管高植入的 UPJO 患者，但不适用于伴有长段狭窄或需要转位的异位血管压迫病例。Culp-DeWeerd 螺旋皮瓣成形术推荐用于输尿管近端狭窄，且合并肾外肾盂显著扩张的情况。而 Scardino-Prince 垂直皮瓣成形术的应用则局限于位于肾盂内侧的 UPJO。非离断肾盂成形术旨在通过无张力吻合来减轻肾盂流出道梗阻。传统的 Fenger 成形术、Y-V（Foley）成形术及翻瓣成形等非离断术式强调恢复管腔的连续性，却忽视了"输尿管板"的关键作用。

　　笔者认为，重建更宽大、血液供应和神经支配更丰富的输尿管板有助于减少肾盂输尿管链接（UPJ）处复发性闭塞或狭窄。鉴于此，笔者对现有的非离断成形术式进行改良，首次提出"肾盂瓣推移成形重建输尿管板"的理念，旨在提高手术成功率，降低狭窄复发率。随着机器人腹腔镜技术的迅速发展与推广，较之开放式和传统腹腔镜肾盂成形术，机器人辅助腹腔镜肾盂成形术在保证疗效与安全性的前提下，简化手术缝合操作，极大地缩短学习曲线，逐渐成为 UPJO 微创治疗的主流方式。基于上述内容，笔者开展了机器人辅助改良型肾盂输尿管连接部狭窄非离断成形术。

二、手术适应证和禁忌证

（一）手术适应证

- 肾外型肾盂合并肾积水。
- UPJO 伴轻度至中度高位输尿管植入。
- UPJ 狭窄段蠕动功能好。

（二）手术禁忌证

- 肾内型肾盂且无显著肾积水患者。
- 闭锁性瘢痕狭窄。
- 局部管腔息肉或占位病变。
- 局部重度狭窄瘢痕且肾盂瓣活动度差。
- 未纠正的凝血功能障碍。
- 重度输尿管高植入。

三、具体案例

（一）简要病史资料

患者男性，22岁，主因左侧腰腹部疼痛5年余入院。5年前患者出现左侧腰腹部疼痛，无发热，外院行CT尿路成像（CTU）提示左肾中度积液，左侧输尿管上段轻度扩张、积液，CTU显示左侧输尿管上段管壁增厚、官腔扭曲，其近段输尿管扩张，提示局部输尿管狭窄。在外院经输液治疗后症状缓解出院。3个月后左侧腰痛再发作1次，输液后缓解。入院2个月前左侧腰腹部疼痛再次发作，于外院再次行CTU提示左肾积水，左侧输尿管上段狭窄，其上方输尿管扩张，不除外左侧输尿管上段瘢痕性狭窄。在外院给予抗感染、解痉止痛治疗，症状缓解后出院。本次入院1个月余前左侧腰痛再次发作，无发热，在外院行彩超检查提示左侧输尿管上段扩张并结石可能，左肾积水，肾周渗出，给予止痛治疗症状缓解。本次入院后，患者的一般情况良好，无特殊病史。实验室检查无明显异常。CTU提示左肾重度积液，左侧输尿管上段管壁增厚、管腔扭曲，其近段输尿管扩张，提示局部输尿管狭窄（图18-1）。单光子发射计算机断层显像（SEPCT）提示左肾GFR 52.5mL/min，右肾GFR 52.6mL/min。尿液引流显示左上尿路梗阻，右上尿路通畅。逆行肾盂造影提示左侧肾盂、肾盏重度积水，左侧

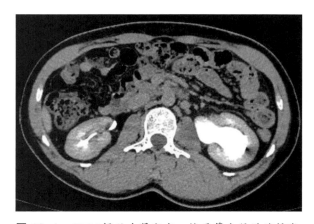

图18-1　CTU提示左肾积水，输尿管上段近端扩张

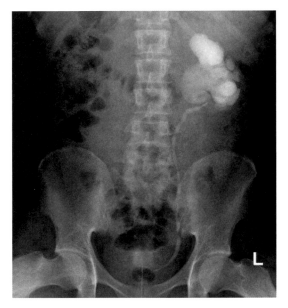

图18-2　逆行肾造影提示左侧肾盂、肾盏重度积水，左侧肾盂输尿管连接处明显狭小，左侧输尿管上段造影时呈弹丸式蠕动波

肾盂输尿管连接部管腔明显狭小（图18-2）。

（二）术前准备和手术室准备

1. 术前准备

（1）充分了解患者的病史。

（2）常规实验室检查。

2. 手术室准备

（1）患者体位。

（2）穿刺套管摆位。

（3）机器人床旁车定泊。

（4）手术器械的准备。1号机械臂器械为Monopolar单极电剪（左侧肋缘下），2号机械臂器械为镜头臂（视情况约位于脐旁或腹直肌外缘），3号机械臂器械为Maryland双极抓钳（锁骨中环线、约平脐下2cm水平），助手孔1个（位于1号孔与2号孔连线垂直线与正中线交点位置），机械臂持针器2把。

（三）手术步骤（经腹腔入路；图18-3）

麻醉满意后，患者取右侧卧位，上抬双上肢并固定于头端手架。在患者右侧腰部垫入软枕，抬高腰部，并用约束带固定髋部。

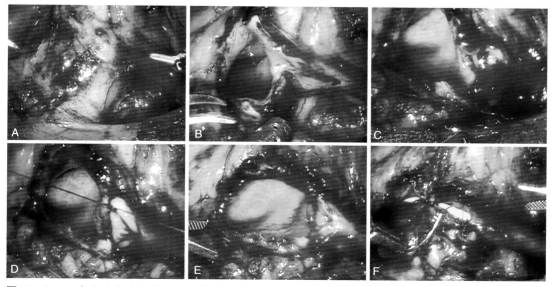

图 18-3　A. 完全游离左侧肾盂输尿管连接部。B. 剖开肾盂输尿管连接部狭窄并分别向肾盂和远端正常输尿管延长切口。C. 向下推移肾盂瓣右侧缘。D. 将肾盂瓣右侧缘与输尿管剖面底板右侧缘间断缝合。E. 重建后可见宽大输尿管板。F. 导丝引导下置入输尿管支架管，间断缝合，卷管成形宽大的漏斗状 UPJ（引自参考文献 7）

取左侧腹直肌旁、脐水平面建立通道，置入 Trocar 为镜头孔；取正中线脐上 3 横指建立通道，置入 12mm Trocar 为辅助孔；左侧肋缘下 1 横指、锁骨中线交点建立通道，置入 8mm 机器人 Trocar 为机械臂孔；左侧下腹部建立通道，置入 8mm 机器人 Trocar 为机械臂孔。

第 1 步，游离并暴露左侧结肠旁沟，打开肾前筋膜后游离输尿管上段，充分暴露肾盂输尿管连接部病变所在部位以及近端肾盂和远端输尿管。

第 2 步，自狭窄近端肾盂壁切开，在超滑导丝引导下顺行剖开肾盂输尿管连接部，向远端正常输尿管延伸 1.0~1.5cm。

第 3 步，向下推移肾盂壁瓣，用 4-0 可吸收单荞线间断缝合重建形成宽大的"输尿管板"。

第 4 步，在超滑导丝引导下置入 6Fr 的输尿管支架管，再间断关闭肾盂及输尿管切口。

第 5 步，间断缝合肾浅筋膜，使肾周脂肪加强包裹局部吻合口。在术区留置一根引流管，逐层关闭切口。

四、并发症处理及预防

（一）吻合口漏

缝合时应适当把握针距，不宜过宽，打结力度应适中以保证血运，避免黏膜侧缝合过多形成内突褶皱。将局部管壁薄弱处与推移的肾盂瓣进行对合吻合，以此增加血供来源。术后应常规留置双 J 管 4~8 周。若术后出现少量尿漏，可延迟拔除输尿管支架的时间，并放置导尿管，必要时行肾穿刺造瘘进行引流。若漏尿较多且保守观察无效，则根据情况进行手术治疗。

（二）吻合口狭窄

缝合张力过高或缝合时发生吻合口管腔旋转、扭曲可能增加狭窄的复发风险，必要时应充分游离肾盂壁周围间隙，减小推移肾盂瓣的张力。如果出现吻合口狭窄，可根据狭窄程度考虑行二次手术、输尿管狭窄扩张术或支架管置入术。

（三）尿路感染

术中放置双 J 管内引流可减少吻合口尿漏的发生，但也会破坏膀胱输尿管抗反流机制，使膀胱尿液易反流至肾盂从而导致上尿路感染。对于具有感染高危因素的人群（感染性结石、既往发热、肾盂积水等），术前应常规取晨尿培养并做药敏试验，术前、术后应常规使用抗生素预防感染，保持引流管通畅，若出现尿路感染症状，应及时参考术前药敏试验结果。

五、经验与教训

• 该术式适用于大多数先天性肾盂输尿管连接部狭窄和继发性短段狭窄，术中需切开、推移肾盂瓣，要求肾盂存在一定的冗余度，因此不适用于肾内型肾盂和无积水肾脏。此外，对 UPJ 长段输尿管狭窄、二次手术严重瘢痕狭窄、重度高植入状态或局部明显迷走血管压迫患者均难以实施该术式。

• 输尿管狭窄定位，对于先天性狭窄及积水较严重的患者，狭窄定位较为简单。继发性狭窄往往存在输尿管管壁周围组织粘连，可能掩盖狭窄的准确位置。术中可应用输尿管逆行插管定位或荧光模式结合吲哚菁绿管腔内注射等方法判断狭窄部位。狭窄剖开时建议从肾盂端开始，逐渐向远端切开暴露狭窄段。输尿管的供血血管主要来自输尿管外膜中纵向行走的血管脉网，轴向手术操作也可保护血管网。

• 肾盂瓣的选择。管腔狭窄程度因人而异，若剖开后输尿管底板较窄，则可考虑推移切口两侧的肾盂瓣。肾盂冗余度较高，肾盂端切口可适当延长，利于增加推移瓣的面积，同时可缩小肾盂容积，达到肾盂整形的目的。

专家点评

本术式通过向下推移肾盂瓣而非裁剪多余的肾盂瓣，使扩张肾盂形态倾向于漏斗形，可以有效减小肾盂的体积，改善尿液引流。虽然术后肾盂容积的减小与肾盂成形术术后效果之间的关系仍然存在争议，

但在确保 UPJ 血液供应的前提下减小极度扩张的肾盂可能有助于改善患者的围手术期结果。

总体来说，该改良非离断肾盂成形术式已经临床证实安全有效，保护输尿管原有的神经纤维和血供，利用自身肾盂瓣组织成形宽大输尿管底板，重建漏斗状 UPJ，充分展现了泌尿系统修复重建的手术理念。该术式结合了机器人微创手术的优势，减少创伤，化繁为简，手术效果较为理想。但该术式目前仅在单中心开展，还需进一步扩大样本量，长期随访患者的手术成功率和狭窄复发率。

参考文献

[1] Rassweiler J, Klein J, Goezen AS. Retroperitoneal laparoscopic non-dismembered pyeloplasty for uretero-pelvic junction obstruction due to crossing vessels: A matched-paired analysis and review of literature. Asian J Urol, 2018,5(3):172-181.

[2] Kausik S, Segura JW. Surgical management of ureteropelvic junction obstruction in adults. International brazjurol: official journal of the Brazilian Society of Urology,2003,29(1):3-10.

[3] Janetschek G, Peschel R, Bartsch G. Laparoscopic Fenger plasty. J Endourol, 2000,14(10):889-893.

[4] Tsivian A, Tsivian M, Sidi AA. The Y-V pyeloplasty revisited. Urology,2010,75(1):200-202.

[5] Scardino PL, Prince CL. Vertical flap ureteropelvioplasty. South Med J, 1953,46(4):325-331.

[6] Sarihan H, Yaln Comert HS, mamolu M, et al. Reverse Tubularized Pelvis Flap Method for the Treatment of Long Segment Ureteropelvic Junction Obstruction. Med Princ Pract, 2020,29(2):128-133.

[7] 蒋庆耀，周亮，叶冬晖，等．基于"输尿管板"概念的非离断成形术在肾盂输尿管连接部狭窄修复重建中的应用,2020,8:6.

[8] Braga LHP, Pace K, DeMaria J, et al. Systematic review and meta-analysis of robotic-assisted versus conventional laparoscopic pyeloplasty for patients with ureteropelvic junction obstruction: effect on operative time, length of hospital stay, postoperative complications, and success rate. European urology, 2009,56(5):848-857.

第 19 章　机器人肾盂成形术（国产机器人）

李学松

手术视频

> **亮点**
>
> 结合具体案例，本章重点阐述了机器人肾盂成形术的手术指征、术前准备、手术步骤，以及术后并发症的处理和预防。

一、概　述

肾盂输尿管连接处梗阻（UPJO）是指由各种因素导致肾盂内尿液向输尿管排泄受阻，伴随肾集合系统扩张并继发肾损害的一类疾病。UPJO 多见于小儿，但在成人并不罕见。男女发病比为 2:1，左侧多于右侧，双侧者可占 10%，偶可见孤立肾 UPJO。本病的发病原因尚不明确，可分为内源性、外源性和继发性因素。内源性因素主要是 UPJ 发育不良，如肌层肥厚、纤维组织增生、高位 UPJ、UPJ 瓣膜或息肉；外源性因素包括肾下极异位血管或索带粘连压迫；继发性因素主要是严重的膀胱输尿管反流引起输尿管扭曲，导致 UPJO。

UPJO 的治疗以手术为主，治疗目的为解除梗阻、缓解疼痛并保护肾功能。肾盂成形术是 UPJO 的标准治疗术式，开放手术和腹腔镜手术的成功率均 >90%。近年来，得益于外科手术机器人的精细缝合和三维放大术野的优势，机器人辅助腹腔镜肾盂成形术已广泛开展。目前，国内苏州康多机器人公司自主研发出的康多内镜手术机器人系统已成功施行肾盂成形术、肾部分切除术等术式。

二、手术适应证和禁忌证

（一）手术适应证

- 梗阻相关的腰痛，疼痛症状影响患者的正常生活。
- 总肾功能受损或单侧肾功能进行性下降。
- 反复出现梗阻相关的结石和感染。
- 内镜下治疗后再次发生梗阻者或治疗失败者（包括无法内切开或术中发生输尿管全层切开者）。
- 异位血管压迫输尿管造成梗阻。
- 马蹄肾合并 UPJO。

（二）手术禁忌证

- 凝血功能障碍或无法耐受麻醉及手术者。
- 妊娠期妇女。
- 既往腹腔手术史，腹腔粘连严重者。
- 急性泌尿系统感染未控制者。
- 肾内型肾盂。

三、具体案例

（一）简要病史资料

患者为年轻女性，体检发现左肾积水。泌尿系统 B 超提示左侧孤立肾，左肾中度扩张积水，考虑左侧 UPJO。泌尿系统 CT 提示左侧孤立肾，左侧 UPJO 可能大，继发左肾肾盂、肾盏积水（肾盂最宽处为 3.3cm）、肾皮质变薄。三维重建 CT 提示左侧 UPJO（图 19-1）。

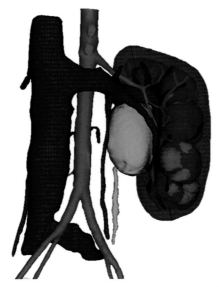

图 19-1 术前三维重建 CT 显示左侧肾盂输尿管连接处梗阻（UPJO）

（二）术前准备和手术室准备

1. 术前准备

（1）常规项目：完善血常规、尿常规、血生化、凝血功能和传染病筛查，以及胸部 X 线片和心电图检查。

（2）影像学检查：泌尿系统 B 超，利尿肾动态显像明确分肾功能，泌尿系统增强 CT [肾功能差或碘过敏者可行磁共振泌尿系统成像（MRU）]，条件允许的情况下可行三维重建 CT，以精准了解 UPJ 的解剖及是否存在异位血管，同时可以设计手术方案。

（3）抗凝药物术前停用至少 5d，术前 1d 进流食，术前晚给予患者灌肠，术前麻醉诱导后留置导尿管。

2. 手术室准备

（1）患者体位。全身麻醉后，采用患侧卧位（以患侧为左侧为例），做好体位固定，保护身体易受压部位（图 19-2）。

（2）穿刺套管摆位。左锁骨中线肋缘下 2~3cm 处做一长 1.0cm 的小切口，采用 Veress 方法刺入气腹针，建立气腹。于脐水平左侧腹直

肌外缘切开皮肤约 1.2cm 及皮下组织，穿刺置入 12mm 套管，引入康多机器人三维影像系统。腔镜直视下分别于气腹针置入处、反麦氏点处置入 2 个 10mm 套管，分别用于引入机器人电剪刀和双极钳。最后在脐上 3cm 和脐下 3cm 正中线旁偏左位置分别置入 5mm 和 12mm 的助手操作套管（图 19-3）。

（3）机器人床旁车定泊。将悬吊式手术机械臂系统从患者背侧推进并与各套管对接，最后分别引入康多机器人三维影像系统、电剪刀和双极钳（图 19-4）。

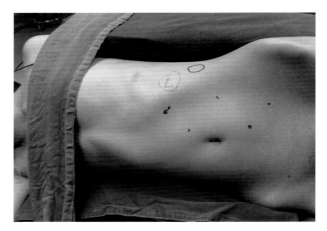

图 19-2 患者体位（以患侧为左侧为例）

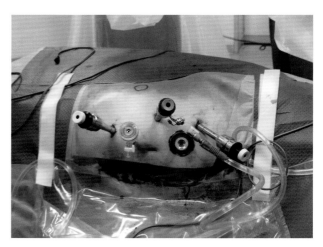

图 19-3 穿刺套管摆位

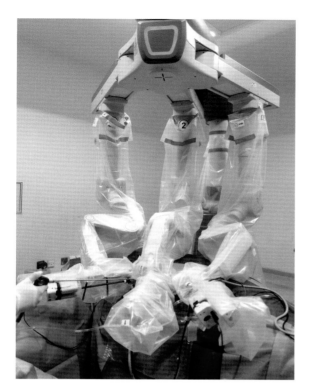

图 19-4 机器人床旁车定泊

（三）手术步骤（经腹腔入路）

第 1 步，暴露肾盂和输尿管。沿患侧结肠旁沟切开侧腹膜，暴露扩张的肾盂及输尿管上段。

第 2 步，裁剪肾盂和输尿管。在肾盂和输尿管夹角处裁剪肾盂 2~4cm，在 UPJ 下方剪开部分输尿管壁，注意不要完全剪断输尿管，保持肾盂和输尿管部分连接，裁剪边缘尽量整齐，以方便后续吻合。沿输尿管背外侧纵行劈开输尿管约 2cm。注意裁剪过程中保持肾盂不离断并夹持边缘部分，夹持区域在完成吻合后剪除（图 19-5）。

第 3 步，吻合肾盂和输尿管后壁。使用 5-0 可吸收缝线将肾盂瓣下角与输尿管劈开处最下端缝合一针，作为吻合的第一针。第一针吻合尤为关键，在非离断状态下完成吻合，保证原吻合方向，避免扭转。完成第一针吻合后，可完全离断肾盂和输尿管，然后采用连续缝合法吻合肾盂和输尿管后壁，吻合时注意尽量避免频繁用力夹持

吻合口处黏膜以免引起吻合口缺血坏死。另外，注意避免针距过大，以 2~3mm 为适宜。吻合过程中助手可以适当牵拉废弃肾盂部分，以维持适度张力，方便术者吻合，吻合完毕后吻合口部位应该处于基本无张力状态（图 19-6）。

第 4 步，置入 D-J 管并吻合肾盂和输尿管前壁。从辅助套管置入带导丝的 D-J 管，术者在导丝引导下将 D-J 管置入输尿管。为防止 D-J 管引导导丝放入尿道，可让台下助手稍用力牵拉尿管使球囊卡住尿道，将 D-J 管放置到位后松开尿管。D-J 管成功放置后，则使用 5-0 可吸收缝线连续吻合肾盂和输尿管前壁（图 19-7）。

第 5 步，边裁剪多余肾盂壁边完成缝合。边裁剪多余肾盂壁边缝合（图 19-8），术区仔细止血，最后连续缝合关闭切开的侧腹膜，使术野恢复腹膜化。

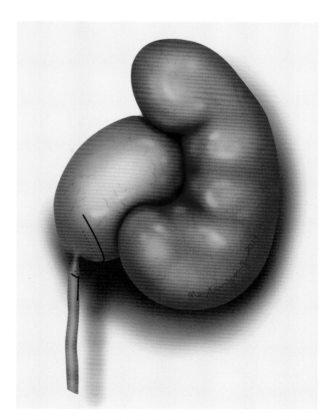

图 19-5 裁剪肾盂和输尿管（来源：北京大学泌尿所© 2015.）

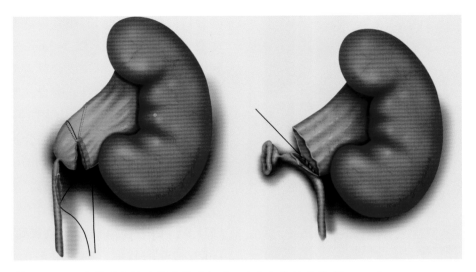

图 19-6　吻合肾盂和输尿管后壁（来源：北京大学泌尿所 © 2015.）

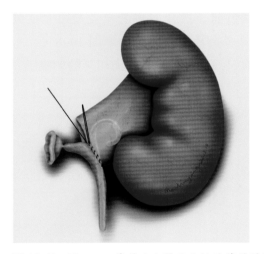

图 19-7　置入 D-J 管并吻合肾盂和输尿管前壁（来源：北京大学泌尿所 © 2015.）

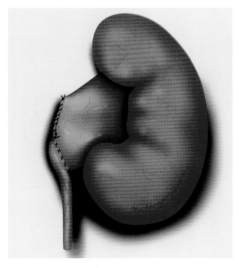

图 19-8　边裁剪多余肾盂壁边完成缝合（来源：北京大学泌尿所 © 2015.）

四、并发症处理及预防

（一）术中其他脏器损伤

解剖结构认识不清或操作不熟练可能损伤肾脏周围器官或组织，如结肠、肝脏及脾脏等。为避免不必要的损伤，术者需熟悉腹腔解剖结构，参照标准化、程序化的操作规范来实施手术。若术中意外损伤周围脏器，可请相关科室医生会诊，及时处理。

（二）术后吻合口尿漏

吻合口尿漏常发生于术后早期，主要与吻合不确切有关，如针距过大或线结松动，与 D-J 管放置不到位也有关。术中应尽量保证缝合牢靠，无论连续缝合还是间断缝合，都要保证"不漏水"缝合；同时也要注意避免张力性吻合，张力过大或者过多的钳夹吻合口黏膜都会影响吻合口的愈合。尿漏常表现为术后引流液量较多，且引流液肌酐明显高于血肌酐。尿漏发生后，应该首先明确吻合口的远端是否存在梗阻，如果确实存在吻合口远端梗阻，解除梗阻后往往尿漏可自行停止，积聚在吻合口周围的尿液一部分经引流管引流，一部分则逐渐被吸收。注意患者体温及腰腹部症状，同时应加强抗感染治疗，通常尿漏可以在数天内自行停止。

（三）术后输尿管再梗阻

术后输尿管再梗阻常表现为拔除 D-J 管后原有腰部不适症状不缓解或随访复查时发现患侧肾积水较术前加重。首先应进行影像学检查明确吻合口是否狭窄，同时需要进行利尿肾动态显像明确患侧肾功能以及梗阻的严重情况。若肾功能较术前改善则嘱患者继续观察，否则需重新留置 D-J 管或行肾造瘘继续引流尿液。治疗吻合口狭窄需要综合多方面的条件，选择相对适宜的治疗方式，如输尿管镜下球囊扩张、内切开等，必要时考虑行二次肾盂成形术或其他修复手术。

五、经验与教训

肾盂成形术存在很多不可预测的变数，每一例患者的解剖结构都不尽相同。肾盂的扩张程度、是否存在输尿管高位附着、是否存在异位血管或纤维条索、是否存在肾下垂以及是否存在肾脏旋转不良等因素均需要在术前明确。三维重建CT 在直观显示 UPJO 的同时，也可以显示肾盂裁剪区域血管分布、是否存在解剖变异或异位血管等情况，对于术者制定手术策略具有指导意义。

专家点评

肾盂输尿管连接处梗阻（UPJO）是临床上的常见病，治疗以手术为主，治疗目的为解除梗阻、缓解疼痛、预防肾结石形成及保护肾功能等。肾盂成形术是治疗UPJO 的标准术式，开放手术和腹腔镜手术的成功率均 >90%。随着外科手术机器人的问世并应用，其精细缝合和三维放大术野的特点使得机器人辅助腹腔镜肾盂成形术更具优势，尤其是国产机器人的研发应用为在我国普及推广机器人手术打下了良好的基础并带来广阔前景。

本章作者介绍了应用国内苏州康多机器人公司自主研发的康多内镜手术机器人系统实施肾盂成形术的体会和经验，文笔简洁，步骤清晰，图解优美，值得读者阅读借鉴。

参考文献

[1] 中华医学会小儿外科分会泌尿外科学组. 先天性肾盂输尿管交界处梗阻诊疗专家共识. 中华小儿外科杂志，2018,39(11):804-810.

[2] Kavoussi LR,CA Peters, Laparoscopic pyeloplasty. J Urol, 1993,150(6): 1891-1894.

[3] Adey GS, et al. Fibroepithelial polyps causing ureteropelvic junction obstruction in children. J Urol, 2003,169(5): 1834-1836.

[4] Yang K, et al. A modified suture technique for transperitoneal laparoscopic dismembered pyeloplasty of pelviureteric junction obstruction. Urology, 2015,85(1): 263-267.

[5] Autorino R, et al. Robot-assisted and laparoscopic repair of ureteropelvic junction obstruction: a systematic review and meta-analysis. Eur Urol, 2014,65(2): 430-452.

[6] Masieri, L, et al Robot-assisted pyeloplasty for ureteropelvic junction obstruction: experience from a tertiary referral center. Minerva Urol Nefrol, 2019,71(2): 168-173.

[7] Fan, S, et al. Robot-assisted pyeloplasty using a new robotic system, the KangDuo-Surgical Robot-01: a prospective, single-centre, single-arm clinical study. BJU Int, 2021.

[8] 熊盛炜，贯华，代晓飞，等. 康多内镜手术机器人系统改良离断式"V"型肾盂瓣技术治疗成人马蹄肾合并肾积水 1 例. 泌尿外科杂志 (电子版),2021,13(1):29-31.

[9] 李学松，樊书菠，熊盛炜，等. 国产内镜手术机器人系统在肾部分切除术中的初步临床应用. 中华泌尿外科杂志，2021, 42(5): 375-380.

第 20 章　机器人肾盂成形术（小儿）

周辉霞　李品

> ## 亮点
>
> 本章介绍了应用机器人辅助腹腔镜进行小儿肾盂输尿管连接处梗阻的离断切除，主要内容包括肾盂成形术的手术适应证，术前和手术室准备，穿刺套管摆位和手术入路，手术步骤，并发症防治，以及经验体会等。

一、概　述

肾盂输尿管连接部梗阻（UPJO）是指各种原因引起肾盂与输尿管连接处狭窄导致尿液引流不畅使患者出现各种症状、体征及肾脏功能改变的先天性输尿管异常疾病，其发病率为 $1/（600\sim800）$。治疗方法较多，外科手术目的主要是切除病变部位、解除梗阻、缓解症状和保护肾功能。

随着达芬奇系统的开发与应用，微创手术进入了一个新的时期。该系统具有三维视野、放大的手术区域、7 个自由度的灵巧的机械手、相对少的出血量、手震颤的过滤及减少外科医生疲劳等优点。借助机器人腹腔镜放大的三维视角和相对容易的缝合优势，很多小儿泌尿外科手术能够用机器人开展。2002 年 Gettman 等首次报道了成功应用达芬奇系统进行小儿机器人辅助腹腔镜肾盂成形术，其中包括 9 例儿童。经过 15 余年的发展，国内外陆续有小儿机器人辅助腹腔镜肾盂成形术的报道，机器人辅助腹腔镜肾盂成形术已逐渐成为治疗儿童 UPJO 的方法之一。对于部分输尿管长段狭窄或多次手术失败后的患儿，也可在机器人辅助腹腔镜下行口腔黏膜（唇黏膜、舌黏膜和颊黏膜），阑尾，或者回肠代输尿管等术式，此处仅对标准肾盂成形术进行介绍。

二、手术适应证和禁忌证

小儿机器人辅助腹腔镜肾盂成形术的手术适应证和禁忌证同小儿腹腔镜肾盂成形术。

（一）手术适应证

- 已经被临床认可的适应证。
- 超声检查提示肾盂前后径（APD）> 30mm。
- APD>20mm 伴有肾盏扩张。
- 随访过程中肾功能进行性下降（下降值 > 10%）。
- 随访过程中肾积水进行性增大（增大值 > 10mm）。
- 有症状性肾积水（反复泌尿系统感染、发热、腰痛、血尿等）。
- 利尿性肾核素扫描提示存在梗阻且 $t_{112}>20min$。
- 可作为临床探索性手术适应证。
- 新生儿重度肾积水。肾功能严重损害时，手术医生的技术能力、麻醉、监护和管理条件都具备时可以行手术治疗，以解除梗阻，缓解症状，保护肾功能。
- 手术后复发性肾积水。初次行内镜、开放、腹腔镜或机器人辅助腹腔镜手术后再次梗阻者，如果医生能力具备，可在腔镜下行手术治疗。

（二）手术禁忌证

- 心脏、肝脏和肺等脏器功能异常。
- 患者营养状况差、不能耐受麻醉手术。
- 不能耐受气腹者。

三、具体案例

（一）简要病史资料

患儿男性，2 个月 25 天，主因发现左肾积水 1 个月余入院，体格检查及实验室检查无明显异常。泌尿系统 B 超提示左肾肾盂分离 3.3cm，右肾肾盂分离 0.5cm。MRI 提示左肾盂、肾盏重度积水，肾盂输尿管连接处狭窄（图 20-1）。核医学检查提示 GFR 96.5mL/min，其中左肾 GFR 47.1mL/min，右肾 GFR 49.4mL/min。

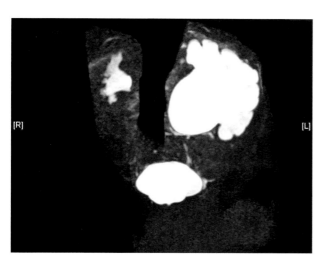

图 20-1 磁共振泌尿系水成像（MRU）

四、术前准备和手术室准备

1. 术前准备

（1）术前全面评估患儿的全身状况，了解心脏、肺、肝脏、肾脏等重要脏器的功能情况，明确有无合并其他脏器相关畸形及手术禁忌证。

（2）常规影像学检查包括肾脏 B 超和磁共振泌尿系统水成像（MRU）了解肾积水程度和明确梗阻部位，利尿性肾动态显像（ECT）评估双肾分肾功能，排泄性膀胱尿道造影排除膀胱输尿管反流。

（3）纠正贫血、低蛋白血症和水电解质酸碱代谢失衡，改善患儿的营养状况。

（4）术前尿常规发现感染者需行尿培养及药敏试验，并使用敏感抗生素。

（5）术前 1d 进食无渣流质饮食，术前一晚及手术当天回流洗肠。术前留置胃肠减压管、导尿管。术前 1d 预防性应用抗生素。

（6）所有腹腔镜肾盂成形术术前都需做好中转开腹准备，术前向患者及家属说明中转开腹的可能性。

2. 手术室准备

（1）患者体位。气管插管，给予复合静脉全身麻醉，常规监测呼气末 CO_2 浓度。患儿取健侧卧位，患侧垫高 45°～60°，用胶布或绷带固定，尽可能靠近手术床边缘。受力部位用棉垫衬垫，温毯必要时采用暖风机保温。CO_2 气腹压力建议维持在 8~10mmHg，新生儿建议在 6~8mmHg（1mmHg ≈ 0.133kPa），应避免较大幅度的气腹压力变化（图 20-2）。

（2）Trocar 的位置及手术入路。术前留置尿管或胃管（根据术中情况），经脐（或脐周）置入 8.5mm（>10 岁或体型较大者可采用 12mm）镜头（30° 朝上），建立气腹，维持气腹压力在 8~14mmHg，直视下于耻骨联合上缘与

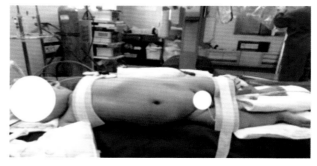

图 20-2 患儿体位

腹横纹交叉处置入一8mm或5mm的操作通道（机械臂），健侧腹横纹线上距1号臂3cm处置入一5mm或3mm的辅助孔（依术者操作习惯而定）操作通道（术中缝针进出均经辅助通道完成，缝针均掰成雪橇状，即针尖稍微有点弧度，除针尖外其余部分基本是直的，这样既方便缝合又能顺利地从辅助通道进出），术中根据具体情况及助手与主刀医生操作习惯选择适当的型号及位置增加辅助操作通道。剑突下置入一5mm或8mm的操作通道（机械臂），两机械臂间距离不小于6cm（两机械臂操作孔与镜头孔的距离基本保持相等）。各操作通道均用2-0慕丝线缝合固定，通道置入腹腔长度以通道末端粗黑标记线刚好进入腹腔为准。将各操作通道与机械臂对接，气腹管进气更换至辅助孔，腹腔镜镜头30°朝下（图20-3）。

（3）机器人手术布局。术者坐于手术操控台进行操作，助手站立于患者健侧（图20-4）。

（三）手术步骤

1. 手术入路

根据肾脏周边解剖结构特点，右侧手术一般采用结肠旁途径，左侧手术时，若扩张的肾盂中线超出左侧降结肠，可采用肠系膜途径，反之则行结肠旁途径。

2. 手术步骤

第1步，打开结肠外侧腹膜，用电剪刀切开结肠外侧腹膜（图20-5），将结肠推向内侧（结肠旁途径）；或沿肠系膜下静脉下缘、降结肠内侧缘、精索静脉外侧缘、结肠左动脉上缘无血管区打开肠系膜窗口（左侧肠系膜途径）。

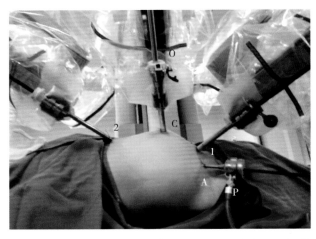

图20-3 Trocar的位置及手术入路。C为镜头孔操作通道；1为1号机械臂操作通道；2为2号机械臂操作通道；A为辅助孔操作通道；P为气腹管与辅助孔连接；O为术中使用电切或电凝时将镜头操作通道侧孔打开，释放烟雾

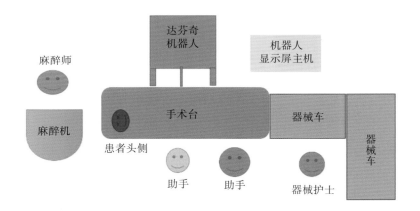

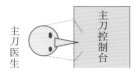

图20-4 机器人手术布局

第 2 步，找到病变输尿管。游离并暴露肾盂及输尿管上段，明确梗阻部位及原因。

第 3 步，弧形裁减扩张的肾盂，切除狭窄段输尿管（图 20-6）。

第 4 步，于输尿管外侧壁纵行剖开约 2.0cm，用 6-0 或 5-0 可吸收线将肾盂最低点与输尿管劈开最低处点对点定位缝合（图 20-7）。

第 5 步，应用免钳夹技术缝合吻合口后壁（图 20-8）。

第 6 步，连续缝合输尿管后壁。

第 7 步，经吻合口顺行置入双 J 管（根据患儿的年龄、身高选择不同的型号）。

第 8 步，连续缝合吻合口前壁及多余的肾盂瓣开口（图 20-9）。

第 9 步，关闭输尿管前壁。

第 10 步，关闭侧腹膜。

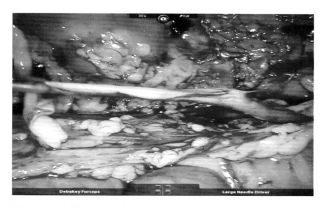

图 20-7　最低点吻合

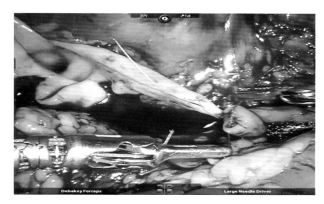

图 20-8　用免钳夹技术吻合输尿管后壁

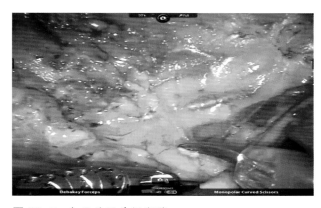

图 20-5　打开结肠外侧腹膜

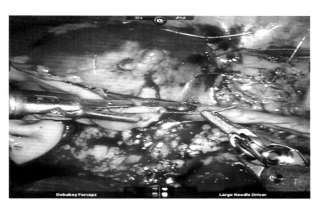

图 20-9　连续吻合输尿管口前壁

四、并发症处理及预防

小儿机器人辅助腹腔镜肾盂成形术的并发症包括机器人辅助腹腔镜手术特有并发症和肾盂成形术相关并发症，并发症及其防治基本类似于小儿经腹腹腔镜肾盂成形术。

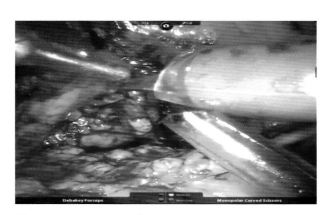

图 20-6　切开扩张的肾盂

（一）小儿机器人辅助腹腔镜手术特有并发症

1. 气腹相关并发症

气腹相关并发症可能出现高碳酸血症或心、肺功能异常。术中严密监测气腹压力，维持在 6~12mmHg。术中保持良好的肌肉松弛度，新生儿和婴幼儿用最低压力状态保持可操作空间，尽量缩短手术时间。手术过程中主刀医生和麻醉师密切合作，婴幼儿病情变化较快，术中应密切观察生命体征变化并及时调整，观察患儿的血气及呼气末二氧化碳分压（$PETCO_2$），尽量不高于 40mmHg，必要时可暂停手术，适当增加潮气量，排除腹腔内残余 CO_2，待恢复正常后再手术。

2. 穿刺相关并发症

小儿腹壁薄、腹腔小，建立气腹或 Trocar 穿刺入腹腔时，可能误伤腹腔内血管及肠管。一旦发现损伤，应及时缝合、修补损伤的血管或肠管。

3. 切口疝及切口感染

切口疝好发于脐窝部位切口，小儿腹壁薄，应全层缝合关闭 ≥ 5mm 的切口以避免术后切口疝的形成，如果发现有切口疝应及时修补。因腔镜手术切口较小，术后发生切口感染的概率很小，如果发现有切口感染应给予定期更换伤口敷料及抗感染治疗。

4. 术中、术后低体温

由于小儿对周围环境耐受性差，散热快，对小于 3 个月的婴幼儿行腹腔镜手术时应注意调高手术室内温度，还可采用温毯、暖风机等保暖措施。冲洗腹腔时要用温生理盐水，术后要注意保暖，以防止术中、术后低体温。

（二）肾盂成形术相关并发症

1. 血　尿

术后血尿多由术后残余血引流或体内支架管刺激所致，一般予以充分补液、多饮水、少活动等保守治疗可好转。如果出血较多应考虑吻合口或肾盂内出血，可适当增加补液量，同时给予止血药物预防或治疗血尿。对肉眼血尿较严重的患儿应密切观察，若出现尿管堵塞应及时冲洗或更换，保持导尿管引流通畅，同时密切监测血红蛋白变化情况，必要时给予输血治疗及再次手术探查出血原因。

2. 腰痛和尿路刺激征

一般为体内支架管刺激或引流不畅所致，给予充足补液量保证尿量及减少活动可缓解症状，必要时可应用抗胆碱能药物，术后 4~8 周拔除双 J 管后可自行缓解。预防措施为术中根据患儿身高选择合适型号及长短的双 J 管保持内引流通畅。

3. 感染和发热

（1）原因：①术前伴有泌尿系统感染的患儿未能彻底控制感染。②术中探查发现梗阻扩张肾盂内有积脓，裁剪肾盂时部分脓液流入腹腔，在气腹高压状态下，部分脓液被腹膜和肠道吸收，导致术中、术后高热，严重者可导致败血症和感染性休克。③术后输尿管内支架压力性膀胱输尿管反流或堵塞，也可增加感染风险；④婴幼儿消化道系统发育不完善，若术后发生较长时间腹胀，容易造成肠道内菌群失调和内毒素吸收，导致败血症。

（2）处理及预防措施。对于术前合并泌尿系统感染的患儿，应当在感染控制之后再行手术治疗。建议术中裁剪肾盂前采用长穿刺针经皮将肾盂内积液抽吸干净避免术中裁剪肾盂时肾盂内积液流入腹腔，可减少术后发热、感染的概率。

一旦发生感染和发热，宜积极行抗感染治疗，同时寻找原因，根据尿液及分泌物培养结果选择敏感抗生素，积极预防和尽早处理婴幼儿的感染性休克。术后早期留置导尿管，保持膀胱低压状态。

4. 肾周积液

原因为尿液渗漏或肾周出血积聚在肾周未能及时引流至体外，若积液持续存在，可能会引起感染，影响吻合口愈合并引起肾周粘连，患儿可有间断发热、腰部胀痛等不适。如果症状不明显可保守观察治疗，如果症状持续存在或反复发热难以控制可行肾周穿刺，视情况决定是否留置肾周引流管和行肾周冲洗，若感染和粘连严重，还应在腹腔镜下清扫粘连的筋膜组织，并使用甲硝唑溶液冲洗肾周，术后可留置肾周引流管。

5. 吻合口尿漏

为肾盂成形术后最常见的并发症，原因通常为腹腔镜下吻合不够严密，术后吻合口水肿消退尿液外渗，或者内支架堵塞、移位。良好的腹腔镜下吻合技术、通畅的内支架引流、留置导尿管保持膀胱低压引流防止逆流等可减少尿漏的发生。一般保持腹腔引流管通畅，延迟拔除引流管可治愈，如果术后尿漏持续存在，应考虑有无输尿管堵塞及支架管移位的可能，必要时行内支架管更换或肾造瘘术，并加强营养，促进伤口愈合，一般 1~2 周后均可好转。

6. 吻合口狭窄

通常出现于术者早期学习曲线阶段，原因包括缝合技术不熟练，没有采用输尿管纵切横缝原则，术后引流不畅引起反复泌尿系统感染、吻合口水肿、缺血、炎性增生；此外，输尿管神经及平滑肌细胞异常导致输尿管平滑肌不能正常收缩，蠕动力减弱，尿液输送受阻，亦可引起再次梗阻。因此，娴熟的缝合技巧，避免缝合过程中对吻合口组织的钳夹与牵拉，采用纵切横缝原则确保宽敞通畅、血运良好、无张力吻合等，均可减少吻合口再狭窄风险。

7. 乳糜尿或淋巴漏

原因是术中损伤肾周淋巴管。一般给予禁食、水 1~2 周，静脉营养支持治疗可好转。

8. 麻痹性肠梗阻

可能原因有：①因术中渗出较多及气腹压力的影响，术后胃肠功能恢复较慢；②吻合口尿外渗至腹腔内，若腹腔引流不通畅尿液滞留于腹腔内会导致尿源性腹膜炎。给予禁食、水，胃肠减压，肠外营养支持治疗，同时注意防止水、电

解质紊乱，一般可自行缓解。

9. 术中十二指肠损伤

术中十二指肠损伤较少见，一般发生于再次手术或因炎性渗出粘连分离困难时，若术中及时发现可用 6-0 可吸收线在腔镜下直接缝合。预防措施为在行右侧肾盂成形术时应小心谨慎，避免超声刀误伤或余热烫伤肠管，特别对于年龄较小、手术操作空间较小的患儿。

10. 肾蒂血管损伤

肾蒂血管损伤是肾盂成形术较严重的并发症，通常见于再次手术时，因瘢痕粘连严重，解剖位置变异，分离困难。如果术中损伤肾蒂血管应沉着应对，找到出血点，并向血管两侧充分游离，用肾蒂血管钳阻断后用 6-0 可吸收线缝合，必要时需及时中转开放手术止血。

11. 迟发性十二指肠瘘

（1）原因。此类并发症发生的原因可能是术中使用超声刀余热烫伤，术中未发现明确的十二指肠破裂口。如果术后 1 周患儿出现高热、腹痛症状，排除其他原因后可行消化道造影明确诊断，如果为十二指肠瘘可行鼻肠管越过十二指肠瘘口及肠外营养支持治疗，等待伤口自行愈合。十二指肠损伤在临床上非常少见，迟发性十二指肠瘘更加少见，容易漏诊，此类并发症一旦发生，应当高度重视，及时、正确处理，多科联合治疗，否则容易导致严重并发症甚至死亡。

（2）预防。术者使用超声刀时应尽可能远离十二指肠，增强肠管保护意识，可避免此类并发症的发生。

五、经验与教训

• 肾盂游离应充分，可以减少吻合口的张力，上段输尿管的游离应尽可能少，尽量减少达芬奇机器人系统器械对输尿管直接的钳夹，保护好输尿管血供。

- 第一针缝合至关重要，如果将肾盂输尿管完全离断后再吻合，容易发生输尿管扭曲，因此术中要准确判断肾脏轴的方向，在肾盂最低点的肾盂瓣下角与纵行劈开的输尿管外侧壁进行吻合。

- 宜选用非自动归位型持针器，方便调整持针角度，后壁采用连续缝合。每2针锁边1次，防止收线过紧导致吻合口狭窄或收线过松导致吻合口尿漏。

- 双J管的放置。推荐在吻合口后壁缝合后直接经吻合口顺行放置双J管。

专家点评

　　肾盂输尿管连接部梗阻畸形是小儿较常见的先天性疾病，常影响小儿的患肾功能和发育。及时明确诊断、有效解除梗阻和保护肾功能是治疗肾盂输尿管连接部梗阻的正确方法。

　　随着机器人手术系统的引入，临床上越来越多的医疗中心应用机器人辅助腹腔镜实施肾盂输尿管连接部梗阻段切除和肾盂成形术。本章作者是国内做此类手术最多的专家之一，有着丰富的临床经验和体会。读者仔细阅读本章节可以从许多细节上汲取到有益信息和经验，获得启发和思考，从而提高自己的手术技术。

参考文献

[1] Nguyen HT, Kogan BA. Upper urinary tract obstruction: experimental and clinical aspects. Br J Urol, 1998, 81(2): 13-21.

[2] 李学松, 杨昆霖, 周利群. IUPU 经腹腹腔镜肾盂成型术治疗成人肾盂输尿管连接处梗阻 (附视频). 现代泌尿外科杂志, 2015, 6:369-372.

[3] Cao H, Zhou H, Liu K, et al. A modified technique of paraumbilical three-port laparoscopic dismembered pyeloplasty for infants and children. Pediatr Surg Int, 2016, 32(11):1037-1045.

[4] Casale P, Kojima Y. Robotic-assisted laparoscopic surgery in pediatric urology: an update. Scand J Surg, 2009, 98:110-119.

[5] Cundy TP, Shetty K, Clark J, et al. The first decade of robotic surgery in children. J Pediatr Surg, 2013, 48:858- 865.

[6] Gettnmn MT, Neururer R, Bartsch G, et a1. Anderson-Hynes dismembered pyeloplasty performed using the da Vinci robotic system. Urology, 2002, 60:509-513.

[7] 黄格元, 蓝传亮, 刘雪, 等. 达芬奇机器人在小儿外科手术中的应用 (附 20 例报告). 中国微创外科杂志, 2013, 13(1):4-8.

[8] 吕逸清, 谢华, 黄轶晨, 等. 机器人辅助腹腔镜下儿童肾盂成形术的初步探讨. 中华泌尿外科杂志, 2015, 36(10):721-725.

[9] 曹华林, 周辉霞, 马立飞, 等. 婴幼儿隐藏切口法机器人辅助腹腔镜肾盂输尿管成形术. 微创泌尿外科杂志, 2017, 6(2):74-77.

[10] Hong YH, DeFoor WR Jr, Reddy PP, et al. Hidden incision endoscopic surgery (HIdES) trocar placement for pediatric robotic pyeloplasty: comparison to traditional port placement. J Robot Surg, 2017.

[11] Yiee J, Wilcox D. Management of fetal hydronephrosis. Pediatr Nephrol, 2008, 23(3):347-353.

[12] Buffi N M, Lughezzani G, Fossati N, et al. Robot-assisted, Single-site, Dismembered Pyeloplasty for Ureteropelvic Junction Obstruction with the New da Vinci Platform: A Stage 2a Study. Eur Urol, 2015, 67(1):151-156.

[13] 黄澄如. 实用小儿泌尿外科学. 北京：人民卫生出版社, 2006:209-213.

[14] Matsui F, Shimada K, Matsumoto F, et al. Late Recurrence of Symptomatic Hydronephrosis in Patients With Prenatally Detected Hydronephrosis and Spontaneous Improvement. J Urol, 2008, 180(1):322-325.

[15] Chertin B, Pollack A, Koulikov D, et al. Conservative Treatment of Ureteropelvic Junction Obstruction in Children with Antenatal Diagnosis of Hydronephrosis: Lessons Learned after 16 Years of Follow-Up. Eur Urol, 2006, 49(4):734-739.

[16] Eskild-Jensen A, Munch J, gensen T, et al. Renal function may not be restored when using decreasing differential function as the criterion for surgery in unilateral hydronephrosis. BJU Int, 2003, 92(7):779-782.

[17] Bowen DK, Yerkes EB, Lindgren BW, et al. Delayed Presentation of Ureteropelvic Junction Obstruction and Loss of Renal Function After Initially Mild (SFU Grade 1-2) Hydronephrosis. Urology, 2015, 86(1):168-170.

[18] Chertin B, Rolle U, Farkas A.Does delaying pyeloplasty affect renal function in children with a prenatal diagnosis of

pelvi-ureteric junction obstruction. BJU Int, 2002, 90(1): 72-75.

[19] Babu R, Rathish VR, Sai V. Functional outcomes of early versus delayed pyeloplasty in prenatally diagnosed pelvi-ureteric junction obstruction. J Pediatr Urol, 2015, 11(2):61-63.

[20] Suda K,Koga H,Okawada M,et al.The effect of preoperative urinary tract infection on postoperative renal function in prenatally diagnosed ureteropelvic junction obstruction: Indications for the timing of pyeloplasty. J Pediatr Surg, 2015, 50(12):2068-2070.

[21] 林松，周辉霞，陈海涛．产前检出肾积水手术时机与指征的探讨．发育医学电子杂志，2016, 2:68-71.

[22] 文建国．新生鼠输尿管不全性梗阻后肾盂压力和肾脏形态变化的观察．中华小儿外科杂志，2002, 23(4):344-345.

[23] McCann ME, Bellinger DC, Davidson AJ. Clinical research approaches to studying pediatric anesthetic neurotoxicity. Neurotoxicology, 2009, 30(5):766-771.

[24] Davidson AJ, Disma N, de Graaff JC, et al. Neurodevelopmental outcome at 2 years of age after general anaesthesia and awake-regional anaesthesia in infancy (GAS): an international multicentre, randomised controlled trial. England:Lancet, 2016, 387(10015):239-250.

[25] Rosen S, Peters CA, Chevalier RL, et al. The Kidney in Congenital Ureteropelvic Junction Obstruction: A Spectrum From Normal to Nephrectomy. J Urol, 2008, 179(4):1257-1263.

[26] 周利群，张仲一，李学松，等．经腹腹腔镜经肠系膜入路复发性肾盂输尿管连接部狭窄再成型术的可行性分析（附5例报告）．北京大学学报（医学版），2011, 4:540-543.

[27] Nishi M, Tsuchida M, Ikeda M, et al. Laparoscopic pyeloplasty for secondary ureteropelvic junction obstruction: Long-term results. Int J Urol, 2015, 22(4):368-371.

[28] Basiri A, Behjati S, Zand S, et al. Laparoscopic Pyeloplasty in Secondary Ureteropelvic Junction Obstruction after Failed Open Surgery. J Endourol, 2007, 21(9):1045-1052.

[29] Yang K, Yao L, Li X, et al. A Modified Suture Technique for Transperitoneal Laparoscopic Dismembered Pyeloplasty of Pelviureteric Junction Obstruction. Urology, 2015, 85(1):263-267.

[30] Zhu H, Shen C, Li X, et al. Laparoscopic Pyeloplasty: A Comparison between the Transperitoneal and Retroperitoneal Approach during the Learning Curve. Urol Int, 2013, 90(2):130-135.

[31] 袁平成，郭刚，马鑫，等．不同途径腹腔镜肾盂成形术的术式选择与疗效比较．中华腔镜外科杂志（电子版),2014,7(6):17-20.

[32] Hanske J, Sanchez A, Schmid M, et al. Comparison of 30-day perioperative outcomes in adults undergoing open versus minimally invasive pyeloplasty for ureteropelvic junction obstruction: analysis of 593 patients in a prospective national database. World J Urol, 2015, 33(12):2107-2113.

[33] van der Toorn F, van den Hoek J, Wolffenbuttel K P, et al. Laparoscopic transperitoneal pyeloplasty in children from age of 3 years: Our clinical outcomes compared with open surgery. J Pediatr Urol, 2013, 9(2):161-168.

[34] Simforoosh N, Tabibi A, Nouralizadeh A, et al. Laparoscopic Management of Ureteropelvic Junction Obstruction by Division of Anterior Crossing Vein and Cephalad Relocation of Anterior Crossing Artery. J Endourol, 2010, 6(2):161-165.

[35] 许凯，张旭，李大登，等．后腹腔镜非离断成形术治疗肾盂输尿管连接处梗阻．临床泌尿外科杂志，2006, 11:827-829.

[36] 张旭，许凯，张军，等．后腹腔镜下 Hellstr(o)m 术治疗异位血管导致的肾盂输尿管连接处狭窄．中华泌尿外科杂志，2007, 28(7):450-452.

[37] Liu D, Zhou H, Chao M, et al. Transumbilical Single-Site Multiport Laparoscopic Pyeloplasty for Children with Ureteropelvic Junction Obstruction in China: A Multicenter Study. J Laparoendosc Adv Surg Tech A, 2017,27(6):655-659.

[38] Jc A, Hynes W. Retrocaval ureter; a case diagnosed preoperatively and treated successfully by a plastic operation. Br J Urol, 1949, 21(3):209-214.

[39] 曹华林，周辉霞，罗小龙，等．非钳夹吻合口风合法在腹腔镜离断式肾盂成形术中的应用．中华小儿外科杂志，2016, 37(2):139-145.

[40] Dy G W, Hsi R S, Holt S K, et al. National Trends in Secondary Procedures Following Pediatric Pyeloplasty. J Urol, 2016, 195(4):1209-1214.

[41] 马立飞，周辉霞，陈绍君，等．儿童腹腔镜肾盂成形术常见并发症的处理和预防．临床泌尿外科杂志，2017, 2:92-96.

[42] Siddaiah A, Ramaswami K, George D, et al. Laparoscopic management of recurrent ureteropelvic junction obstruction following pyeloplasty. Urology Annals, 2015, 7(2):183-187.

[43] 李爱武，张强业，刘洪真．改良离断式肾盂输尿管成形术治疗儿童肾积水．腹腔镜外杂，2011, 6:427-429.

[44] 董莹莹，宋亚宁，李爱武，等．小儿腹腔镜肾盂成形术 343 例临床分析及手术技巧探讨．临床小儿外科杂志，2015, 10(14):377-379.

第21章　机器人输尿管膀胱再植术（小儿）

周辉霞　李品

手术视频

> **亮点**
>
> 本章介绍了应用机器人行输尿管膀胱再植术的适应证、术前准备、手术步骤、并发症防治及经验体会等。

一、概　述

膀胱输尿管反流、梗阻性巨输尿管等是造成儿童反复泌尿系统感染的常见原因。对于高级别反流和梗阻性巨输尿管患儿，进行抗反流的输尿管膀胱再植术可以功能性恢复输尿管膀胱连接部的正确结构，解除患儿的症状。对于开放式手术、腹腔镜手术和机器人辅助腹腔镜手术的选择，主要取决于患儿的基本情况、医疗中心的设施配备及手术者的经验。目前腹腔镜手术包括腹腔镜气膀胱手术已取得与开放手术相近的成功率，且并发症及术后恢复效果更好。机器人辅助腹腔镜技术的临床应用时间尚短，目前报道的临床疗效也与开放手术接近，但尚缺乏高质量的前瞻性研究证实。目前，由于器械大小及儿童腹腔内操作空间所限，机器人辅助腹腔镜输尿管膀胱再植术多采用膀胱外入路的 Lich-Gregoir 术式，该术式的主要优势是无需打开膀胱，不改变输尿管正常的解剖走形，并能获得良好的抗反流效果。现将本术式介绍如下。

二、手术适应证和禁忌证

（一）手术适应证

- 各种原因所致的盆腔以下的输尿管狭窄或闭锁性梗阻（病变段 ≤ 3cm）：先天性输尿管狭窄，医源性创伤性狭窄，炎性或结核性狭窄。
- 输尿管异位开口，输尿管囊肿，部分梗阻性巨输尿管患儿。
- 保守治疗或内镜治疗失败后输尿管狭窄结石。
- Ⅳ ~ Ⅴ级膀胱输尿管反流。

（二）手术禁忌证

- 输尿管下端肿瘤或膀胱肿瘤引起的输尿管连接部梗阻。
- 神经源性膀胱功能障碍和泌尿系统感染术前必须给予相应治疗。
- 膀胱容量过小是相对手术禁忌证。

三、具体案例

（一）简要病史资料

患儿男性，2岁2个月，主因发现右肾积水2年余入院。体格检查无明显异常。血常规：白细胞 5.65×10^9/L，红细胞 3.7×10^{12}/L，血红蛋白 101.0g/L，C反应蛋白 16.0μg/L；尿常规：白细胞总数 1.6×10^9/L，细菌 538.4/μL；生化检查：肌酐 36.9μmol/L，尿素氮 3.81mmol/L。影像学检查：泌尿系统 MRI 提示右侧肾盂输尿管全程扩张积水；超声提示右肾肾盂分离 1.8cm，输尿管末端囊肿（图 21-1）；泌尿系统造影提示膀胱形态规则，未见输尿管反流。诊断为：①右侧肾盂输尿管积水；②右侧输尿管末端囊肿。

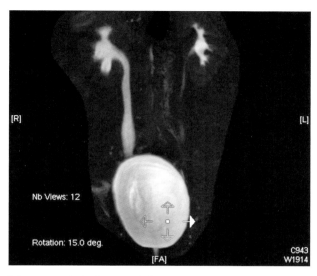

图 21-1　患者的 MRI 结果

（二）术前准备和手术室准备

1. 术前准备

（1）实验室检查，包括血尿常规、肝肾功能、电解质、出凝血功能等，术前尿常规显示感染者需行尿培养和药敏试验，并使用敏感抗生素。

（2）影像学检查，包括泌尿系统 B 超和磁共振泌尿系统水成像（MRU），以了解肾积水程度，明确梗阻部位；利尿性肾动态显像（ECT）评估双肾分肾功能；排泄性膀胱尿道造影了解膀胱输尿管反流级别。

（3）对于膀胱输尿管反流患儿术前还需要行尿流动力学检查，同时需要排除继发性膀胱输尿管反流。

（4）术前一晚及手术当天对患儿回流洗肠。术前留置胃肠减压管、导尿管、肛管等可不纳入常规术前准备范畴，主要依据术者和所在单位的习惯而定。

（5）术前半小时预防性应用抗生素。

2. 手术室准备

（1）患者体位。采用气管插管复合静脉全麻，常规监测呼气末 CO_2 浓度。患儿取截石位。

（2）穿刺套管摆位（图 21-2）。

（3）机器人床旁车定泊（图 21-3）。

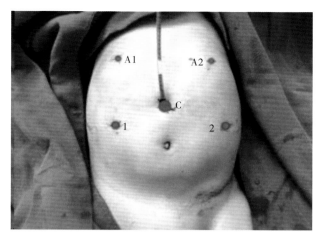

图 21-2　穿刺套管摆位：C 为目镜通道，1、2 分别为机械臂通道，A1、A2 为辅助孔通道

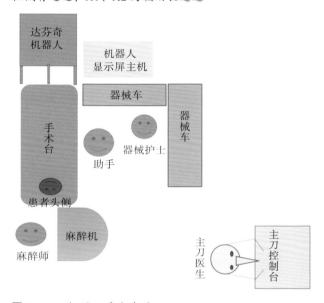

图 21-3　机器人手术布局

（三）手术步骤

1. 手术入路

一般采用经腹腔入路。术前可留置双 J 管，以利于术中定位输尿管。

2. 具体步骤

第 1 步，打开侧腹膜，定位输尿管。首先暴露出两侧的海式三角，于髂外动脉搏动处打开侧腹膜，找到跨过髂外动脉的输尿管，沿输尿管尽可能向下游离至输尿管膀胱交界部，充分显露输尿管狭窄处（图 21-4）。男性患儿注意保护输精管。

第2步，游离输尿管，游离过程中避免钳夹肠管（图21-5）。

第3步，建立膀胱黏膜下隧道。向膀胱注入60mL生理盐水使膀胱保持轻度充盈。量5cm丝线作为标记（图21-6），于膀胱侧后壁做一长约5cm的切口，切开膀胱浆肌层至膀胱黏膜下层，向两侧潜行分离显露膀胱黏膜，直至输尿管膀胱交界处（图21-7）。

第4步，膀胱尿道成形。于输尿管膀胱连接处离断输尿管，切除末端输尿管囊肿，修剪输尿管远端至正常大小，适当扩大该交界处膀胱黏膜裂口，用6/0可吸收线将修剪后的输尿管与膀胱黏膜裂口缝合固定，完成后壁吻合后留置双J管，继续完成前壁吻合（图21-8）。

第5步，包埋隧道。间断缝合切开的膀胱浆肌层，包埋输尿管于膀胱肌层下，形成黏膜下隧道（图21-9）。

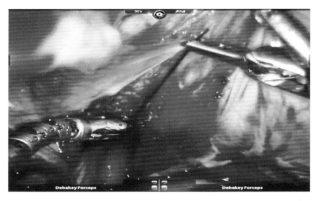

图 21-6　量取逼尿肌隧道长度

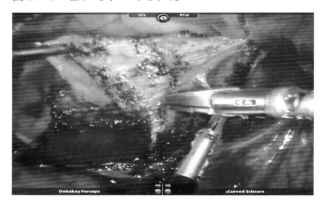

图 21-7　建立膀胱黏膜下隧道

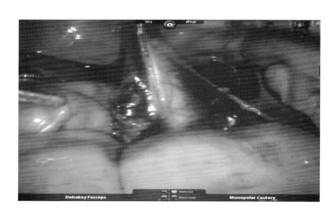

图 21-4　定位输尿管

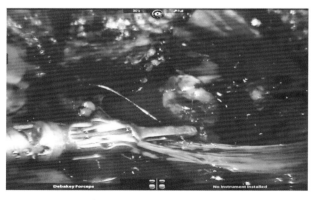

图 21-8　输尿管膀胱壁吻合

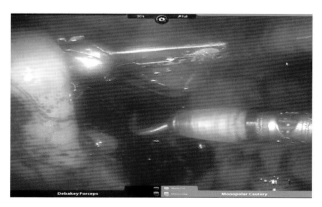

图 21-5　游离输尿管

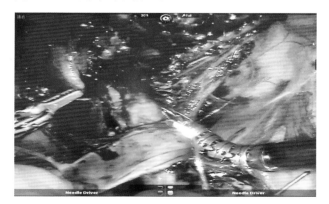

图 21-9　包埋隧道

第 6 步，吻合完毕行膀胱注水试验，检查有无渗漏；用可吸收线连续缝合关闭膀胱侧壁处的腹膜和盆腔段输尿管周围的腹膜。移除机械臂，放置引流管，缝合皮肤切口。

（四）术后处理

（1）手术结束，患儿麻醉清醒后将其送回病房监护，密切观察生命体征、尿量及腹腔引流情况，确保尿管及腹腔引流管通畅，根据腹腔引流量及超声复查情况适时拔除腹腔引流管，术后 1 周拔除导尿管。

（2）术后 4~6 周膀胱镜下取出双 J 管。

（3）术后长期随访，术后 3~6 个月复查 B 超、肾图、排泄性膀胱尿道造影。

▌三、并发症处理及预防

机器人辅助腹腔镜输尿管膀胱再植术的并发症包括腹腔镜手术特有并发症和输尿管再植术相关并发症。

（一）腹腔镜手术特有并发症

1. 气腹相关并发症

患儿可能出现高碳酸血症或心、肺功能异常，术中应严密监测气腹压力，维持在 6~12mmHg，术中保持良好的肌肉松弛度，新生儿和婴幼儿用最低压力状态保持可操作空间，尽量缩短手术时间。手术过程中术者和麻醉师密切合作，婴幼儿病情变化较快，术中应密切观察生命体征变化并及时调整，密切观察患儿的血气值及呼气末二氧化碳分压（ PETCO$_2$ ），尽量不高于 40mmHg，必要时可暂停手术，适当增加潮气量，排除腹腔内残余 CO$_2$，待恢复正常后再手术。

2. 穿刺相关并发症

小儿腹壁薄，腹腔小，建立气腹或 Trocar 穿刺入腹腔时，可能误伤腹腔内血管及肠管。一旦发现损伤，应及时缝合、修补损伤的血管或肠管。

3. 切口疝及切口感染

切口疝好发于脐窝部位切口，小儿腹壁薄，应全层缝合关闭长度 ≥ 5mm 的切口，避免术后切口疝的形成，如发现有切口疝应及时修补。因腔镜手术切口较小，术后发生切口感染的概率很小，如果发现有切口感染应给予定期更换伤口敷料及抗感染治疗。

4. 术中、术后低体温

由于小儿对周围环境的耐受性差，散热快，对小于 3 个月的婴幼儿行腹腔镜手术治疗时，应注意调高手术室内温度，还可采用温毯、暖风机等保暖措施。冲洗腹腔时要用温生理盐水，术后要注意保暖，以防止术中、术后低体温。

（二）输尿管膀胱再植术相关并发症

1. 出　血

虽然术中大出血是输尿管手术中较少见的并发症，但是输尿管与髂血管关系密切，在术中随时要特别注意保护，通常不需要打开血管鞘。术中出血通常能够及时发现和处理，必要时可增加气腹压，及时中转为手辅助或开放手术。

2. 尿外渗或尿漏

如果术中吻合距离较长，术后短期内出现少量尿外渗较为常见。应保持腹腔引流管以及导尿管引流通畅，加强抗感染，延迟拔管时间。术后怀疑出现尿漏时，应首先确定导尿管、术区引流管及双 J 管的位置及通畅情况。如果已形成尿性囊肿，则需要重新放置引流管，保持尿管通畅，使膀胱处于低压状态。拔除尿管的时间应晚于引流管。尿外渗或尿漏通常与吻合口张力大有关，所以术中应尽可能做到无张力吻合。然而，机器人手术缺乏力反馈，吻合口的张力大小大部分是通过视觉来判断的，强行吻合容易引起术后继发梗阻、尿漏，导致再次手术率增加。

3. 腰痛和尿路刺激征

一般考虑为体内支架管刺激或引流不畅所致，及时行B超、腹部平片检查了解有无支架管堵塞或移位情况。给予充足补液量保证尿量及减少活动可缓解上述症状，必要时可应用抗胆碱能药物缓解或更换内支架管，术后4~6周拔除双J管后可自行缓解。预防措施为术中根据患儿身高选择合适型号及长短的双J管以保持内引流通畅。

4. 吻合口狭窄

通常与吻合口水肿、坏死或输尿管扭曲、成角有关。因此术中无张力吻合非常重要，并且要尽可能保护好输尿管的血运。处理此类并发症时应根据具体情况选择腔内扩张或内切开，必要时再次行尿路重建手术。

5. 反流

膀胱黏膜下隧道长度应为输尿管直径的5倍左右才能获得满意的抗反流效果。应根据反流级别进行相应处理，必要时需要通过手术再次延长隧道长度。

四、经验与教训

• 需游离足够长度的输尿管，以充分去除输尿管病变，尽可能保证输尿管和膀胱的无张力吻合。

• 由于机器人手术缺乏力反馈，应避免过多地钳夹输尿管组织，尽可能保留输尿管周围的组织和血供。行输尿管膀胱再植术时注意保持对称缝合，防止输尿管扭转或成角。

• 输尿管在排空状态下如果直径超过1.5cm，应裁剪，否则很难建立抗反流结构。裁剪可在机器人下或脱出体外进行，根据裁剪范围确定。

• 膀胱黏膜下隧道长度一般在膀胱内注射生理盐水60mL后量出5cm，可获得满意的抗反流效果。

专家点评

临床上对于造成儿童反复泌尿系统感染和功能障碍的膀胱输尿管高级别反流、梗阻性巨输尿管等需施行抗反流的输尿管膀胱再植术，以恢复输尿管膀胱连接部的功能性结构，解除症状，保护患儿的正常成长发育。

应用机器人手术系统行小儿输尿管膀胱再植术时，因患儿的年龄和身材均小，组织菲薄，机器人系统的机械臂显得偏大，在穿刺套管摆位、术中器械移动解剖分离、扩张积水的巨输尿管壁的裁剪缝合方面都有其特点和技巧，本章作者对比进行了详细的介绍。

参考文献

[1] Smith KM, Shrivastava D, Ravish IR, et al. Robot-assisted laparoscopic ureteroureterostomy for proximal ureteral obstructions in children. Netherlands : Journal of Pediatric Urology,2009, 5:475-479.

[2] Casale P, Patel RP, Kolon TF. Nerve sparing robotic extravesical ureteral reimplantation. The United States : Urology,2008,179:1987-1989.

[3] Sorensen MD, Delostrinos C, Johnson MH, et al. Comparison of the learning curve and outcomes of robotic assisted pediatric pyeloplasty. The United States : Urology,2011,185(Suppl.):2517-2522.

[4] Chalmers D, Herbst K, Kim C. Robotic-assisted laparoscopic extra-vesical ureteral reimplantation: an initial experience. Netherlands : Journal of Pediatric Urology,2012, 8:268-271.

[5] Jeong W, Rha KH, Kim HH,et al. Comparison of laparoscopic radical nephrectomy and open radical nephrectomy for pathologic stage T1 and T2 renal cell carcinoma with clear cell histologic features: a multiinstitutionalstudy. The United States : Urology,2011,77: 819-824.

[6] Akhavan A, Avery D, Lendvay TS. Robot-assisted extravesical ure-teral reimplantation: Outcomes and conclusions from 78 ureters. Netherlands : Journal of Pediatric Urology,2014, 10:864-868.

[7] Braga LH, Pace K, DeMaria J,et al. Systematic review and meta-analysis of robotic-assisted versus conventional

laparoscopic pyeloplasty for patients with ureteropelvic junction obstruction: effect on operative time, length of hospital stay, postoperative complications, and success rate. Netherlands: European Urology, 2009,56: 848-857.

[8] Marchini GS, Hong YK, Minnillo BJ, et al. Robotic assisted laparoscopic ureteral reimplantation in children: case matched comparative study with open surgical approach.The United States :Urology,2011,185:1870-1875.

[9] Grimsby G, Dwyer M, Jacobs M, et al. Multi-institutional review of outcomes of robotic assisted extravesical ureteral reimplantation. The United States :Urology,2015,193:1791-1795.

[10] Dangle PP, Shah A, Gundeti MS. Robotic assisted laparoscopic ureteral reimplantation - extravesical technique (RALUR-EV). The United Kingdom :BJU International, 2014,114:630-632.

[11] Grimsby G, Dwyer M, Jacobs M, et al. Multi-institutional review of outcomes of robotic assisted extravesical ureteral reimplantation. The United States :Urology,2015,193:1791-1795.

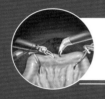

膀胱病变机器人手术

第 5 篇

第22章　机器人辅助保留性功能及尿控功能的根治性膀胱切除术（男性保留前列腺侧包膜法）

黄　健　何　旺　赖义明

手术视频

> **亮点**
>
> 　　本章阐述了机器人保留性功能及尿控功能的根治性膀胱切除术的适应证和禁忌证，术前及手术室准备，详细手术步骤，并发症处理及预防，作者的临床经验与体会等。

一、概　述

　　早在20世纪，已有学者发现男性患者行前列腺癌根治术后会出现勃起功能障碍；1982年Walsh和Donker提出勃起相关盆腔神经丛位于直肠和尿道间，分离前列腺侧韧带时会损伤相关神经丛。随后Schlegel和Walsh提出行前列腺癌根治术时保留性神经有助于患者术后恢复性功能。得益于上述现象的发现，1990年Charles等提出保留性神经的根治性膀胱切除术，该研究发现此种手术方式并未影响控瘤效果，且术后患者的性功能恢复满意度明显提高。1999年Spitz等提出在实施根治性膀胱切除原位新膀胱术时，保留前列腺侧叶的神经血管束起到了改善术后勃起及尿控的双重效果。

　　随着医疗器械的发展，目前膀胱癌根治术由传统的开放手术向腔镜时代发展，腔镜手术包括常规腹腔镜及机器人辅助腹腔镜两种，保留性神经的前列腺癌根治术相关研究中，有团队对比了机器人辅助和传统腹腔镜的疗效，结果发现机器人辅助组的性恢复情况更为理想。与传统腹腔镜相比，机器人辅助腹腔镜具有清晰的三维视野

以及灵活、精准的操控机械臂等优势，上述特点进一步推动了保留性神经根治性膀胱切除术的发展。机器人辅助保留性神经膀胱切除术是否更具优势，需要我们进一步探索并提供更加有力的循证医学证据。

二、手术适应证和禁忌证

（一）手术适应证

　　根治性膀胱切除术的基本手术指征包括：

　　• 无远处转移、局部可切除的肌层浸润性膀胱癌（T2~4a，N0~X，M0）。

　　• 高危和极高危组的非肌层浸润性膀胱癌，包括以下几种情况：

　　（1）复发或多发的T1G3（或高级别）肿瘤。

　　（2）伴发CIS的T1G3（或高级别）肿瘤。

　　（3）BCG治疗无效的肿瘤。

　　（4）电切综合征（TUR）和膀胱灌注治疗无法控制的广泛乳头状病变。

　　（5）膀胱非尿路上皮癌。

　　（6）尿路上皮癌伴不良组织学变异亚型。

　　对于保留性功能和尿控功能的根治性膀胱切除术，在满足根治性膀胱切除术的基础上需要符合以下条件：

　　（1）行原位新膀胱手术，如果想保留性功能则术前国际勃起障碍量表（IEEF）评分无严重勃起功能障碍，患者有性需求。

　　（2）排除前列腺癌或术前检查未发现的前列腺癌高发风险，如家族史、前列腺特异性抗原

（PSA）升高、前列腺有可疑结节等。

（3）膀胱肿瘤未明显侵犯膀胱颈、前列腺部尿道或精囊等部位。

（二）手术禁忌证

• 术前发现肿瘤侵犯膀胱颈、前列腺包膜、精囊；合并前列腺癌。

• 盆腔有外科大手术史。

• 术中保留性神经有肿瘤残留风险者。

三、具体案例

（一）简要病史资料

患者男性，60岁，主因排尿困难伴尿频、尿急、尿痛半年余入院。患者半年前无明显诱因出现排尿困难，伴尿频、尿急、尿痛。外院B超结果提示前列腺增生伴钙化，膀胱壁稍增厚，TUR镜检提示膀胱左侧壁可见宽基底菜花样肿物。在外院行手术治疗，术中行电切活检，术后病理结果提示浸润性尿路上皮癌（浸润固有膜，高级别）；术后给予吡柔比星膀胱灌注1次。

体格检查无异常。本次入院后，血常规、肝肾功能和凝血功能未见异常。总前列腺特异性抗原（TPSA）0.56ng/mL。尿脱落细胞学及荧光原位杂交结果（FISH）显示尿液涂片及细胞切片检查见高级别尿路上皮癌细胞。FISH检测3、7、17号染色体CSP位点均异常，提示恶性肿瘤。泌尿系统彩超显示肾脏、输尿管未见明显异常，考虑前列腺增生症伴前列腺钙化斑声像；膀胱右侧叶壁实性结节（大小约4.8mm×3.5mm，其内可见环状回声）。泌尿系统CT平扫+增强+CTU显示膀胱右侧壁增厚（最厚处约11.5mm），增强扫描呈轻度强化，黏膜层连续，浆膜层尚完整，周围脂肪间隙清晰，符合膀胱癌；盆腔未见肿大淋巴结（图22-1）。膀胱MR平扫+动态增强显示膀胱大部分区域呈不均匀增厚，右侧壁最厚处约15.4mm，浆膜层尚完整，盆腔未见明确增大的淋巴结影（图22-2）。

入院后进一步行诊断性TUR手术，术后标本的病理结果提示：①（膀胱后壁肿物）高级别乳头状尿路上皮癌，浸润黏膜固有层；②（膀胱右侧壁可疑病变黏膜）高级别尿路上皮癌，浸润黏膜固有层；③（膀胱颈可疑病变组织）黏膜组织呈慢性炎症，伴坏死，未见癌；④（膀胱左侧

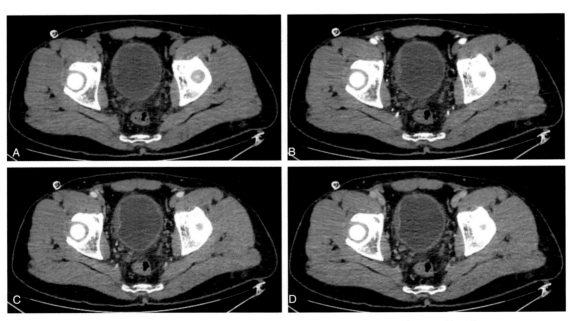

图22-1 术前泌尿系CT平扫+增强。A. CT平扫。B. 动脉期。C. 静脉期。D. 排泄期

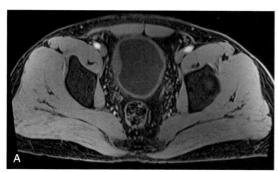
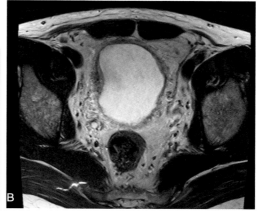

图 22-2　术前膀胱 MR 平扫 + 增强。A. T1 增强。B. T2 增强

壁原电切周围）高级别尿路上皮癌，浸润黏膜固有层；⑤（膀胱左侧壁原电切基底）纤维组织呈慢性炎症，伴坏死，见灶性异型细胞巢，考虑为癌。胸部 CT、腹部 B 超及全身骨扫描未见明显转移征象。初步诊断：①膀胱癌（cT1N0M0，HG）；②前列腺增生。

本病例的手术指征为高危非肌层浸润性膀胱癌，腔内手术无法控制的广泛病变。手术方案为机器人辅助腹腔镜根治性膀胱切除 + 原位回肠新膀胱术（保留前列腺侧包膜法）。

（二）术前准备和手术室准备

1. 术前准备

（1）术前宣教及患者心理准备。术前充分与患者及家属沟通，告知手术治疗的效果、手术风险、术后并发症、术后新膀胱相关护理常识等内容，同时做好术前宣教及患者心理辅导。

（2）重要脏器功能评估及合并症治疗。对于高血压、糖尿病患者，密切监测并使用药物纠正患者的血压、血糖水平；对于术前使用抗凝药物的患者，根据患者情况酌情停用、减量或改用短效抗凝药物；此外，术前可根据患者情况酌情使用治疗性或预防性抗生素。如果有异常应先改善患者的心脏、肺、肝脏及肾脏功能，贫血严重者先行输血治疗，并备血。

（3）饮食及肠道准备。可采用快速康复外

科（ERAS）理念，术前 1d 使用药物导泻，充分补充液体及电解质。术前 6h 内应禁食固态食物，2h 内应禁水。

2. 手术室准备（达芬奇 Si 系统）

（1）患者体位。患者取头低脚高仰卧位，倾斜约 20°，双下肢外展并屈膝，用传统脚部支撑系统固定患者的下肢，床旁机械臂系统位于患者的两腿之间（图 22-3）。

（2）穿刺套管摆位。机器人全膀胱切除手术通常采用 6 个套管操作，包括 1 个镜头孔，2~3 个机械臂操作孔，2~3 个辅助孔。在镜头臂孔道于脐上方 2cm 处置入 12mm 普通腹腔镜套

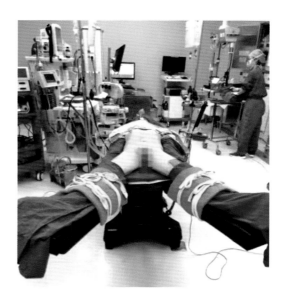

图 22-3　患者体位

管，平脐双侧腹直肌旁距观察孔左右各 8cm（至少 4 横指）处切开皮肤置入 8mm 的机器人专用套管，作为 1、2 号机械臂操作孔。左侧髂前上棘内上 3cm 做一个 10mm 或 5mm 皮肤切口，作为第 3 臂机械臂孔或第 3 辅助孔。右侧髂前上棘内上 3cm 做一个 12mm 皮肤切口作为第 1 辅助孔。脐上位于镜头臂孔道与第 1 机械臂孔道连线中点垂直线上，距第 1 机械臂孔道 8cm 作为第 2 辅助孔。向套管分别置入单极弯剪（第 1 臂孔），Maryland 双极钳（第 2 臂孔），无创环钳或辅助器械（第 3 臂孔或第 3 辅助孔），吸引器或辅助器械（第 1、2 辅助孔），详见图 22-4。

（3）机器人床旁车定泊。机器人手术系统自患者两腿间推入（图 22-5）。

（4）手术器械的准备和对接。

• 手术物品准备：①全膀胱开放手术器械及常规腔镜手术耗材。②机器人器械：30° 镜，0° 镜，单极热剪，双极窗钳或尖头抓钳，大力抓钳，持针器 2 把，机器人金属 8mm 套管 3 个，机器人三维校准器。③机器人耗材：机械臂无菌套 3 个，镜头臂无菌套 1 个，镜头无菌套 1 个，闭孔器 1 个，套管密封帽 3 个，单极热剪防漏电保护帽。

• 机器对接：正确连接机器，调整气腹压力及流速；连接机器人器械，如使用达芬奇 Si 系统，1 号臂单极热剪，2 号臂双极电凝，3 号臂大力

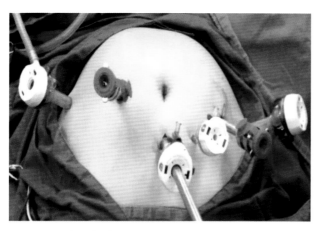

图 22-4 穿刺套管摆位

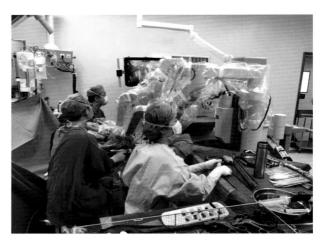

图 22-5 机器人床旁车定泊

抓钳（如使用第 3 臂），经正中套管置入腹腔镜，通过 30° 向上视角分别将器械安置于膀胱上方位置，切换视角至 30° 朝下，连接单极和双极线路。术中需缝扎时传递并从 1 号臂或 1 号、2 号臂更换为持针器。撤机时记录器械使用次数。

（三）手术步骤

1. 患者体位以及主刀医生和助手位置

（1）患者采用仰卧分腿、头低脚高位：双腿分开 110°~120°，头低 20°。

（2）主刀医生位于主控台操作机器人，第 1 助手位于患者右侧，第 2 助手位于患者左侧。

2. 具体步骤

第 1 步，松解粘连的乙状结肠，直至可将乙状结肠向头侧及右侧牵拉暴露。

注意：游离的平面应在后腹膜前方，尽量避免打开后腹膜，以免影响输尿管的暴露。

第 2 步，辨认左侧输尿管。在髂血管分叉处打开后腹膜，显露髂血管，在髂血管表面寻找并辨认输尿管。沿输尿管走行剪开左侧腹膜。在输尿管表面沿输尿管走行向足侧切开后腹膜，至输尿管下段靠近膀胱处。游离左侧输尿管，直至输尿管下段进入膀胱处，注意保护输尿管的血运。

第 3 步，打开左侧髂外动脉鞘，沿髂外动脉向远端游离。沿髂外动脉外侧打开动脉鞘，向脚侧游离至显露输精管及旋髂静脉。双极凝闭止

血后，离断输精管。向内侧及头侧游离髂外静脉。在输精管水平向髂外动脉内侧显露髂外静脉，在髂外静脉内侧向上游离显露髂外静脉内侧至髂血管分叉处。游离髂内动脉及脐血管。向下游离显露髂内动脉及脐动脉。

第 4 步，显露左侧闭孔窝。在髂血管分叉处，髂外静脉内侧游离显露闭孔窝，沿盆壁将包含淋巴结及脂肪的组织向内侧游离。

显露闭孔神经。在髂血管分叉处小心游离显露闭孔神经及闭孔血管。处理此处时注意借助吸引器的钝性牵拉显露，小心操作，避免损伤髂血管分叉及闭孔神经。如果在髂血管分叉处显露闭孔神经困难，也可尝试在下肢侧闭孔神经出盆腔位置显露。显露左侧闭孔血管。将脂肪及淋巴组织向内侧游离，在闭孔神经内侧显露闭孔血管，游离并保留闭孔血管。

注意：在游离困难时，或因损伤闭孔血管导致出血时，可考虑结扎或凝闭闭孔血管。

第 5 步，清扫闭孔及髂内组淋巴组织。提起脐动脉，在脐动脉外侧，整块切除闭孔及髂内组淋巴结和脂肪组织。

第 6 步，清扫髂外组动静脉外侧淋巴组织。在髂外动脉外侧髂血管分叉水平及髂腰肌表面游离脂肪及淋巴组织，外侧显露生殖股神经，远端至旋髂静脉及 Cloquet 淋巴结。清扫髂外动静脉后方及髂静脉分叉处淋巴结。

第 7 步，切开膀胱后方腹膜。向前提起膀胱，在双侧输尿管后方横行剪开腹膜。在脂肪层面向下游离显露精囊及输精管，在靠近精囊处凝闭剪断输精管。

注意：在精囊外侧的精囊动脉，此处常常是引起出血的原因。

第 9 步，向头侧及前方提起双侧精囊，显露后方狄氏筋膜。切开狄氏筋膜进入前列腺后方。保持张力，切开狄氏筋膜，显露狄氏间隙（脂肪层面），紧贴精囊及前列腺向下游离显露前列腺后方。

第 10 步，切开膀胱前方腹膜。向上调转镜头，在脐正中韧带及旁正中韧带汇合处切开腹膜，向下游离至内环口处，显露耻骨后间隙。

此处注意：避免分离时误切进入膀胱腔，违反无瘤原则。

第 11 步，游离耻骨后间隙。继续向下游离，显露耻骨后间隙，直至显露耻骨前列腺韧带及双侧盆底筋膜反折。切开盆底筋膜反折。切开盆底筋膜反折，显露前列腺侧面、尖部及背深静脉复合体以便于缝扎。

注意：在切开盆底筋膜时，尽量选择靠近外侧打开筋膜后再寻找前列腺筋膜与盆壁的间隙，避免过于靠内侧而切破前列腺包膜导致出血。

第 12 步，缝扎阴茎背深静脉复合体并进行前悬吊。用带倒刺缝线缝扎背深静脉复合体2圈，然后缝在耻骨结节上方的骨膜上，收紧缝线后用 Hem-o-Lok 固定，起悬吊作用可避免切断后回缩。

注意：在缝合时请助手协助拔、插尿管以确认没有缝到导尿管。在耻骨结节处悬吊时注意需缝到骨膜上，否则容易撕裂。

第 13 步，离断脐动脉及膀胱后侧血管蒂。使用 Hem-o-Lok 及超声刀离断脐动脉及膀胱后侧血管蒂，同法处理另一侧。

第 14 步，分离前列腺，保留两侧前列腺侧包膜。在膀胱颈水平切开前列腺，寻找并显露前列腺外科包膜，保留前列腺外科包膜，切除前列腺。显露前列腺尖部、离断尿道。显露前列腺尖部，离开尿道前壁，提起导尿管，使用 Hem-o-Lok 夹闭导尿管后将其剪断，使导尿管水囊堵住膀胱颈出口避免尿液流出，然后离断尿道后壁及尿道直肠肌。逆行切除前列腺。向头侧牵引导尿管，用电剪或超声刀游离前列腺后壁，注意保留前列腺侧包膜。

第 15 步，加强后壁。用带倒刺缝线将腹膜及狄氏筋膜缝合在尿道直肠肌断端，既起到后壁加强的作用，又起到缝扎止血的作用。

四、并发症处理及预防

（一）常见并发症

机器人根治性膀胱切除术的常见并发症包括膀胱手术的常见并发症如出血、感染、闭孔神经损伤、直肠损伤、性功能障碍等。术中背深静脉复合体结扎不明确是导致术后出血的最常见原因，应该密切观察引流液情况，记录每小时引流量，通常可以通过牵拉导尿管压迫止血。对于通过牵拉导尿管无法处理的活动性出血，可考虑腹腔镜探查止血。

（二）闭孔神经损伤

对于膀胱尿路上皮癌的腹腔镜手术，需要行常规或扩大的盆腔淋巴结清扫术，闭孔神经在盆腔分布时从骨盆侧壁发出后，在闭孔窝中穿行，与闭孔血管伴行。其解剖位置存在多种变异。在游离闭孔组淋巴结时要特别注意保护闭孔神经，应保持在解剖层面清晰的情况下谨慎分离。术中闭孔神经损伤多为点灼伤，可导致单侧下肢内收障碍，一般营养神经治疗 3 个月左右可恢复。若出现闭孔神经离断，则先用剪刀去除断端的焦痂后，再用血管滑线将两端神经鞘对位缝合。

（三）直肠损伤

直肠损伤常常发生在膀胱及前列腺后面的游离时，因此游离时应将膀胱底向腹壁方向牵拉保持张力，切开 Denovillier 筋膜后钝性分离，并在分离过程中远离直肠，紧贴膀胱及前列腺分离，避免损伤直肠。

五、经验与教训

• 在实施保护性功能和尿控功能的机器人膀胱癌根治性切除手术过程中应注意保护勃起神经、阴茎血供和盆底张力结构等；可选择保留神经血管束（NVB）、保留前列腺外科包膜、保留精囊等术式，结合尿道周围张力结构重建如前悬吊、前路重建、后路重建等方法，可明显促进术后性功能和尿控功能的恢复。

• 就保留完整前列腺外科包膜术式而言，存在前列腺偶发癌残留的风险。笔者在临床实践中发现，单保留前列腺侧包膜而非完整外科包膜可在保留性功能及尿控功能，同时避免肿瘤残留风险之间达到较好的平衡。

• 在保留神经血管束的手术中，建议使用冷刀行筋膜内分离，以保护双侧神经血管束不被损伤，最大限度地保留性功能。

• 通过一些重要解剖标志的辨认和游离可大大提高手术效率和安全性。如清扫闭孔及髂内组淋巴结时可以髂内动脉和脐动脉为标志；可沿盆壁寻找到闭孔神经，或在髂外动脉及髂内静脉的交角处较容易显露闭孔神经；而膀胱后侧血管蒂的离断则以输尿管和精囊作为标志，在输尿管和精囊的后外方进行分离和离断。

专家点评

根治性膀胱切除术已是临床常规术式，但如何在根治性膀胱切除术中既要将膀胱癌灶切除干净，又要最大限度地保护好性功能和尿控功能，在根除肿瘤的同时，使患者术后保持好的生活质量，对手术医生来说，在技术上仍存在很大的挑战性。

本章作者在膀胱癌治疗方面具有丰富的临床经验，尤其在机器人和腹腔镜手术治疗膀胱癌方面开展了许多创新工作。作者在本章中详细叙述了机器人辅助保留性功能及尿控功能的根治性膀胱切除术（男性保留前列腺侧包膜法）的手术步骤和实战技巧，并对如何避免并发症、自己的经验与体会等进行了详细的描述，并展示了手术视频，读者一定可以从中获益。

参考文献

[1] Walsh PC, Donker PJ. Impotence following radical prostatectomy:insight into etiology and prevention. The Journal of urology, 1982, 128(3):492.

[2] Schlegel PN, Walsh PC. Neuroanatomical approach to radical cystoprostatectomy with preservation of sexual function. J Urol, 1987, 138(6):1402-1406.

[3] Brendler CB, Steinberg GD, Marshall FF, et al. Local recurrence and survival following nerve-sparing radical cystoprostatectomy. J Urol, 1990, 144(5): 1137-1141.

[4] Spitz A, Stein JP, Lieskovsky G, et al. Orthotopic urinary diversion with preservation of erectile and ejaculatory function in men requiring radical cystectomy for nonurothelial malignancy: A new technique. J Urol, 1999, 161(6): 1761-1764.

[5] Porpiglia F, Morra I, Lucci CM, et al. Randomised controlled trial comparing laparoscopic and robot-assisted radical prostatectomy. Europ Urol, 2013, 4 (63):606-614.

第23章　机器人根治性膀胱切除术 + 子宫切除术

张雪培　任选义

手术视频

> **亮点**
>
> 本章描述了女性机器人辅助腹腔镜膀胱全切除术（含子宫切除）的手术适应证、操作步骤、并发症防治，以及作者在技术方法上的心得和经验体会，包括不切开盆筋膜的改良技术等。

一、概　述

女性膀胱癌（bladder cancer, Bca）的发病率和致死率均低于男性，男女之间的发病比约为 3:1。女性肌层浸润性膀胱癌（muscle invasive bladder cancer, MIBC）的标准手术方式仍然是开放性根治性膀胱全切除术（open radical cystectomy, ORC），切除范围包括封闭的全膀胱和一小段输尿管、近端尿道、子宫、卵巢、输卵管和阴道穹窿部前壁近端。

1993 年 Sanchez de Badajoz 等首次报道了膀胱癌行腹腔镜下根治性膀胱切除术（LRC）的病例。腹腔镜的高清放大作用使手术野中的解剖结构更清晰，可以精确处理膀胱的血管和神经，彻底清扫盆腔淋巴结，并避免损伤重要的血管、神经和尿道括约肌等结构，且有助于性神经血管束（NVB）的保留。和 ORC 相比，LRC 的切口小，创伤小，出血少，术后患者的疼痛程度轻，康复快。

2003 年 Wolfram 等首次报道了机器人辅助腹腔镜全膀胱切除 + 原位回肠新膀胱术，证明了手术的安全性和有效性。此后，泌尿外科医生开始广泛采用机器人辅助根治性膀胱切除术

（RARC）治疗 MIBC 和高危非肌层浸润膀胱癌（non-muscle invasive bladder cancer, NMIBC）。机器人辅助系统的机械臂非常稳定，过滤掉了人手的细微抖动，而在人手不能到达的空间，灵活的机器腕可将深处狭窄部位的脏器切除和使精细重建手术变得简单易行。

二、手术适应证、切除范围和禁忌证

（一）手术适应证

- 无远处转移、局限性 MIBC（T2~4a，N0~X，M0）。
- 高危 NMIBC（复发或多发的 T1 期高级别肿瘤）。
- 伴发 CIS 的 T1 期高级别肿瘤，或 BCG 治疗无效的 NMIBC。
- 膀胱非尿路上皮恶性肿瘤，如膀胱鳞癌、腺癌、肉瘤等。
- 挽救性膀胱全切除术：非手术治疗无效、保留膀胱治疗后肿瘤复发的 MIBC。

（二）手术切除范围

RARC 的手术切除范围包括膀胱及其周围脂肪结缔组织、输尿管远端，同时行盆腔淋巴结清扫，女性应包括子宫、附件和部分阴道前壁。如膀胱恶性肿瘤已侵犯女性膀胱颈部，或术中冷冻发现切缘阳性，可考虑同期行全尿道切除。对于选择原位新膀胱作为尿流改道术式的患者，应尽可能保留支配尿道的自主神经以改善术后尿控。对于女性患者，保留生殖器官可以缩短手术时间，并改善新膀胱术后尿控，但应在技术

成熟的基础上在器官局限性膀胱癌患者中选择应用。

（三）手术禁忌证

若患者存在以下情况，可能会增加手术风险及难度，建议谨慎选择 RARC。

- 体重指数 >30kg/m^2。
- 非器官局限性膀胱肿瘤，肿瘤浸润周围脏器、大血管甚至腹、盆壁，或已有远处靶器官转移。
- 广泛的盆腔淋巴结肿大。
- 既往有腹腔或盆腔手术史，特别是结直肠手术史。腹部有广泛粘连和（或）多发性、包裹性积液，以及中等量以上腹水。
- 合并严重的心、肺、肝、脑、肾等重要脏器功能障碍，ASA 评分 Ⅳ~Ⅴ 级，不能耐受全麻和手术。
- 未能纠正的凝血机制异常，有严重出血倾向。

▍三、具体案例

（一）简要病史资料

患者女性，73 岁，BMI 23.2 kg/m^2，主因肉眼血尿 4 个月，加重 2 个月入院。表现为全程肉眼血尿，呈洗肉水样，无血块，无腰痛、尿痛，无低热、乏力、食欲缺乏等。在当地医院检查彩色多普勒超声提示膀胱占位，行膀胱镜检病理提示低级别肌层浸润性尿路上皮癌。既往无特殊疾病史。入院后查尿常规隐血（+++），尿液细菌培养（-）；Hb 132g/L，血凝指标正常，血生化显示肝、肾功能和电解质正常，白蛋白 40.8g/L。心电图、胸部 CT、下肢血管彩超等检查未见明显异常。CT 平扫 + 增强结果提示双肾大小、形态和密度未见异常，输尿管未见扩张，膀胱充盈可，膀胱壁不均匀增厚，呈结节样向膀胱内突出，增强后明显强化。CT 增强扫描结果见图 23-1。

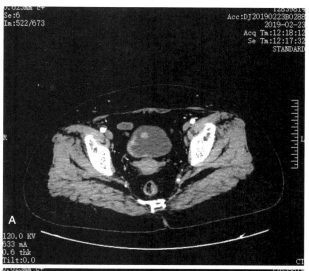
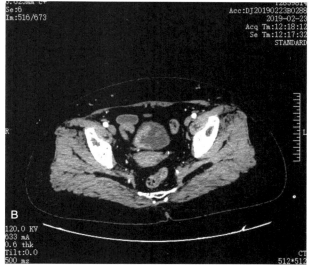

图 23-1 A. CT 提示膀胱多发强化结节。B. CT 提示膀胱壁不均匀增厚

（二）术前准备和手术室准备

1. 术前准备

术前 3d 开始肠道准备，从低渣、半流质饮食过渡到流质和清流质饮食，口服肠道抗菌药物（氧氟沙星片、甲硝唑等）。术前 3d 开始用稀释的碘附溶液冲洗阴道，每天 2 次，告知患者在膀胱癌术后有阴道缩窄可能，或需要补充雌激素或定期行阴道扩张。术前 1d 静脉补液 2 000mL/d，会阴部和腹部备皮。术前一晚及手术当天早晨清洁肠道，留置胃管连接胃肠减压装置。常规备去白红细胞悬液 2U。

2. 手术室准备

（1）麻醉方式和患者体位。静脉吸入复合气管插管全身麻醉。患者先取平卧位，双上肢内收于躯干两侧，肩部放置挡板和软垫。患者下肢半截石位，腿部放置于马镫上，髋关节屈曲最小，膝关节弯曲30°，双腿伸展以适应机器人手术系统的进入。腹部和会阴部术区消毒、铺巾。阴道内碘附消毒，塞入半干的碘附纱布团有助于术中判定阴道后穹窿位置，还可防止切开阴道壁后的气腹漏气。常规留置尿管，气囊注水10mL。麻醉诱导期预防性静脉应用抗菌药物，手术时间如果超过2h则加用1次。吡柔比星30mg溶于5%葡萄糖溶液50mL，于手术开始时膀胱内保留灌注。

（2）气腹的建立、穿刺套管的分布及机器人操作系统的对接。于脐上方弧形切开皮肤10mm，用两把布巾钳于切口两侧提起，持Veress气腹针垂直于皮肤穿刺，突破腹壁各层后进入腹腔。将Veress针连接气腹管充入CO_2气体，气腹压力设定为14mmHg。充气过程中观察气腹机流量和气腹压变化，叩诊肝区或脾区。气腹建立满意后于脐上切口垂直穿刺置入12mm塑料套管并连接气腹管，该通道为镜头孔，然后直视下放置其他套管。将2个8mm专用套管分别置于脐下1~2cm水平线的两侧、距离镜头孔8~10cm的位置，其中右侧为1号臂，左侧为2号臂通道。于镜头孔水平线的左外上方6~8cm处放置12mm的塑料套管，于2号臂通道的外下方6~8cm处放置5mm的塑料套管，于1号臂通道的外下方6~8cm处放置10mm的塑料套管，分别为第1助手和第2助手的器械进出通道（图23-2）。

患者取25°~30° Trendelenburg体位，机器人手术车以脐正中线为轴向患者叉开的两腿间移动。首先对接机器人镜头臂和镜头套管，微调机器人设备使镜头臂上的三角形指示标位于蓝色条带中央。然后将其余3个机械臂依次对接于相应套管，直视下放置1号臂单极弯剪，2号臂连接

有孔双极钳。向外适度牵拉各套管使腹壁外凸，可以扩大手术空间，并减少操作过程中机械臂之间的碰撞（图23-3）。

（三）手术步骤

第1步，游离右侧输尿管下段和右侧血管蒂。助手牵拉肠管使之移向头侧。在右侧输卵管伞部和卵巢外侧切开腹膜，用Hem-o-Lok夹闭、离断卵巢动静脉。靠近盆壁内侧切开子宫阔韧带前叶，离断子宫圆韧带。向左上方牵开子宫及其右侧附件，在髂外动脉表面斜行剪开侧腹膜，找到右侧输尿管并沿其走行向尾侧游离。助手上提右子宫角，剪开阔韧带后叶至基底部，夹闭、离

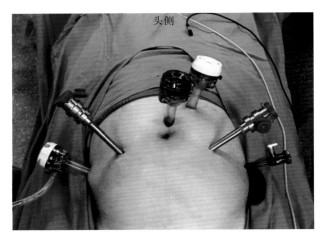

图 23-2　穿刺套管摆位

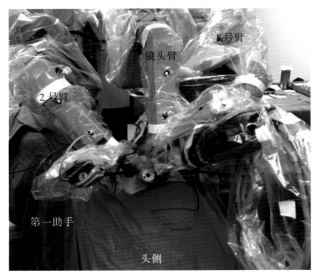

图 23-3　机器人手术系统连接

断子宫动静脉。继续向下分离输尿管盆腔段至膀胱右外侧壁，于输尿管末端上 2 枚 Hem-o-Lok 并居中剪断（图 23-4）。

上提输尿管断端，向头侧游离输尿管盆段至越过髂总血管分叉的上方，暂置于右髂窝。在髂内动脉内侧面与直肠右侧壁筋膜之间的少血管层面向深处分离至盆底肌肉筋膜，显露侧韧带内面。在脐旁正中韧带的右侧剪开盆壁腹膜，扩大腹膜切口与头侧的开口相通，找到膀胱壁外侧脂肪层与盆侧壁之间的少血管疏松平面，向深处钝性加锐性分离至盆侧壁筋膜，显露侧韧带外面。分离在膀胱右侧韧带内走行的血管蒂，用 Hem-o-Lok 夹闭、离断右侧脐动脉和膀胱上动脉。向左上方提起膀胱并保持张力，用 Hem-o-Lok 闭合、离断侧血管蒂组织，对于较薄弱的连接组织可以应用双极钳凝闭后离断。暂不切断脐旁正中韧带，起悬吊膀胱作用（图 23-5）。

第 2 步， 游离左侧输尿管和左侧血管蒂。

按照与右侧相似的手术步骤，分离出左侧输尿管盆腔段至膀胱左外侧壁，夹闭、切断后松解至髂血管上方（图 23-6）。

同上述方法处理膀胱左侧血管蒂。

第 3 步， 游离子宫颈和膀胱后壁。向头侧牵开乙状结肠，同时向上提起子宫及其附件。显露子宫直肠陷凹，切开该处的腹膜反折，并与两侧的阔韧带腹膜切口相连通。钝性加锐性分离子宫颈后壁，凝闭、离断子宫悬韧带和主韧带。向后下方推开直肠，向上提起子宫，分离子宫颈与直肠前壁之间的少血管层面，直至阴道后壁的近端。游离子宫颈前壁和阴道前穹隆部（图 23-7）。

第 4 步， 游离、切断尿道。将机器人手术视野移至前腹壁，切断脐正中韧带和脐旁正中韧带，钝性加锐性分离开耻骨后间隙的疏松组织，分离膀胱前壁，剔除附壁脂肪组织，显露耻骨尿道韧带。牵拉尿管气囊，判断膀胱颈和尿道结合

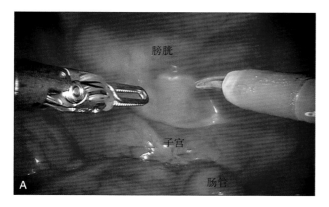

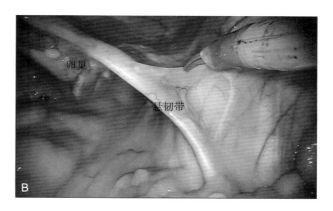

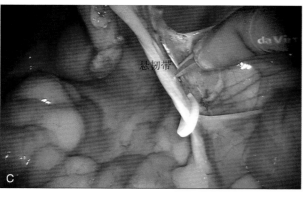

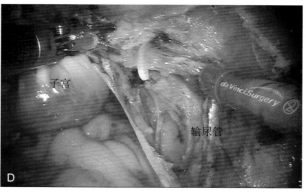

图 23-4　A. 探查盆腔。B. 探查右侧附件。C. 游离右侧悬韧带。D. 游离右侧输尿管末端

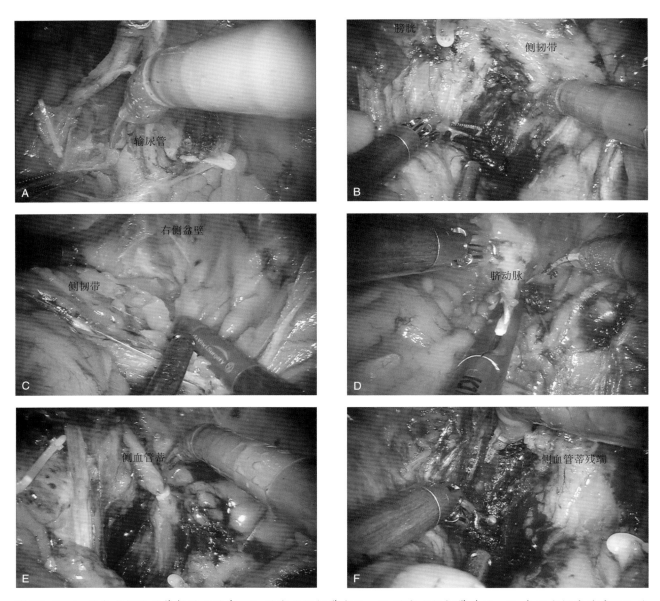

图 23-5 A. 游离右侧输尿管暂置于髂窝。B. 游离右侧韧带内面。C. 游离右侧韧带外面。D. 夹闭右侧脐动脉。E. 处理右侧血管蒂。F. 创面止血

部。靠近膀胱颈部横行切开近端尿道表面筋膜，离断耻骨尿道韧带，显露尿道前壁组织。环状游离近段尿道 1cm，电凝、离断在其表面和两侧走行的血管束。撤出尿管，靠近膀胱颈部用大号 Hem-o-Lok 夹闭尿道并离断（图 23-8）。

第 5 步，切除标本，修复阴道断端。提起尿道断端向头侧牵引，沿尿道后壁与阴道前壁之间的层面分离，切断残留的连接组织。游离膀胱颈背侧及底部与阴道前壁之间的层面，离断其两

侧的连接组织。横行切开阴道前壁，并环形扩大阴道壁切口，整块切除全膀胱、一小段输尿管、子宫和附件，以及阴道穹隆近端部分组织，移开标本。将 1 号臂更换为大号持针器，取 1-0 可吸收（倒刺）线，横行连续缝合阴道壁切口并折返复合加固，封闭阴道残端。降低气腹压力至 5~8mmHg，盆底创面彻底止血。经尿道插入 18Fr 气囊尿管，气囊注水 10mL（图 23-9）。

第 6 步，双侧盆腔淋巴结清扫（PLND）。

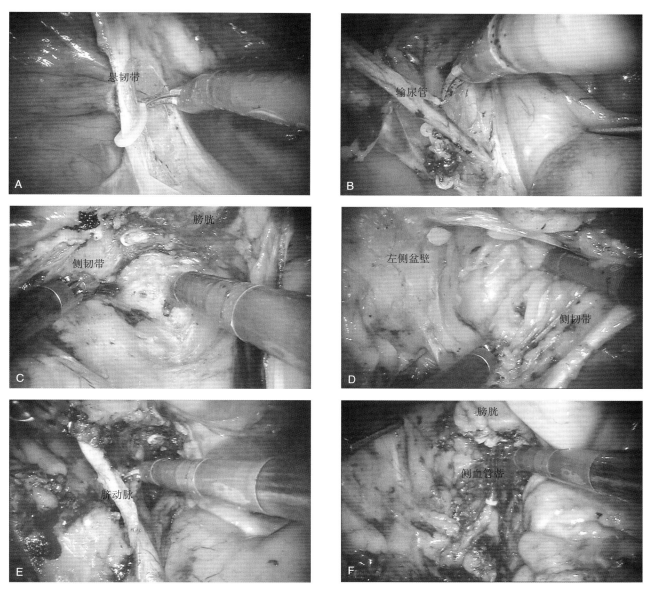

图 23-6　A.游离左侧悬韧带。B.游离左侧输尿管。C.游离左侧韧带内面。D.游离右侧韧带外面。E.处理左侧脐动脉。F. 处理左侧血管蒂

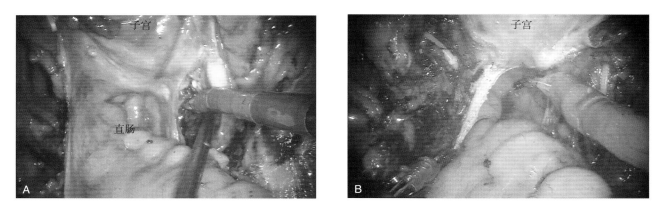

图 23-7　A.显露子宫直肠窝。B.切开子宫直肠陷凹处腹膜。C.离断子宫主韧带。D.游离子宫颈后壁

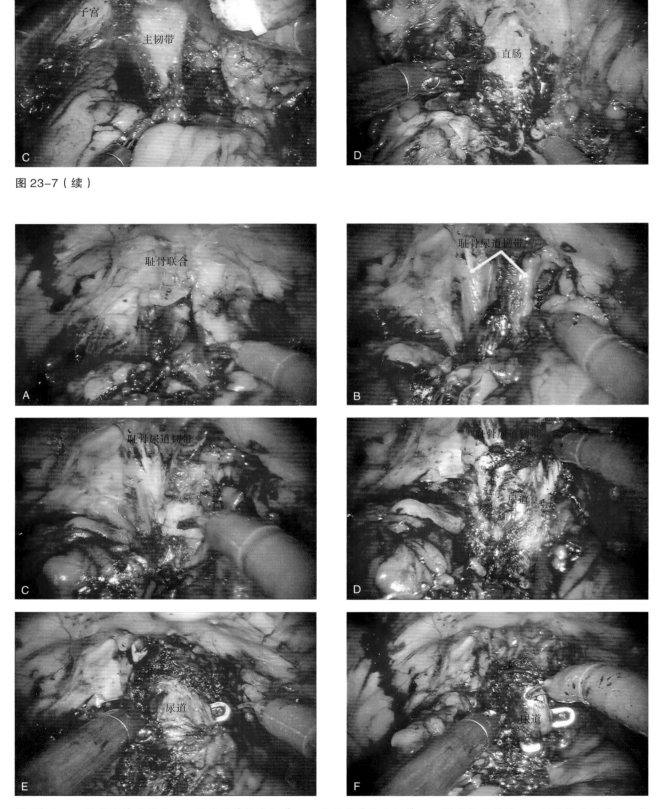

图 23-7（续）

图 23-8　A. 游离耻骨后间隙。B. 显露耻骨尿道韧带。C. 离断耻骨尿道韧带。D. 显露尿道前壁。E. 环状游离尿道。F. 夹闭、离断尿道

先行右侧盆腔淋巴结清扫术，在髂总动脉分叉水平切开血管鞘，并沿髂外动脉外侧向尾侧游离至内环口处，随后向内侧游离显露髂外静脉。钝性加锐性分离、切除右髂外动脉表面及其后外侧的髂外组淋巴组织，沿右髂外静脉的下缘向头侧游离，将髂外动脉内侧和髂外静脉周围的淋巴组织推向闭孔窝。向尾侧分离、清除髂内动脉周围的淋巴组织并将其推向闭孔窝。清理髂外静脉与闭孔神经之间的淋巴组织，切断闭孔淋巴组织的下

端连接、清除闭孔神经、血管周围的淋巴组织（图 23-10）。

同上法完成左侧盆腔淋巴结清扫术（图 23-11）。

第 7 步，取出标本。降低气腹压力至 5mmHg，用生理盐水冲洗术野，创面彻底止血。留置盆腔引流管，从腹壁左侧的套管孔引出固定。下腹部正中切口 5~6cm，取出标本。根据既定手术方案，行原位新膀胱、Bricker 膀胱或输尿管皮肤

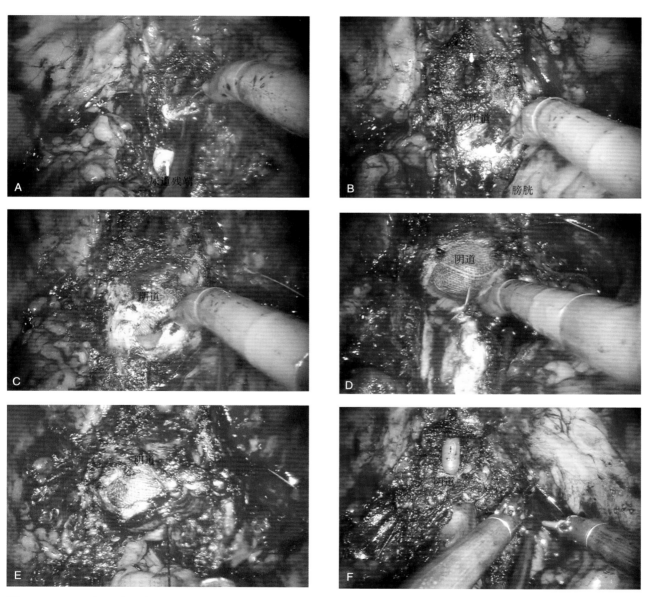

图 23-9　A.游离尿道后壁。B.游离膀胱颈、底部。C.切开阴道前壁。D.离断阴道后壁。E.连续缝合阴道切口。F.封闭阴道残端

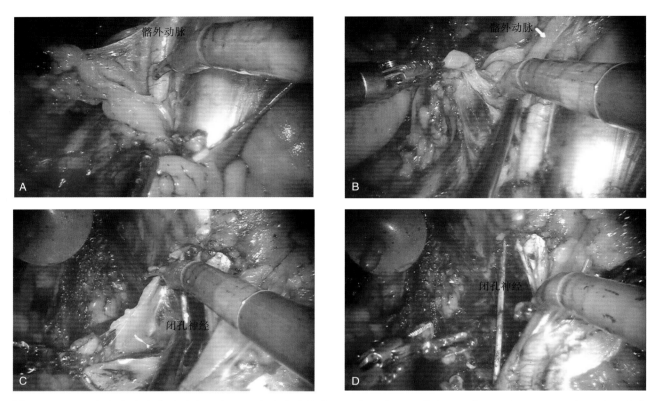

图 23-10 A. 清除髂外动脉周围淋巴结。B. 清除髂外静脉周围淋巴结。C. 清除闭孔窝淋巴结。D. 右侧盆腔淋巴结清扫完毕

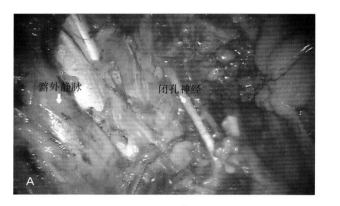

图 23-11 A. 左侧盆腔淋巴结清扫。B. 双侧盆腔淋巴结清扫完毕

造口术。

四、并发症处理及预防

（一）大出血

女性 RARC 术中大出血常发生于处理膀胱侧血管蒂和分离尿道的过程中，出血较多时影响视野。RARC 的盆底分离面积较大，创面的渗血应及时清理和止血，可以用双极钳充分电凝，保持无血视野。出血的预防措施主要是在正确的解剖层面内分离，牢靠结扎或凝闭血管断端。对于较粗厚的侧血管蒂组织，可用 Hem-o-Lok 夹闭后离断。移开标本后，降低气腹压力，用生理盐水冲洗术野，应用双极钳、血管夹等多种措施充分

止血。最后在直视下取出各个腹壁套管，观察有无活动性出血。

（二）气腹相关并发症

较长时间的气腹手术导致胸腔容积变小和肺膨胀受限，严重者可出现低氧血症甚至肺不张。术中缺血、缺氧和酸中毒还可能伴发心律失常，需要严密心电监测并及时行血气分析。长时间的头低位还可能出现眼睑水肿、胃液反流甚至吸入性肺炎等并发症。我们采用改良的整体膀胱全切除技术，手术时间大多可以控制在 1h 左右，这类并发症少见。

（三）胃肠道并发症

直肠损伤罕见。其他较常见的胃肠道并发症包括肠麻痹，肠梗阻等，可出现腹痛、腹胀、恶心、呕吐等症状，严重者需要持续胃肠减压，并给予胃黏膜保护剂，加强抗感染和营养支持治疗，复查血常规和电解质等。一般无需二次手术。

（四）一般并发症

切口感染的致病菌以肠道杆菌多见，一旦发生需加强换药，局部或全身应用抗菌药物，伤口分泌物细菌培养和药敏试验可指导药物的选择。切口全层裂开多与低蛋白血症、营养不良或缝合技术欠佳有关，如果出现，就需要增加伤口换药频率，加强营养，后期可全层减张缝合。盆腔脓肿形成多与盆腔内的积血和渗液引流不畅，以及合并盆腔感染有关，在抗感染治疗效果不佳时可考虑穿刺置管引流。

▎五、经验与教训

• 经典的女性 RARC 切除范围包括膀胱、子宫、卵巢、输卵管、阴道前壁和尿道近端。子宫阔韧带底部和卵巢悬韧带内走行的卵巢血管和子宫动静脉可用 Hem-o-Lok 夹闭后剪断，

以防止术中出血或术后继发性出血。向尾侧游离输尿管盆段的过程中，应尽量避免对管壁的钳夹或牵扯，以保护其血运。对尿道的处理也是一个值得关注的问题，T3 期以下的肿瘤若膀胱颈、尿道无侵犯，可保留尿道。我们在术中不切开盆筋膜，大大减少了损伤和出血的机会，并且有利于行原位新膀胱手术的患者术后尿控功能的恢复。

• 子宫和卵巢的切除会影响患者的生育、内分泌和性功能。对绝经后患者，不建议保留卵巢，老年患者的子宫无生理功能，且肿瘤、炎症等病变的发生率较高，也建议切除。此外在切除标本后横形缝合阴道残端较纵向缝合可降低吻合口张力，足够的阴道长度还能够满足术后性功能的需要。保留阴道前壁对新膀胱有支撑作用，可能减少术后排尿困难的发生。

• 我们在整体切除全膀胱以后再行盆腔淋巴结清扫，这种技术的优点是标本移开后的盆腔空间大，视野更开阔，操作更顺畅，可缩短手术时间，减少副损伤，并降低围手术期并发症的发生率。机器人手术系统的三维立体图像和高清放大视野下，灵活的机械腕操作精细，可最大限度地避免盆腔重要的血管和神经损伤。

> **专家点评**
>
> 女性膀胱癌患者因病情需要行膀胱全切时，除切除膀胱外，常需将子宫、子宫颈及部分阴道等一并切除。因此，术者应熟悉女性生殖系统与膀胱的解剖关系，手术时找准合适层面进行解剖分离。
>
> 机器人手术系统具有三维放大成像、机械臂腕式灵巧器械等优势，手术中可精准解剖、精细操作、灵巧缝合等，是医生手中的好工具。

本章作者有着丰富的机器人手术经验，本文详细地介绍了机器人辅助膀胱全切术（女性膀胱癌）的适应证和禁忌证，术前准备，手术步骤，并发症处理及预防，以及经验与教训，相信读者一定能从中获益。

参考文献

[1] 张海波，张雪培，王声政，等. 改良整体法机器人辅助腹腔镜根治性膀胱切除术 73 例报告. 临床泌尿外科杂志，2016, 31(5):402-405.

[2] 黄健. 根治性膀胱切除术 —— 从开放到腹腔镜到机器人. 中华泌尿外科杂志, 2017, 38:564-567.

[3] Beecken WD, Wolfram M, Engl T, et al. Robotic-assisted laparoscopic radical cystectomy and intra-abdominal formation of an orthotopic ileal neobladder.Eur Urol, 2003, 44:337-339.

[4] Menon M,Hemal AK,Tewari A,et al. Robot-assisted radical cystectomy and urinary diversion in female patients: technique with preservation of the uterus and vagina. J Am Call Surg, 2004, 198:386-393.

[5] Sánchez de Badajoz E, Gallego Perales JL, Reche Rosado A,et al. Radical cystectomy and laparoscopic ileal conduit.Arch Esp Urol, 1993 46(7):621-624.

第24章 完全机器人膀胱根治性切除术 + 原位回肠新膀胱术

张大宏　王　帅

手术视频

亮点

本章介绍了完全机器人辅助下根治性膀胱切除及原位 U 形回肠新膀胱手术。该技术是腹腔镜技术的延伸，可以更好地进行根治性膀胱切除，特别是可以更彻底地进行淋巴结清扫和肿瘤根治，以及更好地保留尿道和神经血管束，从而保证更好的术后尿控功能；采用直线切割闭合器制作 U 形回肠膀胱，不仅截取的肠道短，较少影响肠道功能，而且新膀胱的形状较规则，操作简单，术后恢复快。

一、概　述

膀胱癌根治术及原位膀胱重建技术是泌尿外科尿流改道技术的重要进步，已逐渐成为大多数接受膀胱癌根治手术患者的最佳术式选择。回肠新膀胱术最早由 Rosenberg 在 1893 年提出，当时发现单纯直接进行回肠端与泌尿系统的吻合可能带来术后严重的肾功能损害，这可能与新膀胱容量小、腔内压力高及回肠新膀胱的蠕动有关。1979 年 Carney 报道了第 1 例原位回肠新膀胱术，使患者恢复接近生理的排尿功能，是一种理想的尿流改道术。1982 年，Kock 等提出了"去管化"和"折叠"的概念，使新膀胱更接近圆形。

原位回肠新膀胱的成功建立需满足以下要求：①排除患者术前的尿道梗阻情况，并且患者保留足够的外括约肌。②新膀胱符合 Goodwin 标准：储尿期保持相对低的腔内压，而低腔内压的

获得需要纵向剖开肠管，"去管化"后折叠肠管成球形。③储尿囊应至少有 300~500mL 的容量（术后 1 年后测量，术后初始膀胱容量较低）。目前的原位尿流改道技术已使"新膀胱"在解剖位置及功能上非常接近原始的膀胱器官，并在各大医学中心广泛开展。国际机器人膀胱切除联盟统计机器人全腔内尿流改道术使用率从 2005 年的 9% 上升至 2015 年的 97%，其中原位新膀胱术的使用率从 7% 上升至 17%。常见的原位新膀胱类型有 studer 膀胱、Hautmann 膀胱、Padua 膀胱、T-pouch、Y 型新膀胱、U 型新膀胱，关于新膀胱的具体选择也在不断改良和发展。术后的排尿生理过程主要由 Valsalva 运动及盆底肌肉的同步舒张组成。手术前应与患者充分沟通，权衡原位膀胱重建术潜在的术后或长期风险以及不同尿流改道术后的优缺点。

二、手术适应证和禁忌证

（一）手术适应证

• 术前病理确诊为肌层浸润性（T2~T3a）和高危非肌层浸润性（Tis，T1）膀胱癌反复治疗失败的患者。

• 预期寿命超过 10 年。

尤其适用于：

• 强烈要求保留原有排尿方式并对尿控有要求的患者。

• 肿瘤相对早期且生存期长的患者。

• 对术后性功能要求较高的患者。

（二）手术禁忌证

- 已有远处转移的膀胱癌。
- 心脏、肺、肝脏及肾功能严重障碍以及体质极度衰弱、不能耐受手术者。
- 同时伴有尿道肿瘤的患者。
- 既往手术史或放疗史导致严重腹腔粘连的患者。
- 既往有严重 / 慢性肠道疾病或现有活动性肠病的患者。

三、具体案例

（一）简要病史资料

患者男性，72 岁，主因无痛性肉眼血尿 2 个月入院。入院后 CT 检查提示膀胱左侧壁肿块（图 24-1），大小约 3cm×2cm×2cm。膀胱镜活检病理提示膀胱浸润性尿路上皮癌，临床分期为 T2N0M0。

（二）术前准备和手术室准备

1. 术前准备

（1）充分了解患者的病史。

（2）常规实验室检查。

2. 手术室准备

（1）患者的体位。患者采取仰卧、头低脚高或截石位。将监视器置于患者两腿之间，术者站立于患者左侧，助手站立于患者右侧。

（2）放置穿刺套管。采用气腹针穿刺入腹腔建立气腹。Trocar 的放置常采用 5 孔操作：首先在脐上缘 3cm 处做一切口，建立气腹，置入 12mm Trocar，然后在腹腔镜的监视下分别于左、右腹直肌旁及左右髂前上棘水平穿刺置入其他 4 个 Trocar（图 24-2）。

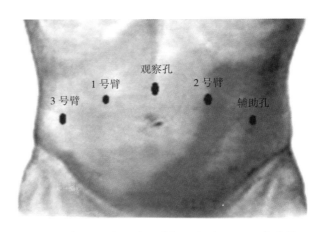

图 24-2　机器人辅助膀胱癌根治术的 Trocar 放置图

（三）手术步骤

1. 淋巴结清扫（标准淋巴结清扫术；图 24-3）

第 1 步，在髂总动脉分叉处切开腹膜，沿右髂外血管纵行剖开纤维脂肪组织，自髂总动脉分叉处直至旋髂动脉分离动脉外膜与淋巴组织，直至完全显露髂外动静脉（图 24-4）。

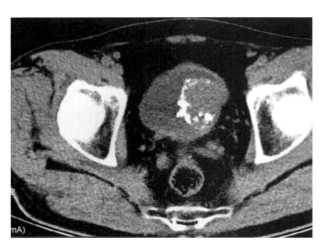

图 24-1　CT 显示膀胱肿瘤

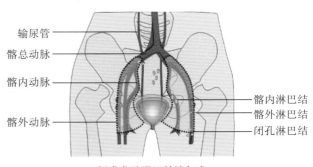

标准盆腔淋巴结清扫术

图 24-3　标准淋巴结清扫术示意图

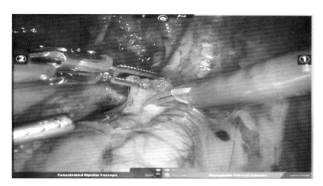

图 24-4　清扫髂外血管旁淋巴结（来源：浙江省人民医院）

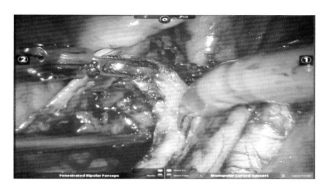

图 24-5　清扫髂内血管旁淋巴结（来源：浙江省人民医院）

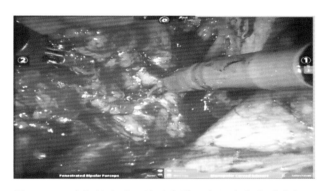

图 24-6　清扫闭孔淋巴结（来源：浙江省人民医院）

第 2 步，在髂外动静脉的远侧分别结扎、切断旋髂动静脉。

第 3 步，将表浅的脂肪和淋巴组织向下牵拉分离。

第 4 步，将髂血管旁的淋巴组织钝性分离，直至全部清除髂血管外组淋巴结，上界为髂外动脉上缘，下界为髂外静脉下缘，头侧为髂总动脉分叉，尾侧为腹股沟管附近的 Cloquet 淋巴结。在处理盆腔壁时，需注意防止损伤与髂血管并行的生殖股神经。

第 5 步，清扫髂血管内组淋巴结，边界上缘是闭孔神经，下缘是前列腺神经血管束的外侧缘，头侧是输尿管，尾侧是闭孔。应在髂腰肌的侧面与髂内动脉之间剥离髂血管内侧的淋巴组织，包括髂内动脉所有分支到髂总动脉分叉的淋巴组织。沿上述闭孔神经从顶部向下清扫，直到闭孔及前列腺神经血管束。清除髂内血管各分支周围淋巴结与骨盆整个接触面的所有结缔组织和小淋巴管。注意在显露髂血管内侧的盆腔壁时，应清晰看到闭孔神经和闭孔动脉，将闭孔动脉挑起后结扎和切断（图 24-5）。

第 6 步，清扫闭孔区淋巴结上缘是髂外静脉，下缘是闭孔神经，头侧为髂总静脉分叉，尾侧为髂外静脉下缘和耻骨之间。确认髂外静脉，沿其外筋膜丛向下切开，切口线延伸到髂外静脉与耻骨（Cooper 韧带）交叉。沿静脉下缘边界将纤维淋巴脂肪组织剥除，直接分离静脉壁外膜和侧

面骨盆壁。静脉下方清扫至盆壁闭孔肌肉。在清除闭孔组淋巴结时，特别要注意防止损伤进入的闭孔神经（图 24-6）。

2. 膀胱根治性切除术的手术步骤

第 1 步，分离右侧输尿管（图 24-7）。在右侧髂总动脉分叉处用电刀纵行切开腹膜，分离出右侧输尿管，注意尽量保留输尿管周围组织以保护好输尿管血供。沿输尿管切开腹膜，沿输尿管周围层面分离，近端分离至髂血管平面上 5cm 左右，远端分离至输尿管膀胱入口处，在近输尿管膀胱入口处可见右侧输精管于输尿管内侧跨过，可用电刀离断右侧输精管，继续向下分离至输尿管末端，用两枚 Hem-o-Lok 夹结扎输尿管远端，在 Hem-o-Lok 夹间用剪刀剪断右侧输尿管，并剪取部分输尿管末端组织送快速病理。

第 2 步，分离双侧输精管及精囊腺（图

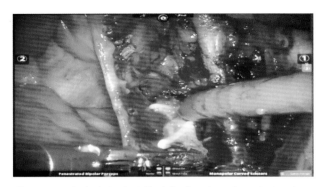

图 24-7 分离右侧输尿管（来源：浙江省人民医院）

24-8）。提起右侧输精管远端，沿右侧输精管平面用超声刀向道格拉斯（Douglas）方向分离，在输精管的外下方可见右侧精囊腺，用无损伤钳提起精囊腺，用超声刀分离精囊腺周围组织，注意位于精囊腺外侧缘的精囊动脉，可以用超声刀止血挡封闭精囊动脉。在道格拉斯窝上方 1~2cm 处向左侧横行切开腹膜，沿右侧输精管平面向左侧分离，可分离出左侧输精管，同右侧分离方法分离出左侧输精管及精囊腺至根部。

第 3 步，打开狄氏筋膜（图 24-9）。提起

双侧输精管及精囊腺使狄氏筋膜绷紧，贴着前列腺打开狄氏筋膜，用超声刀向两侧及前列腺尖部钝性分离前列腺与直肠间的间隙。

第 4 步，分离膀胱右侧壁（图 24-10）。沿右侧输精管用超声刀打开腹膜至内环口处，然后沿脐动脉韧带转向上分离至膀胱顶部。沿脐动脉外侧无血管平面向远端分离至盆底，暴露前列腺盆底筋膜；沿脐动脉向上分离暴露右侧髂内动脉主干，彻底显露膀胱右侧韧带。

第 5 步，离断膀胱右侧韧带（图 24-11）。用 Hem-o-Lok 夹于脐动脉起始部结扎离断脐动脉及膀胱上动脉。用无损伤钳提起右侧精囊腺，用 Hem-o-Lok 夹或血管闭合系统结扎离断膀胱侧韧带至盆底。

第 6 步，同右侧处理方法分离出左侧输尿管（图 24-12）、左侧输精管、精囊腺，并离断左侧膀胱侧韧带，完全分离膀胱侧壁及后壁组织。

第 7 步，分离膀胱前壁（图 24-13）。从左

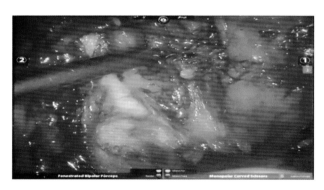

图 24-8 分离左侧输精管（来源：浙江省人民医院）

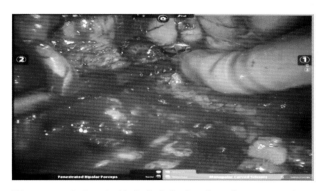

图 24-9 分离双侧精囊腺（来源：浙江省人民医院）

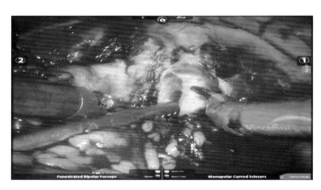

图 24-10 分离膀胱右侧壁（来源：浙江省人民医院）

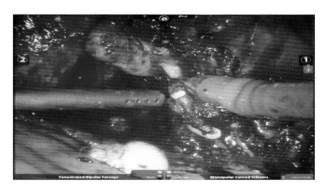

图 24-11 分离膀胱右侧韧带（来源：浙江省人民医院）

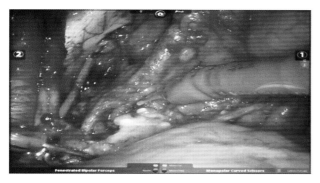

图 24-12　分离左侧输尿管（来源：浙江省人民医院）

侧或右侧用超声刀横行离断内侧脐韧带（脐动脉韧带）、脐正中韧带，避免损伤膀胱，然后沿骨盆壁向远端分离耻骨后膀胱间隙，暴露耻骨前列腺韧带及阴茎背浅静脉，用双极电凝设备电凝阴茎背浅静脉后离断，分离过程中尽量贴着盆壁肌层组织操作，可减少出血。

　　第 8 步，打开盆底筋膜，结扎阴茎背深静脉复合体。沿右侧盆底筋膜外侧缘打开，注意避免紧贴前列腺，分离右侧前列腺周围间隙，尽量靠近骨盆离断耻骨前列腺韧带，显露前列腺尖部，暴露尿道前列腺窝。同法打开左侧盆底筋膜。用可吸收线或倒刺线从尿道前列腺窝进针，缝扎阴茎背深静脉复合体（DVC；图 24-14）。

　　第 9 步，离断前列腺侧韧带（图 24-15）。提起右侧精囊腺，紧贴前列腺，沿前列腺直肠间隙，用 Hem-o-Lok 夹或者血管闭合系统离断右侧前列腺侧韧带至前列腺尖部，注意避免损伤直肠，如果粘连明显，可以用剪刀紧贴前列腺剪开

前列腺直肠间隙。如果患者准备做原位新膀胱，注意尽量保留血管神经束及尿道周围的支撑组织。同法离断左侧前列腺侧韧带。

　　第 10 步，离断尿道（图 24-16）。用超声刀离断前列腺尖部，钝性加锐性分离显露尿道，如果准备做原位新膀胱，需尽可能保留足够长的尿道；如果不做原位新膀胱则尽量低位切除尿道，并将远端尿道封闭。将保留导尿管撤出，用 Hem-o-Lok 夹于前列腺尖部结扎完全封闭尿道近

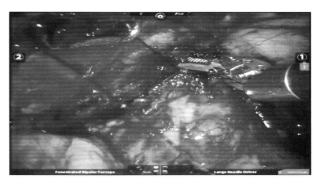

图 24-14　缝扎阴茎背深静脉复合体（DVC）（来源：浙江省人民医院）

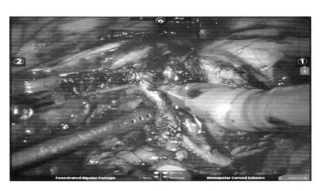

图 24-15　离断前列腺韧带（来源：浙江省人民医院）

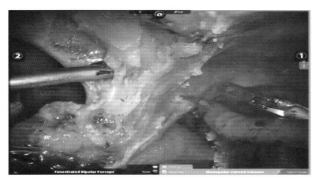

图 24-13　分离膀胱前壁（来源：浙江省人民医院）

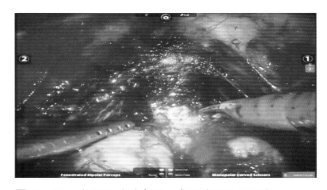

图 24-16　离断尿道（来源：浙江省人民医院）

端，离断尿道，完整切除膀胱及前列腺，尿道远端剪除部分组织送快速病理。将标本装入标本袋后检查创面，确认有无活动性出血及直肠等损伤。

3. 全腔内原位回肠新膀胱术（图 24-17）

第 1 步，截取回肠。距离回盲部 15cm 处取约 30cm 的回肠制备新膀胱。将远端和近端肠管重叠交错，重叠部分回肠段对系膜缘行肠管侧侧吻合。直线切割闭合器闭合恢复回肠的连续性。

第 2 步，制备新膀胱。将取好的 30cm 肠管对折成 U 形，用直线切割闭合器完成肠管侧侧吻合。将 U 形新膀胱底部打开，用直线切割闭合器伸出底部打开的孔进行最后的吻合。

第 3 步，膀胱尿道吻合及输尿管膀胱吻合。用可吸收线从 9 点开始逆时针连续缝合尿道和肠襻。将末端输尿管纵行剪开，用可吸收线吻合输尿管和新膀胱，从尿道置入 2 根 7Fr 的单 J 管和 1 根 20Fr 的导尿管，将单 J 管分别置入左右输尿管后间断缝合输尿管和新膀胱前半部分。用可吸收线连续吻合尿道与新膀胱，用直线切割闭合器关闭新膀胱顶壁。

第 4 步，用可吸收线将底部腹膜及侧腹膜关闭，将输尿管置于腹膜外化，防止内疝形成及术后肠梗阻的发生。

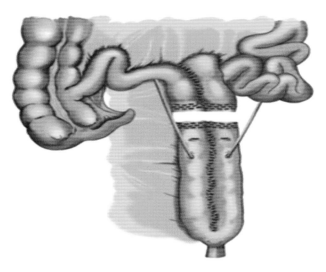

图 24-17　完全腔镜下 U 形原位回肠膀胱示意图

四、并发症处理及预防

（一）输尿管新膀胱吻合口狭窄

在游离输尿管时应注意不要过多钳夹输尿管和游离输尿管周围组织，注意保留其滋养血管。在将输尿管吻合至新膀胱侧边时应注意根据所留输尿管长度选取种植的位置，切勿导致张力过高或扭曲。吻合时先纵行劈开输尿管，并用 4-0 单乔线行黏膜对黏膜间断缝合法吻合。用单 J 管从输尿管直接将尿液引出体外，使新膀胱处于低压状态，术后注意适时冲洗单 J 管，注意保证单 J 管留置 2 周以上。若远期出现输尿管狭窄，可尝试膀胱镜或输尿管镜下扩张处理，效果不佳可考虑腹腔镜下输尿管再植术。

（二）新膀胱结石

膀胱结石的形成往往和吻合钉的外露有关，术中切勿为求过大膀胱容量而截取过多肠管使用过多吻合钉。术后膀胱镜常观察到吻合钉已被爬行的肠黏膜所覆盖，或包裹至肠黏膜内，若有发现外露明显的吻合钉或小结石，可在膀胱镜下取出。

五、经验与教训

• 原位尿流改道术作为根治性膀胱切除术后下尿路重建的金标准。手术指征包括患者尿道近端及膀胱颈无肿瘤生长，且多点活检为阴性，适用于重建新膀胱的消化道正常、尿道外括约肌正常、尿道无梗阻性病变等。原位新膀胱术选用包括胃、回肠、盲肠、乙状结肠等消化管道制作低压新膀胱，与尿道残端吻合，通过尿道外括约肌自然控制排尿，是最接近理想状态的膀胱重建方式。该术式最明显的优点是无需外部集尿装置，可自主排尿，对个人形象及社会活动的维持有重要作用。回肠取材方便，新膀胱压力低，容量大、顺应性好，返流和逆行性感染概率减少，有利于保护肾功能。目前多采用回肠行原位新膀胱术。乙状结肠距离尿道较近，对电解质代谢的影响相对较小，术后肠粘连发生率降低，但乙状结肠的肠管较回肠短，顺应性和张力较回肠大，更易导致憩室和恶变，因此使用受到限制。

• 完全腔镜下尿流改道操作复杂，技术要求高，但在机器人辅助腹腔镜下缝合操作更加简单，随着腹腔镜和机器人手术的广泛应用，体内构建新膀胱的开展也越来越多。完全腔镜下尿流改道可减少术中非显性失水，避免肠道暴露，胃肠道及感染并发症发生率较低，可适当保留远端输尿管的长度和血供，避免输尿管张力过高或输尿管过于冗长而导致上尿路梗阻。但该方法也存在一些不足，例如没有真正解决标本的取出和腹腔内肠内容物污染问题，手术时间长，技术要求高，费用明显增加等，此外还应该注意吻合钉影响储尿囊收缩造成的排空障碍及膀胱结石形成问题均要求术后加强患者随访和定期复查，对患者的依从性要求较高。

• 笔者在术式探索的初期，术中腹膜切开过多，对肠道干扰过多，后期注意保留和关闭腹膜后肠道恢复加快，肠道并发症减少。输尿管末段游离过长或未注意保护输尿管血供往往会导致术后远期输尿管狭窄，需要时刻注意保护输尿管周围血供及组织。在保留盆底血管神经方面值得一提的是术式中淋巴结清扫范围过于彻底可能会破坏较多的血管神经束，因此对于部分早、中期且年轻的患者，术中可适当控制淋巴结清扫范围，并且可以在术前排除前列腺癌的前提下保留前列腺两侧血管神经束及周围悬吊结构，以此来达到术后更好地恢复性功能及尿控的目的。术中采用切割闭合器制作 U 型新膀胱，并不断改进形状减少吻合钉的外露，大大缩短了手术时间。

专家点评

根治性膀胱全切术 + 尿流改道是临床上治疗浸润型膀胱癌的常用术式，原位尿流改道术是根治性膀胱切除术后下尿路重建的金标准。即使在开放手术时代，膀胱全切 + 尿流改道手术因手术步骤繁多、技术要求高、容易产生手术并发症，使手术医生面临诸多挑战和考验。完全腔镜下尿流改道的操作复杂，技术要求高，但在机器人辅助腹腔镜下缝合操作更加简单，随着腹腔镜和机器人手术的广泛应用，体内构建新膀胱的开展也越来越多。

本章笔者在腹腔镜和机器人下膀胱全切 + 尿流改道手术方面有着丰富的临床经验。本章较详细地介绍了笔者多年实践的经验与体会，尤其在全腔内完全机器人辅助下膀胱根治性切除 + 原位回肠新膀胱术方面大胆探索和创新，希望能给读者以启发。

参考文献

[1]Pannek J, Senge T. History of urinary diversion. Switzerland: Urologia Internationalis, 1998,60(1):1-10.

[2]Camey M, LDA. L'enterocystoplastie avec cystoprostatectomie totale pour cancer de la vessie. Annales D Urologie ,1979, 13:114.

[3]Kock NG, Ghoneim MA, Lycke KG, et al. Replacement of the bladder by the urethral Kock pouch: functional results, urodynamics and radiological features. Netherlands : Journal of Urology,1989, 141(5):1111-1116.

[4] Hussein AA, May PR, Jing Z, et al. Outcomes of Intracorporeal Urinary Diversion after Robot-Assisted Radical Cystectomy: Results from the International Robotic Cystectomy Consortium. Netherlands : Journal of Urology,2018,199(5):1302-1311.

第 25 章　机器人原位回肠新膀胱术（腹腔外构建法）

黄　健　何　旺　赖义明

手术视频

> **亮点**
>
> 　　本章介绍了机器人原位回肠新膀胱术（腹腔外构建法）的手术适应证和禁忌证，术前及手术室准备，手术步骤，并发症处理及预防，以及经验与教训。

一、概　述

　　1888 年 Tizzoni 和 Foggi 就尝试在母犬上使用回肠代替膀胱的原位重建术，1951 年 Couvelaire 等重新提出了将回肠环与尿道吻合，从而形成回肠代膀胱的技术。1959 年 Goodwin 等开创性地使用了杯状补片技术，使用 4 个交叉折叠的回肠段构成一个球形的储尿囊。

　　随着手术技术和医疗器械的发展进步，从 20 世纪 90 年代以来越来越多的学者开始研究原位新膀胱术，Studer、Hautmann、Stein 等都做出了突出的贡献，在各大医疗中心接受膀胱癌根治 + 原位新膀胱术的患者增加了 50%~90%，逐渐取代了回肠通道术的地位。

　　我国的黄健教授在 2002 年就开展并改进了腹腔镜下根治性膀胱切除术 + 原位新膀胱术，为该术式在我国的发展及推广做出了贡献。

（一）位新膀胱术的特点及优势

1. 维持了自然的尿流通道

　　新膀胱近端可于任何位置与上尿路相接，远端在腹内可与尿道口相接，最大限度地保留了自然的尿流通道，减少了因尿流改道而产生的生理及心理不适；不需要皮肤造口，消除了造口相关并发症并减少了皮肤转移癌的风险。

2. 较好的尿控能力

　　行原位新膀胱术的患者在经过一段时间的训练后，可通过增加腹压和松弛尿道外括约肌达到自主排尿，最大限度上恢复了术前的生理状态。

3. 对肾脏影响较小

　　去管化破坏了肠管原有管型结构并经过折叠后，造成了非同步、不协调的肠道收缩，形成一个低张力的储尿囊；在肠壁表面积一定时，近似球形的结构能达到最大容积及最小压力；不需要长期使用输尿管支架，反流情况较少，减少了反流性肾盂肾炎的发生概率；采用劈裂乳头式输尿管种植能在不增加狭窄率的前提下有效减少反流。

　　目前该术式在国际、国内都已经广泛开展，逐渐成为最主要的尿流改道方法。现在越来越多的医疗中心开始探索腹腔镜或机器人辅助根治性膀胱癌切除 + 体腔内尿流改道术。

（二）原位新膀胱术的局限性

1. 对手术者技术要求高

　　需要保留尿道非肿瘤侧的自主神经支配（腹下神经、盆腔神经丛、前列腺旁的神经血管束、阴道旁神经丛），保留尽可能长的有括约功能的尿道及其神经支配和血供。

2. 并发症增加

　　术后患者可能出现尿失禁和排尿困难，少部分患者需要长期留置导尿管或间歇性自我导尿。

3. 禁忌证较多

　　该术式的禁忌证包括：膀胱肿瘤浸润前列腺和后尿道，存在盆腔淋巴结转移者；尿道外括约肌损伤或无功能者；既往尿道狭窄者；肠粘连和因肠管病变不能截除足够肠管者，例如，既往肠结核或放射性照射损伤肠道；肾功能无法保证术后电解质平衡及废物排泄者。

二、手术适应证和禁忌证

（一）手术适应证

在符合膀胱癌根治术的基础上，使用原位新膀胱作为尿流改道应满足以下条件：①尿道完整无损和外括约肌功能良好；②术中尿道切缘肿瘤阴性；③肾功能良好者可保证电解质平衡及废物排泄；④肠道无明显病变。

（二）手术禁忌证

- 术前膀胱尿道镜检查明确肿瘤侵犯尿道。
- 膀胱多发原位癌。
- 盆腔淋巴结转移。
- 估计肿瘤无法根治。
- 术后盆腔局部复发可能性大。
- 高剂量术前放疗。
- 复杂的尿道狭窄及生活不能自理者。

三、具体案例

（一）简要病史资料

患者男性，60 岁，主因肉眼血尿 9 个月余，加重 1 周入院。患者 9 个月前无明显诱因出现肉眼血尿，尿液呈淡红色，后自行缓解，1 周前出现较明显红色尿，伴轻度尿痛，于当地医院就诊，行 CT 检查发现膀胱内肿物，来我院后以"膀胱癌"收治入院，2002 年曾因膀胱肿瘤行膀胱部分切除，有术中输血史；2012 年曾因右腹股沟疝行疝气修补术，可见下腹部正中长约 6cm 纵向手术疤痕。尿脱落细胞学及 FISH 显示（尿液）片中见高级别尿路上皮癌细胞。FISH 显示（尿液细胞）FISH 检测 3、7、17 号染色体 CSP 位点均异常，提示恶性肿瘤。泌尿系统彩超提示膀胱切面形态轮廓失常，膀胱右侧壁增厚，可见一个大小约 45.6mm × 11.3mm 的异常回声，突向膀胱腔内，形状不规则，内部为低回声，分布不均质，后方回声无变化，改变体位不移动。膀胱

MR 平扫 + 动态增强显示膀胱右后壁见数个软组织信号影，以宽基底与膀胱壁相连，边缘呈乳头状，较大者约 25mm × 14mm；T2WI 呈低信号，T1WI 呈等信号，增强扫描病灶明显不均匀强化，DWI 弥散受限，病灶基底部膀胱壁稍增厚，增强见明显强化，右后壁病灶突破膀胱右侧壁浆膜向周围侵犯，膀胱右侧壁周围脂肪间浑浊；考虑膀胱癌，病灶部分突破浆膜。详见图 25-1。进一步行膀胱镜检，术中见膀胱右后壁菜花状肿物，大小分别为 3cm × 4cm 和 4cm × 4cm，基底宽，左侧壁宽基底肿物大小约 3cm × 2cm。术后快速石蜡病理结果提示高级别乳头状尿路上皮癌，可见间质浸润，未见明确肌层组织。胸部 CT、腹

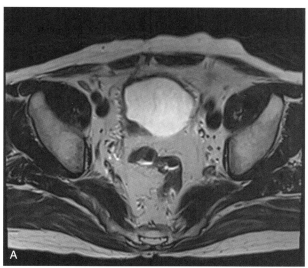

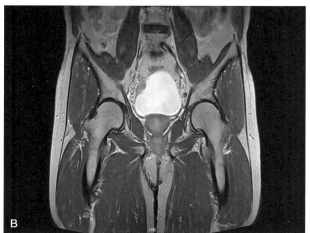

图 25-1　膀胱 MR 平扫 + 动态增强图片。A. T2 横断面。B. T2 冠状面

部 B 超及骨扫描未见明显转移征象。初步诊断：①膀胱尿路上皮癌（cT3NxM0）；②泌尿系统感染。

患者确诊后行 4 个周期 GC 方案新辅助化疗后进行手术。手术指征为高危浸润性膀胱癌，肿瘤侵犯膀胱部分浆膜层。手术方案为机器人辅助腹腔镜根治性膀胱切除 + 原位回肠新膀胱术。

（二）术前准备和手术室准备

1. 术前准备

于手术前一天口服泻药进行肠道准备，无需灌肠，术前不用肠道抗生素、不留置胃管。术中、术后预防性应用抗生素。

2. 手术室准备

（1）患者体位。患者取平卧位，头低脚高20°，下肢分开，双手包裹在躯干边，妥善固定。

（2）手术切口。行体外构建原位回肠新膀胱时，取下腹部脐下 2cm 处正中切口 4~5cm 取出膀胱前列腺标本，并通过此切口取出末段回肠进行新膀胱的体外构建。对于完全腔内构建回肠新膀胱，手术体位同根治性膀胱切除术。

（3）机器人床旁车定泊。将机械臂拆除，将机器人手术系统平行后移至合适位置。待完成体外新膀胱构建后再将机器人手术系统自患者两腿间平行推入。

（4）手术器械的准备和对接。完成体外新膀胱构建后再将机器人手术系统自患者两腿间平行推入。传递机器人器械，1 号臂持针器，2 号臂双极电凝，3 号臂大力抓钳（如果使用第 3 臂），通过 30° 向上视角分别将器械安置于膀胱上方位置，切换视角至 30° 朝下，连接双极线路。

（三）手术步骤

第 1 步，游离带血管蒂的回肠段。由切口显露回肠末端，辨认近端及远端。注意：辨认回肠近端及远端时，可轻轻牵拉肠道，相对固定的一侧为远端。使用肠钳距离回盲部 20cm 处截取约 40cm 血供丰富的回肠段。用电刀切断肠管，用超声刀切开对应的肠系膜，注意保护好肠道断端血供。

第 2 步，回肠端端吻合，恢复肠道连续性。手工缝合或用吻合器行回肠端端吻合，恢复肠道连续性。间断缝合关闭肠系膜开口，注意缝合时避免缝扎肠系膜血管导致吻合口缺血，增加肠瘘风险。

第 3 步，回肠新膀胱的构建。Ⅲ型安尔碘冲洗隔离的带系膜肠袢。用电凝纵行剖开肠袢。缝合新膀胱：肠袢 M 形折叠，将黏膜向外，用 3-0 可吸收线连续缝合两侧袢及中线，然后将新膀胱翻转使黏膜面向内，保留部分前壁不缝合，用于种植输尿管。在新膀胱底部开一直径 8~10mm 的小口，用 3-0 可吸收缝线锁边缝合开口，以增加开口抗牵拉力，可降低与尿道吻合时吻合口拉裂的概率。

第 4 步，吻合输尿管与新膀胱。剪取输尿管末端送冰冻病理检查，确认切缘阴性。纵行剖开输尿管末端约 0.5cm，外翻固定形成半乳头。插入单 J 管，并使用可吸收线固定。在新膀胱顶壁切开直径约 6mm 的开口 2 个，将左右输尿管乳头分别插入并用 4-0 可吸收线缝合固定。缝合新膀胱前壁，将输尿管单 J 管经前壁穿出。

第 5 步，新膀胱尿道吻合。用 2-0 Monocryle 5/8C 针在储尿囊底部吻合口处约 2 点钟位置缝合 1 针，然后将储尿囊连同针线回纳腹腔，线尾留在腹壁外。重新建立气腹，锚定机器人，为了降低缝合张力，体位可调整为平卧位。进入腹腔后，首先将储尿囊置入盆腔，将回肠及乙状结肠经输尿管与储尿囊的后方拉向腹腔，显露盆腔底及尿道断端，找到吻合针，在尿道断端 2 点钟位置由内向外缝合 1 针，提起吻合针及线尾，找到储尿囊端吻合口，做 4 点钟、6 点钟、8 点钟位置的吻合，拉紧缝线使储尿囊与尿道后壁对合，然后，吻合 10 点钟、12 点钟位置，插入导尿管，收紧缝线并打结，剪断线头线尾，取出缝针。向导尿管球囊注水 15mL，经导尿管注水 50mL，检查吻合口及储尿囊有无渗漏。检查肠管有无被两侧输尿管压迫，放置盆腔引流管。

注意：在缝合尿道端时，可用导尿管引导，缝合过程中助手可配合协助拔插导尿管，以避免误缝导尿管。

四、并发症处理及预防

机器人原位回肠新膀胱术有着与传统腹腔镜手术类似的并发症，但机器人手术在操作和缝合的灵活性方面更具优势，术后并发症可分为早期并发症（3 个月内）和晚期并发症，早期并发症的发生率为 0~58%，而晚期并发症的发生率为 3.3%~59.5%。近 80% 以上的并发症为 Clavien1、2 级，早期并发症主要发生在围手术期，如术后出血、肠梗阻、尿漏、泌尿系统感染、肾积水、尿失禁等，而晚期并发症包括新膀胱尿道吻合口狭窄、新膀胱结石、泌尿系统感染、慢性肾衰竭、肠梗阻等。术后需要密切随访患者，早期发现相关并发症并给予正确处理，以使危害降到最低。

（一）术后出血

术后出血的发生率较低，因术中止血不彻底、患者凝血功能不佳、术后血痂脱落、术区感染等因素可致术后出血。一般通过输注红细胞、新鲜冰冻血浆以及补充凝血因子等保守治疗可以治愈，对于出血迅猛，短时间内有血压下降、休克表现者，应在纠正休克的同时考虑再次手术止血。预防措施应注意术中止血充分，纠正凝血功能障碍，防治感染。

（二）肠梗阻

肠梗阻可于围手术期或者术后远期出现，围手术期多由于肠道吻合口水肿狭窄引起或者由于术后电解质紊乱、感染等导致麻痹性肠梗阻，远期出现的肠梗阻多为粘连性肠梗阻或切口疝引起，表现为腹胀及肛门停止排气、排便，一般给予禁食、留置胃管胃肠减压、纠正低蛋白血症以

及营养支持等保守治疗后好转。保守治疗不能缓解者可行开放手术处理。预防措施是：应注意术中肠吻合时尽量保证肠吻合口宽阔通畅；术中构建新膀胱时注意保护裸露肠管的湿润；术后纠正水电解质紊乱、低蛋白血症和营养支持。

（三）肠 瘘

肠道吻合口缺血、吻合质量不佳或者术后肠梗阻引起近端肠管扩张均可导致肠瘘。治疗包括禁食、肠外营养支持、保持引流通畅，必要时持续腹腔冲洗及负压引流，大部分患者给予保守治疗可痊愈，少部分不能自愈者可行手术治疗。

1. 尿漏

术后早期可发生储尿囊漏、输尿管吻合口漏、尿道吻合口漏等，可通过检测盆腔引流液肌酐以及膀胱造影或 CTU 等影像学检查明确诊断，大多数患者无需特殊处理，保证导尿管及盆腔引流管通畅即可自行愈合，必要时可采用牵拉导尿管球囊压迫或者延长支架管和尿管留置时间的方法处理。尿漏原因可能是术中对输尿管游离过多导致输尿管管壁缺血坏死引起，也可能是吻合口对合不佳、吻合口张力大导致术后吻合口裂开，以及术后导尿管引流不通畅导致膀胱内压过高引起。

2. 新膀胱直肠瘘

如果术中损伤直肠或术后发生严重盆腔感染可发生新膀胱直肠瘘，需要术后 3 个月行手术修补治疗。预防措施：注意保护输尿管血供，保持输尿管 – 新膀胱、新膀胱 – 尿道的无张力吻合，储尿囊血管良好、缝合明确及防治术后感染。

3. 新膀胱阴道瘘

女性患者如术中切开阴道前壁，且储尿囊与尿道吻合口有尿漏或术后继发感染，可发生新膀胱阴道瘘，如果通过导尿管牵引、通畅引流等方法无法愈合，可在术后 2 周左右行经阴道修补术。

4. 新膀胱回肠瘘

由于回肠吻合口紧贴新膀胱上方，如果术后发生吻合口与新膀胱之间感染或局部形成脓肿，脓肿穿破后就会形成新膀胱回肠瘘，可发生在围

手术期，也可发生在术后远期，主要表现为尿液中有粪样物、水样便，如瘘口较小可通过新膀胱冲洗、通畅引流方法自行愈合，但大部分情况需再次手术，行回肠瘘口处修补/旷置和再次回肠端-端吻合术。

（四）泌尿系统感染

泌尿系统感染是围手术期及远期常见并发症，由于细菌更易在肠上皮定植，新膀胱存在残余尿、新膀胱输尿管返流或狭窄等也会促进感染的发生，严重者可致肾盂肾炎，急慢性肾功能不全。应给予保持尿液引流通畅、积极抗感染治疗。对于无症状性菌尿患者，并不推荐常规使用抗生素。术中保证各吻合口通畅，良好的术后排尿习惯都是预防泌尿系统感染的有效措施。

（五）尿失禁

大部分患者术后均出现不同程度的尿失禁，尤以夜间为重，新膀胱术后尿控情况与多种因素相关，如患者年龄、性别、既往盆腔手术及放疗史、术者手术经验等。回肠新膀胱术后白天尿控率为 87%~98%，夜间尿控率达 73%~90%。尿失禁可通过术后早期盆底肌的锻炼，指导患者定时排尿、腹压排尿，白天每 2~3h 排尿一次，睡前排尽尿液，夜间借助闹钟定时起身小便 2~3 次等方法，减少夜间尿失禁。多数患者尿控功能在术后 6~12 个月逐渐改善。

预防措施：严格把握回肠新膀胱术的适应证和禁忌证，对于术前存在盆底松弛、盆腔放疗史等的患者不适合选择回肠新膀胱术；行改良新膀胱尿道吻合术时，术中应尽可能保留足够长的尿道、尿道前壁缝合提吊、缝合加强后壁均有利于术后尿控恢复；术中保留前列腺包膜及侧方神经血管束等。

（六）排尿困难

由于回肠新膀胱没有正常的逼尿肌结构，术后需要增加腹压排尿或者按压新膀胱区才能排空尿液。如果是由于新膀胱尿道吻合口狭窄引起的残余尿量增加，需要扩张或电切尿道狭窄处，如果储尿囊容量过大，排尿无力，需要间歇自行导尿处理。

（七）泌尿系统结石

结石可发生于新膀胱或上尿路。对于回肠新膀胱患者，泌尿系统结石形成的常见危险因素包括新膀胱内的缝线、新膀胱黏液产生、泌尿系统感染、残余尿及上尿路积水等。泌尿系统结石常需要手术处理，新膀胱结石可通过膀胱镜碎石取石术治疗，上尿路结石可行体外冲击波碎石、输尿管镜碎石或经皮肾镜碎石取石术治疗。预防措施是指导患者定时排空尿液，残余尿多的患者可行间歇导尿处理。

（八）酸碱平衡和电解质紊乱

对于术前存在肾功能不全的患者，行回肠新膀胱术可能出现酸碱平衡和电解质紊乱。术后需要密切监测血电解质及酸碱情况，发现问题及时纠正。最重要的预防措施是保证规律排尿及排空尿液。

（九）慢性肾功能障碍

输尿管新膀胱吻合口狭窄、泌尿系统感染、新膀胱输尿管返流、排尿困难等均可导致慢性肾盂肾炎，从而导致慢性肾功能不全。原位回肠新膀胱术发生上尿路感染的风险较输尿管皮肤造口及回肠通道术低，术中保护输尿管血运，采取缝合输尿管乳头的抗返流技术，以及术后保持良好的排尿功能锻炼和习惯，积极防治泌尿系统感染等，都是预防慢性肾功能不全的有效措施。

五、经验与教训

• 原位新膀胱的构建应该遵循的原则：低充盈压，容量适中，新膀胱输尿管吻合应该避免狭窄，减少反流。通过肠道的去管化和折叠缝合，使之接近球体，可增加新膀胱容量并降低充盈压力，符合生理和几何原理。

• 尿失禁是原位新膀胱的常见并发症，通过保留盆底正常结构和进行盆底结构的重建缝合可大大提高原位新膀胱手术的早期尿控效果。在缝扎阴茎背深静脉复合体时，可用倒刺线缝合并悬吊于耻骨骨膜；将 Denonvilliers 筋膜分别与尿道后方纤维组织缝合可增加尿道后方组织的张力并提高盆底结构的稳定性，将新膀胱固定在重建平面上，可有效降低术后尿失禁发生率及缩短术后尿控恢复的时间。

• 原位回肠新膀胱手术应该注意避免肠道内疝形成，输尿管后方的回肠段应该牵拉至输尿管前方，防止因输尿管的压迫引起肠道内疝或成角，进而导致机械性肠梗阻进行二次手术。

• 输尿管新膀胱吻合口狭窄是原位新膀胱的常见并发症之一，根据笔者的经验，下面这些方法可减少输尿管新膀胱吻合口狭窄的风险：在游离输尿管时应注意保护输尿管血供，避免远端输尿管缺血坏死；采用半乳头插入式输尿管再植技术；缝合针距适中，避免过多缝合导致输尿管末段缺血；输尿管新膀胱的吻合口应该尽量达到无张力吻合，吻合时注意避免输尿管扭转或成角。

• 对于女性患者，切开阴道前壁会增加新膀胱阴道瘘的发生风险。因此，对于膀胱后壁和三角区无肿瘤证据者，可采用保留子宫或阴道的手术方式，避免损伤阴道前壁，如果需要切除，阴道前壁切口应与尿道吻合口错开，尽量不在同一平面上。

专家点评

　　根治性膀胱切除术后常需尿流改道。尿流改道的术式很多，选择何种术式需要根据患者的病情和要求以及术者的技术等综合考虑。如果符合适应证，回肠原位新膀胱不失为一种好的选择，它具有保留自然排尿通道、较好的尿控功能、术后肾功能不良影响小等众多优点，但是由于该手术可能增加尿失禁和排尿困难等风险，对手术医生的技术要求也更高。

　　本章作者自 2002 年起就开展并改进了腹腔镜下根治性膀胱切除术 + 原位新膀胱术，为该术式在我国的发展及推广做出了贡献，具有丰富的腹腔镜和机器人手术的临床经验。本章节中，作者详细地介绍了机器人原位回肠新膀胱术（腹腔外构建法）的手术方法和步骤、技术要点、并发症处理及预防，以及他们的经验与教训等，值得读者借鉴。

参考文献

[1] Tizzoni G, Foggi A. Die Wiederherstellung der Harnblase. Zentralbl Chir, 1888,15:921.

[2] Couvelaire R. Le réservoir iléale de substitution après la cystectomie totale chez l'homme. J Urol (Paris), 1951,57:408.

[3] Goodwin WE, Winter CC, Barker WF. "Cup-patch" technique of ileocystoplasty for bladder enlargement or partial substitution. J Urol, 2002,168(2):667-670; discussion 671.

[4] Studer UE, Zingg EJ. Ileal orthotopic bladder substitutes. What we have learned from 12 years' experience with 200 patients. Urol Clin North Am, 1997,24: 781.

[5] Hautmann RE, De Petriconi R, Gottfried HW,et al. The ileal neobladder: complications and functional results in 363 patients after 11 years of followup. J Urol,1999, 161: 422.

[6] Stein JP, Skinner DG. Application of the T-mechanism to an orthotopic (T-pouch) neobladder: a new era of urinary diversion. World J Urol, 2000,18: 315.

[7] Hautmann, Richard E. Urinary diversion: ileal conduit to neobladder. The Journal of urology ,2003,169,3:834-842.

[8] 黄健，黄海，姚友生，等. 腹腔镜与开放性膀胱全切原位回肠代膀胱术的疗效比较. 中华泌尿外科杂志,2005,3:28-31.

[9] Hussein AA, May PR, Jing Z, et al.Collaborators. Outcomes of Intracorporeal Urinary Diversion after Robot-Assisted Radical Cystectomy: Results from the International Robotic Cystectomy Consortium. J Urol, 2018 ,199(5):1302-1311.

[10] Urs E. Studer. Keys to Successful Orthotopic Bladder Substitution.Cham: Springer, 2015.

[11] William D. Steers. Voiding dysfunction in the orthotopic neobladder. World Journal of Urology, 2000, 18(5) : 330-337.

第 26 章 机器人根治性膀胱切除术 + 回肠渠道术（含腹膜后淋巴结清扫和扩大盆腔淋巴结清扫）

Yasmeen Jaber, Kevin Chan, Clayton Lau

手术视频

> 💡 **亮点**
>
> 本章图文并茂地介绍了机器人根治性膀胱切除术 + 回肠渠道术的适应证和禁忌证，术前评估和准备，手术室布局和穿刺套管摆位，详细的手术步骤，以及围手术期处理等。

一、概　述

在全球诊断的肿瘤患者中膀胱癌占 3%，在发达国家这一比例更高。膀胱癌是全球第十大最常见的恶性肿瘤，并且发病率也正逐渐升高。其最常见的病理类型是尿路上皮细胞癌，也被称为移行细胞癌。在美国，膀胱癌是位于第 6 位的恶性肿瘤，在年龄 ≥ 55 岁的人群中其占所有恶性肿瘤的 90%。一般而言，男性发病率是女性的 4 倍，其中吸烟是最危险的因素。在美国，膀胱癌的 5 年生存率平均为 77%，而对于转移性患者而言 5 年生存率仅为 5%。20%~40% 的膀胱癌患者会出现或进展为高级别、肌肉浸润性膀胱癌（图 26-1）。进展成肌层浸润性膀胱癌的风险与肿瘤分级、分期、大小、病灶数目、肿瘤复发和是否存在 CIS 有关。根治性膀胱切除术和盆腔淋巴结清扫术被认为是高级别、肌肉浸润性膀胱癌和高级别非肌肉浸润性膀胱癌的标准治疗方法。在围手术期应用基于顺铂的化疗方案可提高患者的生存率。术前评估主要包括横断面成像（CT 或 MRI）和经尿道膀胱肿瘤电切术（TURBT），术中需仔细观察如肿瘤浸润深度（分期）、是否

存在原位癌、淋巴管浸润和（或）组织异形等组织病理学特征。随后的治疗方案在很大程度上依赖于 TURBT 的检查结果。

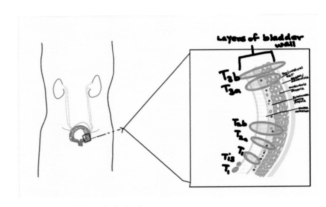

图 26-1　膀胱肿瘤分期

二、手术适应证和禁忌证

（一）根治性膀胱切除术

1. 手术适应证

- 非转移性肌肉浸润性膀胱癌或低容量、局部可切除的转移性膀胱癌（T2~T3b）
- 对 TUR 和膀胱灌注治疗无法控制的浅表性膀胱肿瘤。
- 累及尿道前列腺部的膀胱肿瘤。
- BCG 治疗无效的 pT1G3 肿瘤。
- 对免疫治疗或化疗不敏感的 CIS。
- 为控制疼痛、出血或尿频症状的患者。
- 原发性腺癌、鳞状细胞癌或肉瘤。

2. 手术禁忌证

（1）相对禁忌证：

- 出血性疾病。

（2）其他禁忌证：

• 存在严重、无法切除的转移性肿瘤（除非是为了缓解病情而进行手术）。

• 严重手术合并症，如严重的心脏疾病和肺功能障碍。

（二）尿道切除术的手术适应证

• 前尿道肿瘤。

• 与原发肿瘤病灶不相邻的前列腺基质浸润。

• 根治性膀胱切除术中尿道切缘阳性。

• 膀胱、前列腺腺管或前列腺尿道的弥漫性 CIS。

▌ 三、具体案例

（一）简要病史资料

患者女性，70 岁，曾因严重血尿在外院就诊。外院盆腔超声检查（2019 年 2 月 8 日）提示 10.2cm 的膀胱肿块，考虑恶性肿瘤。腹部和盆腔 CT 扫描显示巨大的膀胱肿块，考虑恶性肿瘤，并伴有右肾积水。既往有贫血，泌尿系结石。1984 年行子宫切除术，童年有扁桃体切除术史。既往有吸烟史 47 年，每天 6 支，诊断时已戒烟 1 年。

患者曾接受经皮右肾造瘘术并放置造瘘管。随后在外院行 TURBT 术，术后病理结果显示高级别移行细胞癌，侵入固有层和肌层，并有局灶淋巴侵犯。随后患者来到希望之城国家医疗中心肿瘤内科进行新辅助治疗的评估。于 2019 年 11 月 13 日开始接受顺铂 / 吉西他滨 / 尼沃鲁单抗治疗，IRB18355。

2020 年 4 月 2 日随访中期胸部 CT 显示未发现病灶，但提示有多个广泛的肺栓塞。2020 年 4 月 2 日腹部 MRI 显示膀胱原发病灶有所缩小，从 5.8cm 缩小到 3cm。由于肺栓塞需持续抗凝至少 3 个月，因此患者最终无法立即进行膀胱切除手术。相反，肿瘤治疗小组建议她再进行 2~3 个周期的化疗以度过这 3 个月的时间，随后患者

再接受手术治疗。

（二）术前评估

在手术前患者与术者团队会进行面对面的交流，并预约手术时间，同时接受标准化的围手术期教育。患者与 Chan 医生、Lau 医生面对面交谈并被告知手术风险、获益和期望目标。

患者与 Chan 医生进行了关于所有形式尿流改道相关失禁情况的深入和详细咨询。具体而言，所有患者都询问了有关原位新膀胱、可控性回结肠膀胱和回肠膀胱的情况。

众所周知，根治性膀胱切除术是一种历来死亡率较高的手术。尽管如此，围手术期并发症的主要原因仍然是术中尿流改道和尿路重建部分。最近，围手术期并发症的发生率已经得到了明显的改善。这与延长术后恢复方案的实施、无需术前肠道准备、促肠道功能恢复药物的使用（如阿维莫泮）和限制饮水有关。

在三级转诊中心，我们经常接诊病情危重、临床症状严重的患者，这就导致我们的临床实践方案主要是机器人膀胱切除术和体外尿流改道。在某些情况下，对于合适的患者，我们也会行体内尿流改道。

（三）术前教育

（1）所有患者都应该接受适当的心脏和医学检查。在 RARC 手术中患者生理上必须能够长时间耐受气腹和头低脚高位。

（2）尿路重建手术的选择是根据对患者细致的术前评估而决定的，尤其要考虑患者的合并症、支持系统、灵巧性和神经系统状况。讨论患者的优先诉求和对潜在手术并发症的容忍度，包括心理上和生理上的，这也是术前评估的重要组成部分。

（3）重要的是在手术前与患者进行交流，让他们了解所有潜在的风险和并发症。还需告知其术中根据发现的情况可能会改变计划的尿流改道方案。目前仍没有随机试验数据来证实一种尿

流改道方式要优于另外一种，因此在没有绝对和相对禁忌证的情况下，尿流改道方案的选择往往取决于患者的喜好以及术者的偏好和经验。

（4）我们中心还让患者与一名护士进行交流，这名护士是患者的护理协调员和患者教育者，但对我们来说她的作用还远不止如此。她需花费时间来复习患者的教育材料，并讨论手术前一天的患者饮食问题。护理协调员通过在直肠内、任何皮肤褶皱外和远离脐部的位置标记好最佳造口部位来协助完成术前准备。

（5）应用加速康复外科理念。术前方案包括在手术前 4~6h 摄入富含碳水化合物的透明蛋白奶昔。术前使用阿维莫泮、曲马多和静脉注射布洛芬。偶尔也会用加巴喷丁，这由麻醉师决定。在手术前给予患者血栓预防性药物如肝素、依诺肝素。

（四）手术室布局和术前准备

1. 手术室布局

（1）患者体位。当使用达芬奇 S 或 Si 机器人平台时，患者应取背侧卧位或两腿分开位。当采用达芬奇 Xi 机器人平台时，男性患者可取仰卧位。采用极度头低脚高位可方便充分暴露骨盆和腹膜后下部。应注意充分垫好所有的受力点，特别是后下肢，以避免腓肠神经麻痹（图26-2）。

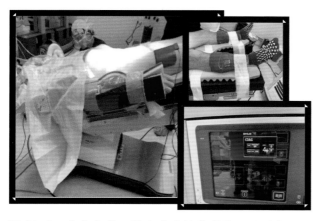

图 26-2 患者体位：深度的头低脚高位，两腿分开。右下角图：术中使用电凝参数设置

（2）穿刺套管摆位。套管的放置与机器人辅助腹腔镜前列腺根治术类似，但手术套管的放置更偏向于头侧，以便进行更广泛的淋巴结清扫。将机器人摄像套管（12mm 或 8mm 取决于平台）放置在脐上的位置，距离耻骨联合大约25cm。将 2 个 8mm 的机器人套管放置在距离耻骨联合 20~21cm 的耻骨旁位置。另一个 8mm 的机器人套管放置在左髂前上棘的头侧，距离耻骨联合约 23cm。然后放置 2 个腹腔镜助手套管，一个位于右侧肋下，另一个位于右侧髂前上棘头侧（图 26-3）。

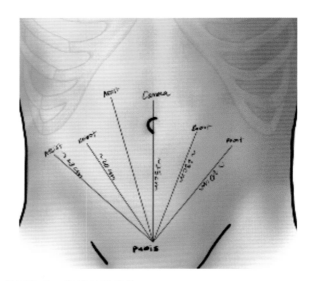

图 26-3 穿刺套管摆位

2. 术前准备

（1）全麻诱导，做好标记线。

（2）对腹部、会阴部备皮后，将患者置于20°头低脚高位。垫好患者身体各着力点。对手术区域进行常规消毒。女性患者常规对阴道进行消毒准备。对该患者以及其他已留置肾造瘘管的患者，在手术开始前撤去引流袋，夹闭引流管。

（五）手术技术和步骤（女性前盆腔脏器切除术 / 根治性膀胱切除术）

采用无菌技术留置导尿管，排空膀胱。用 Veress 气腹针法构建人工气腹，直视下放置 6 个套管。

1. 腹腔探查

明确各解剖结构相对位置关系，进行必要的粘连松解。此时可用丝线标记回盲襞，以便后续进行体外尿流改道时辨识回肠。对子宫完好的女性患者，先分离双侧漏斗骨盆韧带，用 3-0 倒刺线将输卵管和子宫悬吊于前腹壁（图 26-4）。

首先进行肠管松解，包括对乙状结肠的松解，以便打开进入左侧后腹腔的操作空间。沿 Toldt 线切开乙状结肠外侧腹膜。然后分离乙状结肠内侧的肠系膜，注意尽量少用电能，以免损伤肠道。充分松解结肠至结肠脾曲，以便后续进行淋巴结清扫时避免过多地影响输尿管的正常走行。

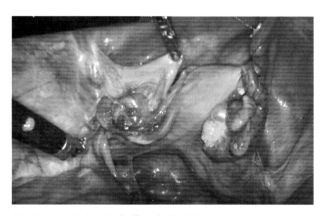

图 26-4　子宫、输卵管和卵巢悬吊

2. 后腹膜淋巴结清扫

后腹膜淋巴结清扫的上限为肠系膜上动脉从主动脉发出处（图 26-5、26-6）。

第 1 步，采用标准手法实施后腹膜淋巴结清扫。利用四臂将乙状结肠向左侧牵开。切开右髂总动脉表面的腹膜，直至暴露出主动脉分叉处，随后实施主动脉旁淋巴结清扫。

第 2 步，暴露主动脉前表面，向近端分离至肠系膜下动脉水平，轻柔地将主动脉旁淋巴组织分离出来。向左侧打开乙状结肠窗口，为辨识左侧输尿管、分离左侧输尿管和实施左侧后腹膜淋巴结清扫做好准备。

第 3 步，在处理主动脉分叉处时需注意避免损伤髂总动脉下方走形的髂总静脉。所有淋巴管道需用组织夹或电凝明确封闭好。在髂总静脉下缘和骶骨前表面清扫骶前淋巴结时，注意用电凝处理好骶静脉分支。暴露腔静脉，分离腔静脉旁和腔静脉前淋巴组织，同样需要电凝处理好此处细小的静脉分支。

第 4 步，在进行后腹腔淋巴清扫和扩大盆腔淋巴结清扫时可同时将输尿管分离出来。完成淋巴清扫后，再对输尿管进行分离，使之便于完成后续尿流改道即可。

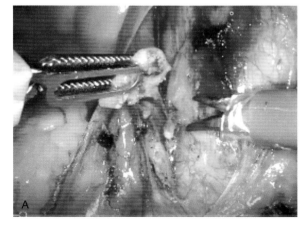
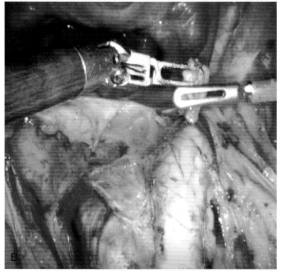

图 26-5　A. 主动脉分叉前腹膜后淋巴结清扫。B. 暴露左髂总静脉

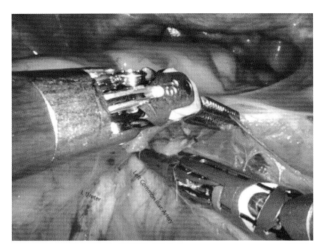

图 26-6 在左侧分离时可在乙状结肠系膜做一个大小合适的窗口，有利于左侧腹膜后淋巴结的剥离，同时暴露左侧输尿管

3. 扩大盆腔淋巴结清扫（图 26-7）

第 1 步，淋巴结清扫通过切开髂总动脉和髂外动脉外侧的腹膜开始。找到并注意保护好生殖股神经。腹膜切口继续向远端切开，直到确定旋髂静脉。髂血管外侧的淋巴组织首先从生殖股神经和骨盆侧壁向内侧移动。然后使用劈离滚转技术从髂前总血管和髂外血管上分离脂肪和淋巴组织，将淋巴组织从髂动脉和髂静脉的外侧移除。解剖的远端界限是旋髂静脉与髂外动脉的交叉处。

第 2 步，在髂外静脉后方找到 Cloquet 淋巴结。Cloquet 淋巴结远端的淋巴管应使用夹子或烧灼器结扎，可以从耻骨和髂外静脉的后部分离Cloquet 淋巴结。将淋巴结向后内侧收缩，暴露

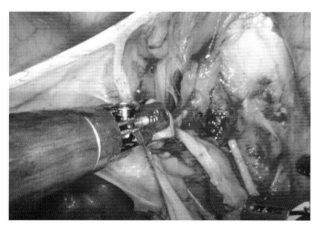

图 26-7 清扫闭孔神经周围淋巴结

闭孔淋巴结。将闭孔淋巴结从静脉后表面分离出来。

第 3 步，继续深入 Marseille 窝进行解剖，此处可找到闭孔神经。可以很容易地识别穿通血管，使用双极烧灼结扎。

第 4 步，仔细地将淋巴组织从近端闭孔神经上剥离，并向远端清扫入骨盆。

第 5 步，以内侧脐韧带的外侧边缘清扫范围的内侧界进行淋巴清扫。

第 6 步，将膀胱向内侧牵引，使之远离髂血管，直到可见盆内筋膜。可以使用 4 号机械臂向内侧牵引膀胱。

第 7 步，将淋巴组织从髂外血管和髂总血管的内侧剥离。

第 8 步，找到髂内动脉从髂总动脉发出处，清除髂内动脉前表面的淋巴组织。

第 9 步，从远端继续解剖，从髂内血管分离闭孔动脉和静脉。也可能在分离 Marseille 窝的过程辨识上述结构。

第 10 步，在盆内筋膜远端继续分离淋巴组织，此处主要采用钝性分离，注意电凝封闭交通血管，同时应避免牵拉和损伤闭孔血管。闭孔神经和闭孔血管在进入闭孔时应该很容易找到。小心分离闭孔神经和血管周围的淋巴组织，尽量避免在此部位使用单极电切。离断闭孔淋巴组织远端后即可整块移除。

4. 分离输尿管（图 26-8）

分离后腹膜腔时应已分离部分输尿管。完成盆腔淋巴结损伤结清扫后便可分离输尿管远端，并在合适的部位将其离断。

第 1 步，锐性切开覆盖输尿管表面的腹膜，然后逐步分离输尿管，使之远离髂总动脉。

第 2 步，分离输尿管过程中可利用一段剪短的烟卷引流管将其绕住并提起，以便分离过程中调整其方位，可根据术者习惯而定。注意避免用器械直接钳夹输尿管。输尿管向近端松解至足够的长度即可。

第 3 步，分离输尿管时应注意避免损伤其

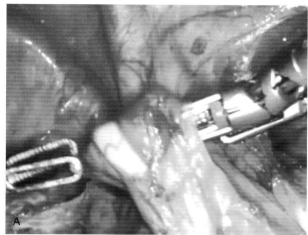

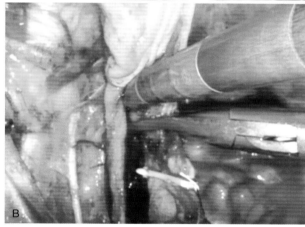

图 26-8　A. 从右髂总动脉处分离输尿管。B. 离断左侧输尿管，同时可将对输尿管残端送检冰冻病理

表面的滋养血管，譬如应尽量避开其表面覆盖的脂肪组织。

　　第 4 步，分离出输尿管汇入膀胱处。有时在进行盆腔淋巴结清扫时已完成这一步。

　　第 5 步，完成输尿管远端的分离后，在其汇入膀胱处近端施加一个大号组织夹，组织夹预先用缝线标记。然后在该组织夹远端再上一个组织夹，在二者之间离断输尿管。也可在此时将输尿管残端送冰冻病理检查。对侧同法处理。

5. 处理膀胱蒂（图 26-9）

　　第 1 步，用 4 号臂将子宫向前方牵引。在直肠子宫陷凹处切开覆盖子宫后壁的腹膜。然后采用钝性分离手法将阴道后壁与直肠分离开，此处注意避免损伤直肠，也应尽量少用电凝。找到并离断双侧膀胱上动脉，可用组织闭合器完成此

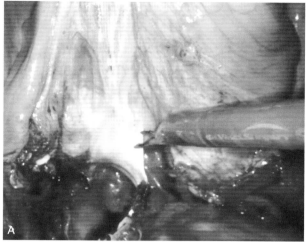

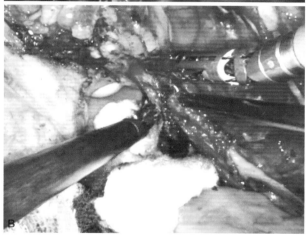

图 26-9　A. 取阴道后壁切口。B. 使用组织闭合器离断并闭合阴道残余部分

操作，也可用闭合器处理宫颈处的子宫阔韧带。

　　第 2 步，助手使用阴道探条将阴道顶向前方。在宫颈远端切开阴道后壁，此处可用剖腹垫封闭，以维持气腹压。然后用电剪或组织闭合器离断阴道。阴道组织不可切除过多，同时应注意膀胱后壁与阴道是否粘连。

6. 松解膀胱（图 26-10）

　　第 1 步，切开脐内侧韧带两侧的腹膜，分离耻骨后间隙。

　　第 2 步，电凝离断子宫圆韧带，将膀胱与盆内筋膜分离开，然后锐性切开双侧盆内筋膜。

　　第 3 步，采用钝性分离手法将提肛肌与膀胱分离开，继续朝远端向尿道分离，用组织闭合器离断背深静脉复合体。

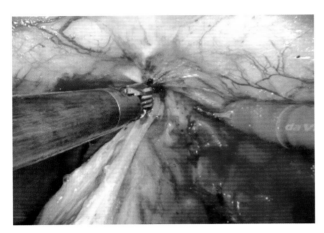

图 26-10　处理背深静脉复合体

7. 前盆腔脏器切除术（图 26-11）

第 1 步，夹闭导尿管，经阴道开口置入腹腔。向上方牵引导尿管，暴露尿道口，应可经阴道开口见到尿道口。

第 2 步，用电刀切除整个尿道、尿道口和部分阴道壁组织。

第 3 步，将整个标本（包括子宫、卵巢、输卵管、宫颈、阴道前壁、膀胱和尿道）装入标本袋中。从腹壁切口取出标本，或经阴道取出标本。

8. 关闭阴道

向前翻转阴道后壁，用 0 号可吸收倒刺线双层缝合关闭阴道。

9. 准备体外尿流改道

体外尿流改道与开放手术相同，但可利用腔镜器械完成一些必要的准备工作，可提高手术效率，有助于缩短学习曲线。将左侧输尿管经乙状结肠窗口转位至右侧腹腔。标记好回肠远端后，便可撤机。

10. 体外尿流改道：回肠渠道术

第 1 步，取脐下 6cm 正中线切口，分离腹直肌筋膜，切开腹膜。放置切口撑开器暴露切口（如 Alexis 撑开器或 Cleancision 切口保护器）。

第 2 步，右侧输尿管、左侧输尿管和回肠末端的标记缝线经切口引出体外，距回盲瓣朝近端测量约 15cm 长的回肠，用闭合吻合器离断肠管。

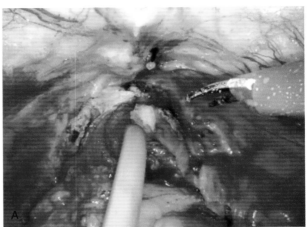

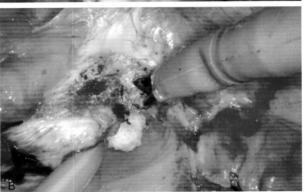

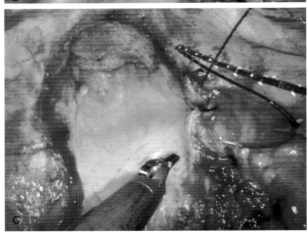

图 26-11　A. 牵引导尿管以暴露尿道口，随后可经阴道取出标本。B. 将导管留置于腹腔内。C. 使用倒刺线关闭阴道切口

第 3 步，在此处离断肠系膜，朝根部距 Treves 无血管平面切割 8~10cm，可用 LigaSure 或 3-0 丝线结扎处理肠系膜血管。

11. ICG 血管造影（图 26-12）

此时我们常规用 ICG 配合 PINPOINT 荧光造影平台（Stryker Corp., Kalamazoo, MI, USA,

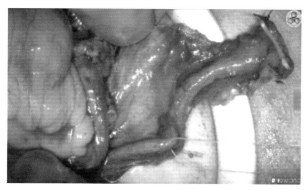
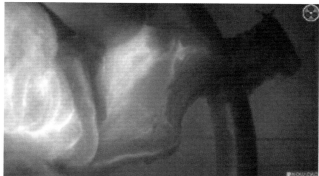

图 26-12　ICG 血管造影显示灌注情况

previously Novadaq, Mississauga, ON, Canada）对输尿管的血供进行检测。

　　首先嘱麻醉师静脉给予 3mL 的 ICG，序贯 10mL 生理盐水。30~45s 后便可使用 PINPOINT 荧光造影系统观察输尿管血供，高亮显色提示组织灌注良好。然后用缝线标记输尿管血供抵达的最远端。吻合前切除血供不良的远端输尿管组织。注意最好在裁剪肠管之前进行这一步操作，以评估最终所需肠管的长度。

12. 获取回肠（图 26-13）

　　第 1 步，将预计截取的回肠远端牵至预计

的皮肤造口处，评估所需回肠的长度，原则上要实施无张力的输尿管 – 肠管吻合。

　　第 2 步，确定好长度之后，再多截取 5cm 的肠管，这一段最终将被丢弃，以确保肠系膜无张力。然后用闭合吻合器截取肠管，用电刀裁去之前多截取的 5cm 肠管。

　　第 3 步，回肠渠道近端用 3-0 可吸收缝线连续缝合关闭，外侧用 3-0 丝线加固，线尾可留长一点，以备后续需进行二次手术。

　　第 4 步，重建回肠的延续性。将回肠渠道垫在下方，用闭合吻合器进行肠管的侧侧吻合，

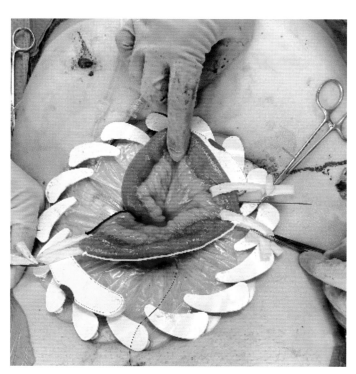

图 26-13　截取肠管

用 3-0 丝线加固吻合缘，用 3-0 可吸收线关闭肠系膜缺口。

13.Bricker 输尿管回肠吻合术（图 26-14）

第 1 步，在回肠渠道近端锐性构建左侧输尿管口的吻合口，并用 4-0 肠线四角固定。

第 2 步，将左侧输尿管牵至吻合口处，裁剪多余的输尿管组织，作为输尿管残端送病理

检查。

第 3 步，用 4-0 可吸收线间断缝合完成输尿管 – 肠管的端侧吻合，吻合完成半圈时插入 J 型管，远端经肠管远端出口引出，随后完成整个吻合。右侧同法操作。

注意吻合口应确保密不漏水，操作时避免钳夹输尿管黏膜。完成双侧输尿管肠管的吻合之

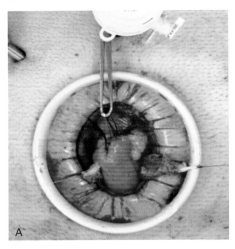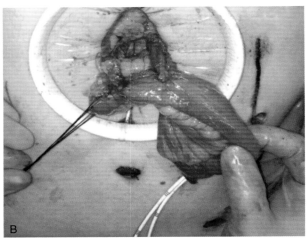

图 26-14　A. 输尿管 – 回肠吻合前。B. 双侧吻合完成后

后再次进行 ICG 造影，明确血供。

14. 造口（图 26-15）

在预先选定的皮肤造口处切除直径 2.5cm 的圆形皮肤，电刀分离皮下组织，穿过腹直肌前鞘，切开腹膜，进入腹腔。为避免回肠渠道成角，前鞘切口需容纳至少 2 指。若肠系膜足够长，可做花蕾状造口；若肠系膜较短，怀疑有张力，可行改良 Turnbull 造口。

花蕾状造口：将渠道远端（包括肠系膜在内）经皮肤切口提出体外，用 0 号薇乔线四点固定渠道至浅筋膜。然后切除带排钉的渠道远端切缘，用 2-0 薇乔线构建花蕾状造口。从皮肤端进针，先穿经渠道浆肌层，再穿出皮肤，拉紧缝线使渠道黏膜外翻。必要时再用数针 2-0 薇乔线使造口与周围皮肤结合紧密。

经渠道留置一根红皮引流管，与两根 J 型输尿管导管一并固定在吻合口水平。经左侧腹直肌

旁套管孔留置一根 19Fr 的盆腔引流管，引流范围需包括整个盆腔，引流管远端从左至右，最后放在造口皮下附近区域。灌洗各切口。标准手法关闭各皮肤切口。

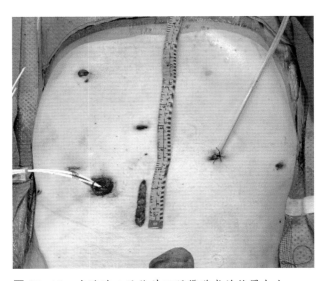

图 26-15　皮肤造口及体外回肠渠道术的位置大小

三、术后护理和并发症

（一）术后护理

患者住院时间一般为 5~7d。遵循 ERAS 理念，早期经口饮食，尽量减少麻醉药品的使用。在拔除输尿管支架管之前需检测肌酐。在无尿漏的情况下，只要患者能够耐受饮食并已经恢复了肠道功能，就可拔除输尿管支架管和 Robinson 红皮引流管，一般情况下这发生在术后第 4 天。当引流量低于 600mL/24h 时，就可以拔除引流管。

（二）并发症

对于有严重合并症的患者而言，回肠通道术是首选的尿流改道方式。与合并症较少的患者相比，合并症较多的患者发生并发症的概率更高。最常见的并发症是肾盂肾炎、输尿管梗阻、尿路结石和造口并发症。代谢性和吸收性失调的情况很少见。

专家点评

膀胱癌是全球十大最常见恶性肿瘤之一，且发病率正逐年升高。根治性膀胱切除术和盆腔淋巴结清扫术被认为是高级别、肌肉浸润性膀胱癌和高级别非肌肉浸润性膀胱癌的标准治疗术式。膀胱癌的治疗不能单纯依赖单一的治疗方法，需要依据病情采取综合手段，在围手术期应用基于顺铂的化疗方案可提高患者的生存率。

本章作者有丰富的机器人手术经验。作者图文并茂地介绍了机器人辅助膀胱根治性切除术的手术方法及围手术期处理，许多方法和技巧值得读者细品和借鉴。

参考文献

[1] Siegel RL, Miller KD, Jemal A. Cancer statistics. CA Cancer J Clin, 2020 , 70(1):7-30.

[2] hang SS, Bochner BH, Chou R, et al.Treatment of Nonmetastatic Muscle-Invasive Bladder Cancer: American Urological Association/American Society of Clinical Oncology/American Society for Radiation Oncology/Society of Urologic Oncology Clinical Practice Guideline Summary. J Oncol Pract, 2017,13(9):621-625.

[3] Saginala K, Barsouk A, Aluru JS,et al. Epidemiology of Bladder Cancer. Med Sci (Basel), 2020,8(1):15.

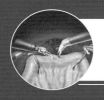

前列腺病变机器人手术

第 6 篇

VI

第 27 章　机器人根治性前列腺切除术（前入路、保留膀胱颈和显露膀胱前列腺肌）

张 旭　高 宇

手术视频

> **亮点**
>
> 本章从机器人根治性前列腺切除术（RARP）的历史特点、应用情况、优势和局限性、手术适应证和禁忌证等方面详细介绍了 RARP 的发展历程、技术特点及应用现状，并结合具体案例，配合手术视频，重点展示了经腹腔、前入路的机器人根治性前列腺切除术（保留膀胱颈、膀胱前列腺肌），希望读者从中受益。

一、概　述

前列腺位于盆腔深处，血供丰富，根治性前列腺切除术（radical prostatectomy, RP）的操作复杂，是公认的泌尿外科高难度手术之一。2000 年 Binder 和 Kramer 首次报道了机器人根治性前列腺切除术（robot-assisted laparoscopic radical prostatectomy, RARP），经过 20 余年的发展，目前 RARP 已逐渐取代 RP 成为发达国家治疗前列腺癌的金标准。机器人手术系统具有独特的三维放大视野、稳定的高清图像、多个自由度的机械臂灵活弯曲以及过滤生理震颤等优势，在精细操作方面远超传统开放手术及腹腔镜根治性前列腺切除术（laparoscopic radical prostatectomy, LRP），使最大限度地保留器官功能及前列腺癌

的精准外科治疗成为可能。多项荟萃分析表明，与传统开放手术及 LRP 相比，肿瘤控制效果相同，而 RARP 可保留更多的性功能及尿控功能，并且显著降低并发症的发生率。然而，进口机器人手术系统价格昂贵、RARP 学习曲线较长、缺乏触觉反馈等限制了其在我国的广泛开展。

二、手术适应证和禁忌证

（一）手术适应证

根治性前列腺切除术是可能治愈的器官局限性前列腺癌患者的推荐治疗方案。手术适应证要充分考虑肿瘤的临床分期以及患者的预期寿命和健康状况。年龄不是影响手术的决定因素，但研究表明年龄 >70 岁患者的并发症及死亡率都会相应增加，功能学恢复相对较差，术后病理高危因素显著增加，因此术前应将上述情况充分告知患者。

根治性前列腺切除术的手术适应证：

• 临床分期为 T1~T2c 的局限性前列腺癌患者。

• 预期寿命 ≥ 10 年者可选择根治术。

• 前列腺癌患者多为高龄男性，手术并发症的发生率与身体状况密切相关。因此，根治术只适用于身体状况良好，没有严重心肺疾病的患者。

• 对于前列腺特异性抗原（PSA）>20μg/L或 Gleason 评分≥ 8 分的局限性前列腺癌患者，同时符合上述分期和预期寿命条件的，在根治术后可给予其他辅助治疗。

• 对术前有性功能、T1 或 T2 期、PSA<10μg/L及 Gleason 评分 < 3+4 的患者术中可采用保留神经血管束（NVB）的手术。筋膜间技术是最常采用的保留 NVB 的技术，其中临床分期为 cT1~cT2a以及 12 针前列腺穿刺活检≤ 3 针阳性的患者，可选择行筋膜内完全保留 NVB 的技术。对于无需或不能保留 NVB 的患者，可采用筋膜外技术。

（二）手术禁忌证

• 患有显著增加手术危险的疾病，如严重的心血管疾病、肺功能障碍等。

• 有严重出血倾向或血液凝固障碍的患者。

• 预期寿命不足 10 年。近期行经尿道前列腺电切术（transurethral resection of the prostate，TURP）术后，尤其是有包膜穿孔或者血液、尿液或冲洗液外渗者，最好在术后 3 个月，待血肿消散、局部炎症吸收以及前列腺与周围组织的解剖关系清晰可辨后，再行根治性前列腺切除术。而行前列腺系统活检者，宜在 6~8 周后再行根治性前列腺切除术。

三、具体案例

（一）简要病史资料

患者男性，59 岁，因体检发现血清前列腺特异性抗原升高 6 个月余，穿刺确诊前列腺癌 1 个月余入院。患者 6 个多月前体检发现 PSA 升高，最高为 6.9ng/mL，fPSA0.634ng/mL。无尿频、尿急、排尿困难等症状。术前 MRI 见图 27-1 所示。1 个多月前行经直肠超声引导下前列腺穿刺活检术，病理结果显示前列腺穿刺 14 针，第 1~4、13、14 针穿刺可见前列腺癌，Gleason 评分（3+4）

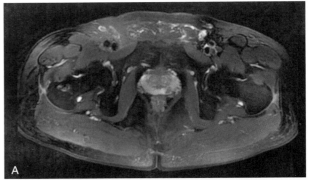
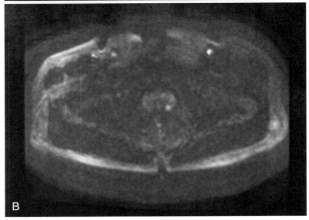

图 27-1　患者的术前 MRI

分。直肠指诊结果为前列腺增大，中央沟变浅，无压痛，活动度可，未触及明显结节，质地硬，指套无血染。患者入院后精神状态良好，体力正常，食欲正常，睡眠正常，体重无明显变化，大小便正常。无特殊既往史。全身骨扫描未见转移征象。性功能评分为 20 分。初步诊断为前列腺癌（cT2cN0M0）。

（二）术前准备和手术室准备

1. 术前准备

（1）术前常规对患者进行全面而系统的检查和检验，主要包括血、尿、粪常规，肝、肾功能，生化及出、凝血筛查，心电图，胸部 X 线，以及无创心、肺功能检查，评估患者的重要脏器功能状况及肿瘤分期情况。

（2）术前 1d 患者流质饮食，禁食 6h、禁水 4h，手术当天禁饮食并留置鼻胃管。

（3）术前一晚进行肠道准备，可口服聚乙

二醇电解质散剂。对局部进展期前列腺癌患者，考虑术中可能损伤直肠者可行清洁灌肠。

（4）乳头平面至会阴区术野备皮。

2. 手术室准备

（1）患者体位。患者采取气管内插管全身麻醉。取头低足高45°截石位，用 Allen 脚蹬固定下肢，利于机器人设备进入会阴区。常规消毒、铺巾，插入 14Fr 导尿管，用 10mL 生理盐水固定气囊。

（2）穿刺套管摆位。于脐上2横指处纵行切开 10mm 切口置入 12mm 穿刺套管作为镜头孔。2个 8mm 套管分别位于平脐水平线两侧距脐 8~10cm 位置，左侧为2号机械臂孔，右侧为1号机械臂孔，将第3个 8mm 套管置于1号机械臂孔外侧 8~10cm 处，作为3号机械臂孔。于2号机械臂孔外上 8~10cm 处放置 12mm 套管作为辅助孔。将 CO_2 气腹压维持在 14mmHg。

（3）机器人床旁车定泊。患者在上述体位下，将机器人以脐正中线为轴向患者分开的两腿间移动。

（4）手术器械的准备和对接。首先对接机器人镜头臂与镜头套管，根据其相对位置，前后微调机器人设备使镜头臂上的三角形指示标位于蓝色条带中央，这样当镜头与镜头臂处于一条线时所呈现的为正中视野。然后对接其余3个操作臂到相应的穿刺套管。对接完毕后可以适当将各臂向外牵拉使腹壁外凸，扩大视野的同时获得足够的穿刺套管之间的空间，减少机械臂间的相互碰撞。各机械臂对接完成后再次检查确保没有对身体的其他部位造成压迫。之后安装镜头，将1号臂放置单极弯剪，2号臂放置双极 Maryland 钳，3号臂放置 Prograsp 抓钳，在镜头直视下将各器械插入腹腔，助手位于患者左侧。

（三）手术步骤

RARP 可分为经腹腔途径和经腹膜外途径。经腹腔途径的 RARP 是目前最常用的手术方式，而经腹膜外途径的 RARP 尤其适用于肥胖和既往有腹部手术史的患者。现有研究表明二者具有相似的长期随访结果。本文重点介绍经腹腔途径前入路的 RARP。具体手术过程如下：

第1步，打开耻骨后间隙，显露并清理前列腺表面脂肪组织。寻找脐正中韧带并离断右侧旁正中韧带，沿腹壁和腹膜间的白色疏松组织进入右侧耻骨后间隙，将腹膜切口向右侧扩大，延伸至腹股沟内环口处输精管水平（图27-2）。同法切开脐正中韧带左侧腹膜，进入左侧耻骨后间隙后并与右侧"会师"。远离膀胱顶部，高位切开脐正中韧带处的腹膜，离断脐正中韧带（图27-3）。前列腺表面覆有较多的脂肪和结缔组织，用三臂的抓钳将膀胱向头侧牵拉保持一定张力，将前列腺表面的脂肪结缔组织锐性剔除（图27-4），显露耻骨前列腺韧带、盆内筋膜及前列腺（图27-5）。

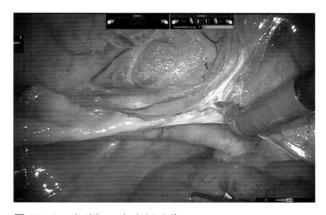

图27-2 腹膜切口向右侧延伸

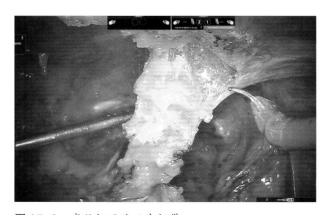

图27-3 高位切开脐正中韧带

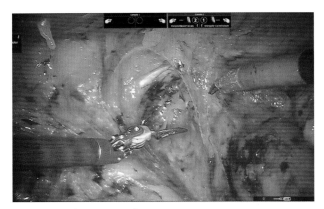

图 27-4　清理前列腺表面脂肪

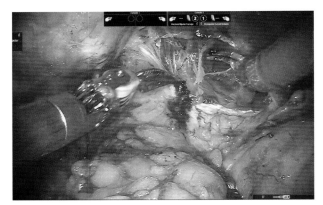

图 27-6　切开盆内筋膜，推开肛提肌

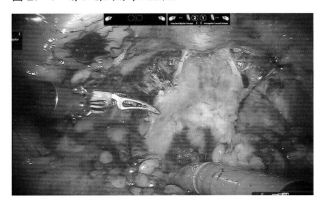

图 27-5　显露耻骨前列腺韧带、盆内筋膜和前列腺

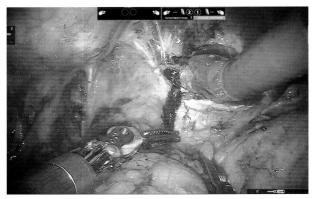

图 27-7　离断耻骨前列腺韧带

第 2 步，缝扎背深静脉复合体（DVC）。用三臂的抓钳将前列腺腺体推向左侧，保持右侧盆内筋膜一定的张力。在盆内筋膜弓状韧带的外侧，靠近腺体的底部切开盆内筋膜，推开外侧的肛提肌，并向腺体尖部方向扩展（图 27-6）。靠近耻骨离断耻骨前列腺韧带（图 27-7）。同法处理左侧。充分显露前列腺尖部、尿道括约肌及背深静脉复合体（图 27-8）。用 2-0 号的 Vicryl 缝线"8"字缝扎背深静脉复合体（图 27-9）。有时盆内筋膜表面可见副阴部动脉走行，保护该动脉有助于保留术后的勃起功能。

第 3 步，分离膀胱颈。用三臂的抓钳向头侧牵拉膀胱，助手可轻轻牵拉尿管，通过气囊的活动来判断膀胱颈的位置，术者使用机器人的两个操作臂相互碰撞从而显露前列腺的轮廓也有助于术者判断前列腺膀胱连接部（图 27-10）。用单极电剪刀由浅入深、从左至右均匀切开前列腺与膀胱分界处（图 27-11）。在分离前列腺过程

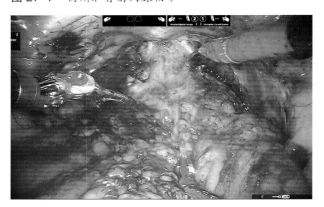

图 27-8　显露背深静脉复合体和尿道括约肌

中采用钝性和锐性分离相结合的方法，避免切破膀胱或误切入前列腺内。在尿道的左侧及右侧壁沿着前列腺与膀胱的间隙继续深入分离，直至整个膀胱颈尿道的底部完全贯通，做到彻底的"管状"分离及保留尿道组织。切开尿道前壁，继续离断尿道后壁（图 27-12）。用三臂的抓钳将导尿管上提，体外牵拉固定尿管，上提腺体有助于后壁的分离。如果增生的前列腺中叶影响后壁的

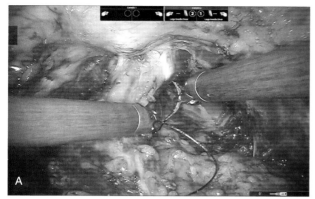

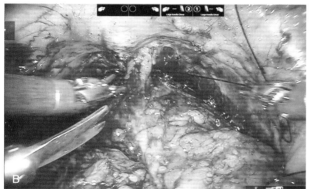

图 27-9　缝扎背深静脉复合体

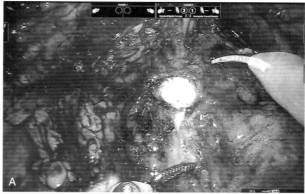

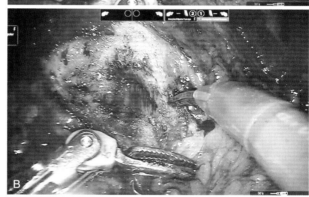

图 27-11　A. 切开膀胱前列腺连接部。B. 由浅入深分离膀胱前列腺连接部

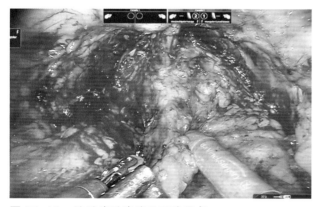

图 27-10　辨别前列腺膀胱颈连接部

分离，可用三臂抓钳直接提起前列腺中叶以帮助显露，有助于辨别膀胱颈后壁及膀胱三角区。

　　第 4 步，分离输精管及精囊。垂直向下切开膀胱颈后壁，显露位于其下方的输精管及精囊腺，注意保留膀胱颈后侧的膀胱前列腺肌，保护该肌肉有助于保留术后的尿控功能 (图 27-13)。用三臂抓钳抓起部分输精管，电凝与输精管伴行的小动脉后离断，游离离断的输精管。用三臂抓钳抓住并提起输精管断端，分离精囊，注意精囊

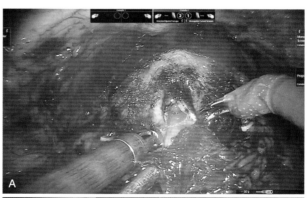

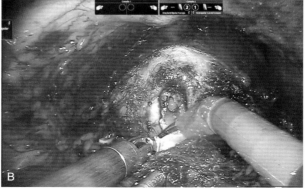

图 27-12　A. 切开尿道前壁。B. 离断尿道后壁

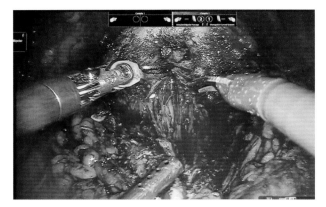

图 27-13　处理膀胱后壁，显露并保留膀胱前列腺肌

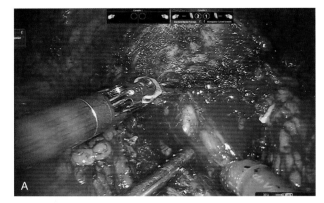

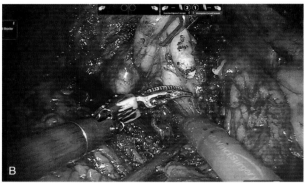

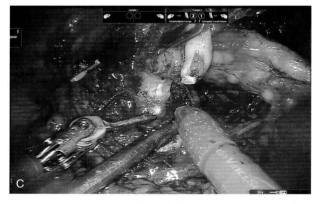

角处的精囊动脉，可电凝后离断（图 27-14）。

第 5 步，分离前列腺背面。筋膜间技术是最常用的保留勃起神经的技术。其在前列腺背面的分离层面位于前列腺与 Denonvilliers 筋膜之间，两侧分离层面在前列腺筋膜与盆侧筋膜之间。锐性切开 Denonvilliers 筋膜，显露直肠周围脂肪，这一层面的分离通常很容易进行（图 27-15）。采用钝性与锐性分离相结合的方式一直分离到前列腺尖部，操作应仔细，避免对尖部和两侧 NVB 过度分离，直肠紧邻分离平面的背侧，避免过度烧灼。

第 6 步，处理前列腺蒂并保留 NVB。在NVB 的分离过程中，应该限制甚至避免使用热处理，这一观点已被普遍接受。同时，对于牵拉损伤神经也十分敏感，所以在盆腔内显露前列腺时应避免过度牵拉。在处理前列腺蒂时，电刀或双极电凝有传导热能损伤邻近神经组织的风险，因此最常用的方式是使用 Hem-o-Lok夹处理前列腺蒂。筋膜间技术采用 Hem-o-Lok夹闭后切断前列腺蒂并分离 NVB（图 27-16）。切断前列腺后在 NVB 和前列腺间残存的侧后方组织可用剪刀锐性剪开，无需电灼处理（图27-17）。

第 7 步，分离尿道。前列腺仅与前方尚未离断的背深静脉复合体和尿道相连。用三臂的抓钳将腺体向头侧牵拉维持一定张力，在缝扎线

图 27-14　A. 显露输精管及精囊腺。B. 离断右侧输精管 C. 离断左侧输精管

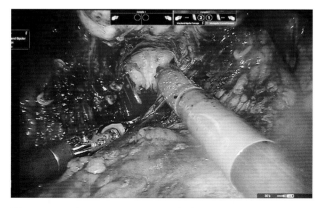

图 27-15　切开 Denonvilliers 筋膜

的近端切断背深静脉复合体（图 27-18），可见前列腺尖部和尿道，用剪刀锐性切断尿道（图 27-19）。移除手术标本，仔细检查术区有无出血。将标本装入标本袋或放置于盆腔。

第 8 步，膀胱颈尿道吻合。仔细观察三角区，避免损伤输尿管口。用 2-0 Monocryl 吻合尿道与膀胱颈（图 27-20）。一般自 3 点钟位置缝合膀胱颈和尿道，然后在尿管引导下沿膀胱颈逆时

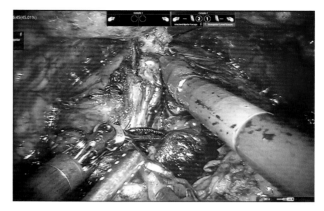

图 27-18　切断背深静脉复合体

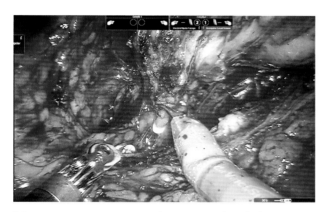

图 27-16　用 Hem-o-Lok 夹闭后切断前列腺蒂

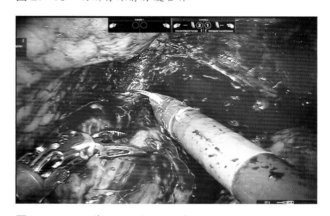

图 27-19　用剪刀锐性切开尿道

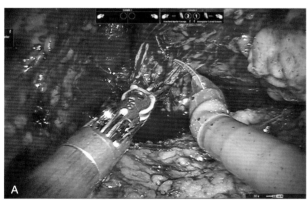

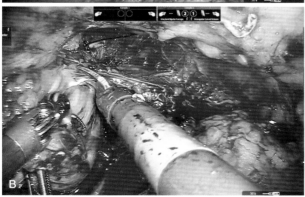

图 27-17　A. 将神经血管束（NVB）与前列腺分离。B. 紧贴前列腺表面自前列腺背面向两侧分离 NVB

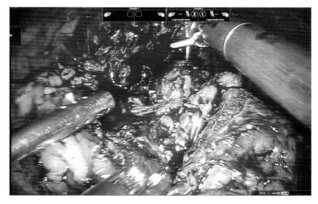

图 27-20　单针连续缝合，将膀胱前列腺肌与膀胱后壁进行重建

针方向完成膀胱颈和尿道后壁的吻合至 9 点钟方向。收紧后壁缝线并于膀胱颈 7 点钟方向锁边缝合 1 针防止缝线滑脱。然后完成膀胱颈和尿道前壁的吻合，并于膀胱颈 3 点钟方向同第一针线尾打结完成膀胱尿道的重建。

第 9 步，机器人移除和伤口缝合。

四、并发症处理及预防

（一）大出血

背深静脉丛和前列腺侧血管蒂是根治性前列腺切除术最主要的出血部位。"8"字缝扎背深静脉丛可有效防止出血；紧靠耻骨离断耻骨前列腺韧带可避免损伤背深静脉丛浅表支；使用Hem-o-Lok处理前列腺侧血管蒂夹可有效防止出血。对于术后大出血必要时可考虑行选择性栓塞。

（二）直肠损伤

若术中发现直肠损伤，应首先清除伤口边缘的污染物，分两层缝合直肠壁并用大量抗生素溶液冲洗，放置引流管充分引流，术后继续应用广谱抗生素预防感染。术中扩肛并留置肛管，术后适当延长进食及导尿管拔除时间。这样处理后，直肠损伤基本可以顺利愈合。若术后发现直肠损伤，则应行乙状结肠造瘘。对于形成尿道直肠瘘的患者还需行尿道直肠瘘修补术。因此，在分离前列腺尖部及Denonvilliers筋膜时应小心谨慎，避免损伤直肠；进行膀胱与尿道吻合，线结应置于尿道内，避免吻合口瘘或尿道直肠瘘的发生。

（三）吻合口尿漏

吻合口尿漏通常由于吻合技术欠佳、术后吻合口破裂及术后导尿管早期脱落等导致。对于膀胱尿道吻合满意者也要常规放置引流管。当引流增多并证实为尿液时，导尿管留置时间要适当延长，同时也需保证导尿管的通畅。待尿液性引流液明显减少，行膀胱造影证实无尿液外渗后再拔除导尿管。

（四）膀胱损伤

通常由于分离耻骨后间隙时离断脐正中韧带位置过低导致。因此离断脐正中韧带的位置应尽量高，损伤一旦发生，应及时用可吸收缝线缝合，适当延长导尿管留置时间，待尿液清亮后再拔除。

（五）输尿管损伤

输尿管损伤主要发生在膀胱后壁及三角区的分离时。在分离前列腺背面时，若膀胱直肠陷凹腹膜反折处切口过高，易将输尿管误认为输精管。因此要仔细辨认解剖结构，一旦发生输尿管损伤，需放置双J管并对损伤处修补缝合。

（六）尿道狭窄

吻合口狭窄的发生率很低，与术者的经验有关，尿道膀胱造影可以帮助诊断。可行尿道扩张或经尿道电切处理。

（七）尿失禁

根治性前列腺切除术后发生永久性真性尿失禁的概率很低，但对患者影响最大的是完全性尿失禁。若术中破坏了盆底肌及膀胱颈的完整性，就更容易发生尿失禁。早期进行盆底肌群功能训练、生物反馈治疗及心理疏导均能降低尿失禁的概率。

（八）勃起功能障碍

勃起功能障碍主要与手术过程有关。筋膜间或筋膜内切除通常可保留NVB，患者的术后勃起功能恢复较好；筋膜外切除NVB多被破坏，患者的术后勃起功能恢复较差。无热技术对勃起功能的恢复十分重要。

（九）切缘阳性

切缘阳性率既与患者的术前PSA水平、前列腺体积、病理分期和Gleason评分相关，又与手术医生的经验有关。在根治性前列腺切除术中，前列腺尖部尿道的处理是个难点，过于靠近前列腺尖部可能增加切缘阳性率，而过于远离前列腺尖部则可能导致术后尿控恢复时间延长。对于切缘阳性的患者，术后需要进行辅助性内分泌治疗和辅助性放疗。

（十）穿刺器相关并发症

非直视下进行穿刺可能引起穿刺通道内出血。在术中由于 Trocar 的压迫出血并不明显，但却是术后出血的原因。建议撤离 Trocar，在直视下进行穿刺，缝合穿刺通道前应仔细观察，牢固缝合。

（十一）切口疝

RARP 术后切口疝的发生率在肥胖患者中明显增高。由于患者的腹壁厚度增加，使穿刺通道难以全层关闭。对于肥胖患者，推荐使用筋膜关闭器（fascia closer）缝合穿刺通道。

（十二）吻合口内异物

吻合口内异物主要表现为尿漏、术后持续血尿、下尿路感染，甚至结石形成。异物主要为结扎夹和引流管，经术后 CT 或膀胱镜可明确诊断。术中要避免在吻合口附近使用结扎夹，外科引流原则是引流管不要过于接近吻合口，从而避免异物的侵蚀作用。一旦出现，需要取出异物。

五、经验与教训

• 尿失禁和勃起功能障碍是影响患者术后生活质量的两大严重并发症，最大限度地保留尿控功能和勃起功能是不同术者追求的共同目标。

• 完整保留盆底结构，充分缝扎 DVC。在弓状韧带的外侧锐性切开盆内筋膜，使用机械臂推开外侧的肛提肌，尽量避免应用能量器械对肛提肌造成损伤。靠近耻骨离断耻骨前列腺韧带，继续钝性分离显露尿道组织。用 2-0 Vicryl 缝线于尿道、提肛肌和前列腺形成的"凹陷点"水平进针，从对侧相应部位出针后再次原位进针"8"字缝扎 DVC。

• "管状"分离膀胱颈尿道，完整保留膀胱前列腺肌。通过牵拉尿管或者使用机器人的两个操作臂相互碰撞显露前列腺的轮廓来判断前列腺

膀胱连接部。用单极电剪刀由浅入深、从左至右均匀切开前列腺与膀胱分界处。在分离前列腺过程中采用钝性和锐性分离相结合的方法。在尿道的左侧及右侧壁沿着前列腺与膀胱的间隙继续深入分离，直至整个膀胱颈尿道的底部完全贯通，做到彻底的"管状"分离及保留尿道组织。膀胱前列腺肌位于膀胱颈后侧、精囊与前列腺的连接处和输精管壶腹部之间。内层结构由来源于膀胱外层纵向逼尿肌的平滑肌纤维构成，后层结构由纤维脂肪组织构成，并与膀胱外膜相延续。分离前列腺背侧时注意完整保留该组织。

• 性神经的保留。对术前有性功能、T1 或 T2 期、PSA<10μg/L 及 Gleason 评分 <3+4 的患者术中可行"筋膜内"或"筋膜间"技术保留患者性神经。在充分游离前列腺侧蒂组织后，在靠近精囊处使用阻断夹完整离断神经血管束中的血管组织以减少术中出血。随后使用剪刀逐层分离盆底筋膜和前列腺筋膜直至前列腺包膜表面，注意避免使用能量设备误伤性神经。然后使用钝性分离的方法从前列腺底部至尖部完整分离前列腺包膜和前列腺筋膜之间的潜在间隙，即为"筋膜内"技术。

• 膀胱尿道吻合。笔者通常使用单针法连续吻合膀胱和尿道。一般自 3 点钟位置缝合膀胱颈和尿道，在尿管引导下沿膀胱颈逆时针方向完成膀胱颈和尿道后壁的吻合至 9 点钟方向，此处注意将后侧的膀胱前列腺肌与膀胱颈一同缝合。收紧后壁缝线并于膀胱颈 7 点钟方向锁边缝合一针防止缝线的滑脱。然后完成膀胱颈和尿道前壁的吻合，并于膀胱颈 3 点钟方向同第一针线尾打结完成膀胱尿道的重建。

专家点评

根治性前列腺切除术（RP）操作复杂，是公认的泌尿外科高难度手术之一，也是手术入路、手术方法、手术技巧最多变的泌尿外科手术之一。本文作者是我国腹腔

镜和机器人手术的开拓者之一，在泌尿外科腹腔镜和机器人手术方面具有非常丰富的经验。本文中作者详细介绍了机器人经腹腔、前入路前列腺癌根治术，对前列腺癌根治术中的关键步骤和要点如保留膀胱颈、展现膀胱前列腺体肌、如何做到"三连胜"等，进行了很清晰的图文阐述，非常值得读者仔细阅读和学习借鉴。

参考文献

[1] J Binder, Kramer W. Robotically - assisted laparoscopic radical prostatectomy. BJU international, 2001, 87(4): 408-410.

[2] R Autorino, Porpiglia F, Dasgupta P, et al. Precision surgery and genitourinary cancers. Eur J Surg Oncol, 2017, 43: 893-908.

[3] 曲发军，张宗勤，吴震杰，等 . 联合保留最大尿道长度和膀胱颈的尿道重建术在机器人前列腺癌根治术早期尿控中的应用 . 机器人外科学杂志（中英文），2020, 1(3): 174-179.

[4] Giacomo Novara, Ficarra Vincenzo, Rosen Raymond-C, et al. Systematic Review and Meta-analysis of Perioperative Outcomes and Complications After Robot-assisted Radical Prostatectomy. European Urology, 2012, 62(3): 431-452.

[5] Giacomo Novara, Ficarra Vincenzo, Mocellin Simone, et al. Systematic Review and Meta-analysis of Studies Reporting Oncologic Outcome After Robot-assisted Radical Prostatectomy. European Urology, 2012, 62(3): 382-404.

[6] Vincenzo Ficarra, Novara Giacomo, Ahlering Thomas-E, et al. Systematic Review and Meta-analysis of Studies Reporting Potency Rates After Robot-assisted Radical Prostatectomy. European Urology, 2012, 62(3): 418-430.

[7] Vincenzo Ficarra, Novara Giacomo, Rosen Raymond-C, et al. Systematic Review and Meta-analysis of Studies Reporting Urinary Continence Recovery After Robot-assisted Radical Prostatectomy. European Urology, 2012, 62(3): 405-417.

[8] 黄健，张旭，周利群，等 . 腹腔镜前列腺癌手术规范专家共识 . 微创泌尿外科杂志，2020, 9(3): 145-154.

[9] 张旭 . 泌尿外科腹腔镜与机器人手术学 .2 版 . 北京：人民卫生出版社，2016.

[10] 张旭，艾青，马鑫，等 . 机器人辅助腹腔镜下根治性前列腺切除术勃起功能保留的手术技巧和疗效分析 . 中华泌尿外科杂志，2017, 38: 417-420.

[11] PMS Gurung, Wang B, Hassig S, et al. Oncological and functional outcomes in patients over 70 years of age treated with robotic radical prostatectomy: a propensity-matched analysis. World J Urol, 2021, 39(4): 1131-1140.

[12] Alice Semerjian, Pavlovich Christian-P. Extraperitoneal Robot-Assisted Radical Prostatectomy: Indications, Technique and Outcomes. Current Urology Reports, 2017, 18(6)：225-228

[13] 艾青，李宏召，马鑫，等 . 机器人辅助腹腔镜前列腺根治性切除术中尿控和性功能保留的关键手术技巧 . 微创泌尿外科杂志，2017, 6(1): 59-61.

[14] 毕海，马潞林 . 前列腺癌根治术中保护性功能和尿控功能的解剖学基础 . 现代泌尿生殖肿瘤杂志，2012, 4(4): 193-196.

第28章 机器人经膀胱根治性前列腺切除术（经腹腔途径）

王共先 周晓晨 张 成

手术视频

> **亮点**
>
> 本章较详细地介绍了机器人经膀胱根治性前列腺切除术（经腹腔途径）的适应证，围手术期处理，手术方法和技巧，操作要点和难点，以及作者的经验与体会。

一、概 述

机器人辅助根治性前列腺切除术（robotic-assisted radical prostatectomy，RARP）得益于操作器械的灵巧性和三维立体手术视野，在前列腺癌术后早期肿瘤控制效果、术后尿控和勃起功能的恢复方面与开放手术和腹腔镜手术相当或更优，已在国内外多中心相继开展并普及。目前较为普及和公认的保留神经 RARP 术，以膀胱为参照物，按初始入路可分为前入路和后入路两类：一类是从膀胱前方开始寻找分离平面，即以阿芙罗狄蒂面纱技术和经耻骨后间隙入路的 Vattikuti 式前列腺切除术为代表的前入路，具有操作空间大、解剖标志明显、尿道－膀胱颈吻合便利等优势；但较好地保留和保护神经血管束需要较长的学习曲线，技术要求较高。另一类是从膀胱后方开始寻找分离平面，即以 Bocciardi 术式为代表的保留耻骨后间隙或经膀胱直肠陷凹的 RARP 术，手术范围相对较小，步骤较少，拔除导尿管 7d 内完全尿控的比例高达 90%；在术前可正常性生活的患者中，超过 40% 的患者在术后 1 个月即进行首次性生活，超过 70% 的患者术后 1 年内恢复性生活。

Desai 等首次采用单孔手术机器人系统（da Vinci-S robotic system）在尸体上尝试经膀胱入路机器人前列腺癌根治术，以保护耻骨前列腺韧带、盆内筋膜、前列腺丛、神经血管束等对术后尿控及勃起功能恢复具有重要意义的解剖结构。Gao 等针对低危局限性前列腺癌患者（T1~T2a N0M0 期），在 2013 年首次报道了单孔经膀胱腹腔镜根治性前列腺切除术，随后报道了该团队 2010 — 2015 年实施的 39 例手术，平均总前列腺特异性抗原 4.2~9.8 μg/L，中位数为 7.9 μg/L。术中无手术相关并发症。平均手术时间（105±26）min，平均术中出血量（100±56）mL，术后病理分期 pT2a 30 例，pT2b 9 例，Gleason 评分均 ≤ 6 分，手术切缘均阴性。术后 1 个月、3 个月、6 个月时的尿控率分别为 84.6%、97.4%、100%；术后 3 个月、6 个月、12 个月时勃起功能恢复率分别为 48.7%、64.1%、76.9%。平均随访 39 个月，期间仅 1 例出现尿道狭窄，无生化复发生存率为 94.9%。经膀胱入路的手术操作局限于前列腺周围的骨盆空间，对周围其他组织的损伤较少，初步手术效果提示该入路在治疗低危局限性前列腺癌患者方面，术后尿控、勃起功能和肿瘤控制效果比较理想。对于前列腺体积超过 100mL 的良性前列腺增生患者，欧洲泌尿外科学会（EAU）及美国泌尿外科协会（AUA）指南中已将经膀胱机器人单纯前列腺切除术列为其可选术式之一，对而采用非单孔手术机器人系统（如 da Vinci Si 和 Xi 系统）的手术方法和步骤已规范化。上述结果提示，采用非单孔手术机器人系统、经膀胱入路对前列腺进行解剖具有可行性。基于上述内容，笔者从 2018 年 4 月开展经膀胱入路 RARP 术（transvesical robot-assisted radical prostatectomy，TvRARP），初步结果于 2020 年 4 月发表在 BJU International 杂志中。

二、手术适应证和禁忌证

（一）手术适应证

• 具备前列腺根治性切除手术适应证（预期寿命 >10 年、T1b~T2c）的临床局限性前列腺癌，前列腺体积 <80g。

（二）手术禁忌证

• 预期寿命 <10 年。

• 存在未纠正的凝血功能障碍。

• 非局限性前列腺癌（分期 ≥ T3）。

• 前列腺体积 ≥ 80g。

• 患者或家属不接受根治性前列腺切除术。

三、具体案例

（一）简要病史资料

患者男性，72 岁，体检发现 PSA 增高 2 年。患者于 2 年前体检发现 PSA 增高，2018 年 12 月检查 tPSA 5.96ng/mL，fPSA/tPSA= 0.29，2 年来定期复查。2020 年 11 月检查显示 tPSA 8.07ng/mL，fPSA/tPSA=0.31；行前列腺穿刺活检，病理诊断结果为前列腺腺癌（Gleason 评分 3+3=6 分）；免疫组化结果显示 CKH（＋），P504S（－），p63（＋）；骨扫描和胸部 CT 未见异常。2014 年曾行乙状结肠癌根治术，术后规律化疗 1 年，定期复查无特殊症状。有哮喘病史多年，长期雾化吸入噻托溴铵、布地奈德治疗。其他化验结果无异常。肺功能检查提示轻度阻塞性肺功能障碍。

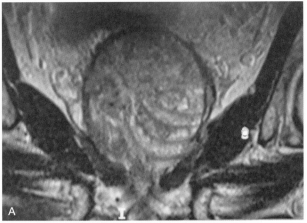
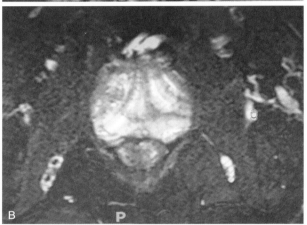

图 28-1　盆腔 MRI

MRI 显示前列腺体积增大，形态不规则，大小约 54g，DWI 中央叶右侧前下缘短条状高信号结节（图 28-1）。骨扫描、胸部 CT 未见明显转移征象。

（二）术前准备和手术室准备

1. 术前准备

（1）患者体位（图 28-2）。

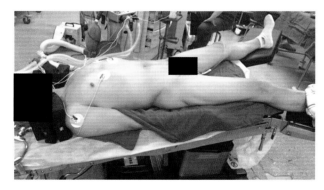

图 28-2　患者体位：15° 头低脚高位，双下肢分开 80°～90°

（2）穿刺套管摆位（图 28-3）。

（3）机器人床旁车定泊（图 28-4）。

（4）手术器械准备：1 号机械臂器械为 Monopolar 单极电剪，2 号机械臂器械为 Maryland 双极抓钳，3 号机械臂器械为 Prograsp 抓钳。准备机械臂持针器 1~2 把。

（三）手术步骤

1. 手术入路

本术式采用经腹腔、经膀胱入路。

2. 手术步骤（图 28-5）

第 1 步，纵行切开膀胱后上壁 5~8cm，利用腹壁悬吊缝线将膀胱切口向两侧牵开，显露双侧输尿管开口，明确其与尿道内口、前列腺的关系。

第 2 步，用单极电剪沿尿道内口做一个圆弧形切口，切开膀胱黏膜及肌层。

第 3 步，沿此弧形切口下半圈向深面解剖分离，直至充分暴露和游离两侧输精管和精囊。

第 4 步，在前列腺后方依次打开筋膜外、筋膜间和筋膜内层次，显露前列腺包膜，紧贴前列腺包膜分离前列腺后表面直至前列腺尖部后方。

第 5 步，在前列腺侧面 4~5 点钟处用 Maryland 钳紧贴前列腺包膜分离出间隙，用电

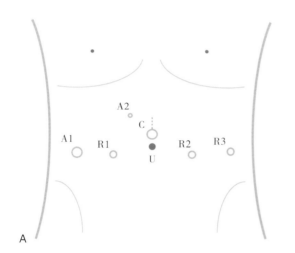

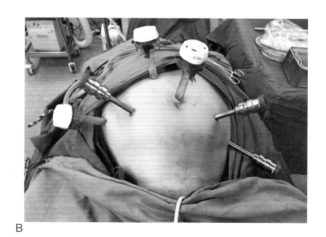

图 28-3　穿刺套管摆位示意图。镜头套管孔（C）位于脐上（U）1cm 处，1 号（R1）、2 号（R2）机械臂套管孔位于镜头套管孔两侧（腹直肌外侧缘）、距镜头套管孔（C）8cm 处，3 号机械臂套管孔（R3）位于 2 号机械臂套管孔（R2）外侧、距 2 号机械臂套管孔（R2）约 8cm 处，12mm 助手套管孔（A1）位于 1 号机械臂套管孔（R1）外侧、距 1 号机械臂套管孔（R1）约 8cm 处，5mm 助手套管孔（A2）位于 1 号机械臂套管孔（R1）与 12mm 助手套管孔（A1）之间、肋缘下约 1 横掌处

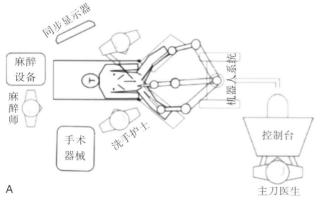

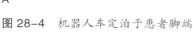

图 28-4　机器人车定泊于患者脚端

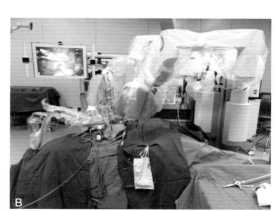

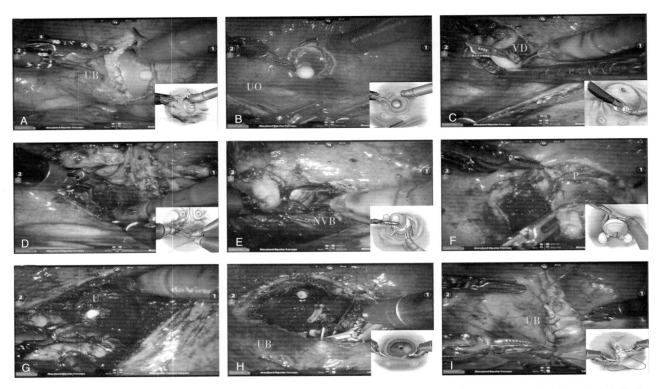

图28-5　手术步骤。A.纵向切开膀胱顶壁，利用腹壁悬吊缝线将膀胱切口向两侧牵开。B.标记尿道内口的膀胱黏膜、找到双侧输尿管口。C.沿标记环线下半圈依次切开、暴露、分离两侧输精管和精囊。D.向前列腺尖部分离前列腺后表面。E.分离两侧神经血管束、前列腺血管蒂。F.分离前列腺前表面。G.分离、离断尿道。H.膀胱－尿道吻合。I.分两层关闭膀胱（UB：膀胱；UO：尿道内口；VD：输精管；NVB：神经血管束；P：前列腺；U：尿道）

剪推开盆侧筋膜脏层，显露前列腺右侧神经血管蒂；紧贴前列腺包膜，用Hem-o-Lok夹及冷刀离断前列腺右侧神经血管蒂。同法处理左侧神经血管束。

第6步，沿尿道内口上半圈做弧形切口，向深面分离至前列腺包膜，并紧贴包膜向前分离前列腺前表面直至尖部，显露尿道。

第7步，分离、离断尿道，移除标本。

第8步，术野彻底止血后，用RB-1针带4-0倒刺线连续缝合，完成膀胱－尿道吻合，留置20~22Fr三腔硅胶导尿管。

第9步，分两层依次关闭膀胱。

检查腹腔，撤机，适当延长镜头套管孔，取出标本，关闭各套管孔及切口，不留置引流管，手术结束。

四、并发症处理及预防

（一）输尿管口、输尿管损伤

前列腺体积较大、中叶显著突入膀胱导致腺体过于靠近输尿管口者，或术者考虑在分离前列腺过程中存在输尿管损伤风险者，可考虑术中逆行留置输尿管支架管。

（二）直肠损伤

肿瘤向后方浸润、经直肠前列腺穿刺活检、盆腔放疗等可导致前列腺与直肠间解剖平面不清晰，对术前评估直肠损伤高风险的患者可考虑术前肠道准备；术中可考虑使用直肠探条协助定位，主刀医生与助手协作以充分暴露离前列腺后表面与直肠前壁间的分离平面。出现直肠损伤者可根据损伤大小，绝大多数情况下可行一期修补、术后短期进食辅助肠外营养，或者请普外科医生协助造瘘、二期修补。

五、经验与教训

• 手术适应证的把握。经膀胱 RARP 因手术区域相对狭小，开展该术式初期建议选取前列腺体积较小者（＜50g）；得益于对患者的严格筛选，目前腹腔镜经膀胱根治性前列腺切除术的切缘阳性率较低，开展经膀胱 RARP 初期也应当选取肿瘤负荷较低的局限性前列腺癌患者，以确保较好的肿瘤控制效果。

• 术野的暴露。该手术保留了耻骨后间隙和直肠膀胱陷凹的完整性，经膀胱内完成所有主要的手术操作，手术区域相对较小、较深，在手术视野的暴露上可辅助采用一些特殊的方式。例如，可利用腹壁悬吊缝线将膀胱切口向两侧牵开；经膀胱在盆腔深处顺利分离前列腺腺体、精囊和输精管有赖于使用 3 号机械臂对前列腺进行有效的牵引，可采用抓持力较强的 Prograsp 抓钳。

• 分离顺序的选择。采用经膀胱入路分离前列腺的关键在于找到正确的分离平面，因此应最先分离前列腺底部的输精管和精囊，并在前列腺后表面和狄氏筋膜之间尽量向前列腺尖部分离，在避免直肠损伤的同时，还可沿此平面朝两侧分离神经血管束和前列腺血管蒂，最后在前列腺前表面汇合。

• 膀胱颈 – 尿道的吻合。经膀胱入路完成膀胱颈 – 尿道的吻合方式几乎与经典的前入路相同，是我们所熟悉的吻合方向；在封闭吻合口之前，可向前列腺窝内填充少许止血材料，即便吻合口稍有渗漏，由于局部空间狭小且密闭，通常无需任何处理，关闭膀胱后也无需在盆腔或腹腔内留置引流管。

• 从笔者开展本术式的经验看来，在对患者进行严格筛选的基础上正确实施上述手术步骤应该能获得较好的肿瘤控制效果和保护术后尿控。经膀胱入路的手术分离范围较小，随着术者的经验和技术熟练程度的逐渐增加，应该能在更短的时间内完成整个手术操作。

专家点评

机器人经膀胱入路前列腺癌根治术是由中国学者首创开展，相对机器人经前路前列腺癌根治术而言，经膀胱入路不需要单独分离结扎前列腺背深静脉复合体（DVC）和神经血管束（NVB），低分期患者可紧贴前列腺包膜行 360° 筋膜内分离，手术步骤更少，对覆盖在前列腺表面的神经血管网保护更好。相对机器人经后路前列腺癌根治术而言，经膀胱入路的操作视野更符合外科医生的习惯。

该术式具有手术步骤相对简便、解剖分离前列腺时损伤更小、术后即刻尿控及勃起功能恢复好等优点，是治疗局限性低风险早期前列腺癌的一种可选术式。

第 29 章　改良后入路机器人辅助前列腺癌根治术

郭宏骞　邱雪峰

手术视频

亮点

> 后入路机器人辅助前列腺癌根治术因能够促进术后早期尿控恢复受到了广大泌尿外科医生的关注，但后入路术后切缘阳性率偏高引起了一些学者对于后入路在肿瘤控制方面的担忧。改良后入路主要针对移行带肿瘤患者提出，在经典后入路术式的基础上，部分保留或者不保留耻骨后间隙内结构，期望在控制肿瘤的前提下，最大限度地促进术后早期尿控恢复。

一、概　述

2010 年意大利的 Bocciardi 教授团队首次提出了保留 Retzius 间隙的机器人辅助前列腺癌根治术这一全新的术式。该术式因从前列腺后方入路完成手术，也被称为后入路机器人辅助前列腺癌根治术（posterior approach）。该术式能够完整保留耻骨后间隙内与尿控相关的组织结构，如耻骨前列腺韧带、盆内筋膜、背深静脉丛（DVC）、逼尿肌裙等，因此能够促进术后尿控的恢复。多项前瞻性随机对照研究结果表明，后入路在促进术后即刻尿控恢复方面有着独特的优势。近年来，荟萃分析结果显示，后入路前列腺癌根治术后切缘阳性率较传统入路显著增高，引发了学者们对于后入路在瘤控方面的担忧。来自南京鼓楼医院的回顾性队列研究表明，移行带肿瘤患者在实施后入路前列腺癌根治术后更容易出现阳性切缘，这可能与后入路前列腺癌根治术的解剖特点相关。因此，针对移行带肿瘤患者，尤其是

cT3a 期的移行带肿瘤患者，鼓楼医院团队对后入路前列腺癌根治术进行了改良，希望在控制肿瘤的前提下，最大限度地促进患者术后尿控恢复。

二、手术适应证和禁忌证

（一）手术适应证

• 该术式主要应用于预期寿命大于 10 年，愿意行手术治疗的局限性前列腺癌患者，且患者的肿瘤位于移行带。

（二）手术禁忌证

• 基础疾病多，体能状态较差的患者。
• 预期寿命不足 10 年的患者。
• 局部进展期或伴有远处转移的患者。
• 前列腺体积大（>80mL）的患者。

三、具体案例

（一）简要病史资料

患者男性，75 岁，因"体检发现 PSA 升高"就诊。初始 PSA 15.4ng/mL。行前列腺多参数 MRI 发现尖部双侧移行带病灶，直径 2.2cm，PI-RADS 评分 5 分（图 29-1）。行 B 超引导下经会阴前列腺穿刺活检（12 针随机活检 +2 针靶向活检），穿刺病理提示前列腺腺癌（4+4=8 分，3/14，癌组织占比 30%；4+3=7 分，4/14，癌组织占比 20%）。胸腹 CT 及 ECT 骨扫描检查未见明显盆腔及远处转移。患者的前列腺癌诊断明确，临床分期 cT3a，局部进展期。Braganti 淋巴结转移风险 > 5%。患者平时定期体检，美国东

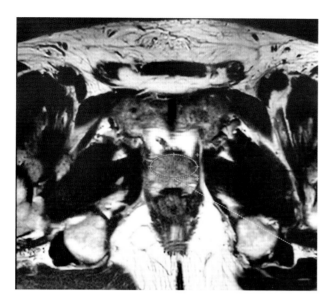

图 29-1 患者的前列腺多参数 MRI 图像（T2 加权）。可见肿瘤位于前列腺尖部双侧移行带，病灶大小 2.2cm，PI-RADS 评分 5 分

部肿瘤协作组（ECGO）评分 0 分，患高血压 10 年，自服降压药，血压控制理想。术前无明显排尿困难，无尿失禁病史，有中 - 重度勃起功能障碍。

（二）术前准备和手术室准备

1. 术前准备

（1）详细了解患者的病史。

（2）常规术前实验室检查。

2. 手术室准备

（1）患者体位（图 29-2）。对患者行全麻，常规消毒、铺巾。患者取改良 Trendelenburg 体位，仰卧位，头低脚高 30°，头胸部向上屈曲 10°~20°。

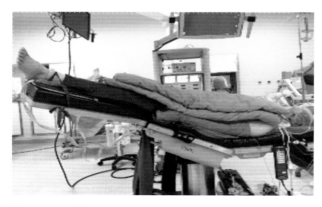

图 29-2 患者体位

（2）穿刺套管摆位（图 29-3）。穿刺套管布局与传统入路机器人辅助腹腔镜下前列腺根治术的穿刺套管布局类似。将 12mm 观察镜（0° 观察镜）穿刺套管置于脐上 1 横指，1 号臂位于脐水平（或偏下）中线右侧 7cm，3 号臂位于脐水平（或偏下）1 号臂外 8cm，2 号臂位于脐水平（或偏下）中线左侧 8cm，两个辅助孔分别位于 2 号臂外侧 8cm 和内上方 8cm。

（3）机器人床旁车定泊（图 29-4）。穿刺套管布局及患者的体位摆放完成后，机器人床旁机械臂系统由患者脚侧沿中线进入。根据操作指

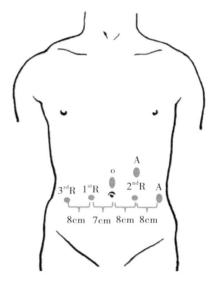

图 29-3 机器人 Trocar 布局示意图

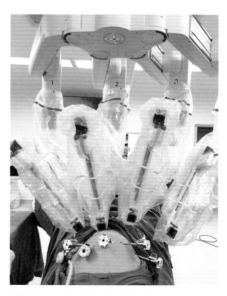

图 29-4 机器人床旁车定泊

引，机器人机械臂系统在镜头孔的最佳位置定泊。

（4）手术器械的准备和对接（图29-5）。机械臂定泊后，根据操作步骤将各个机械臂与穿刺套管连接，包括镜头孔、左右手操作孔及辅助孔。机械臂与穿刺套管连接后将操作器械（左手Maryland钳、右手单极电剪、辅助孔心包抓钳）插入机械臂通道，准备手术操作。

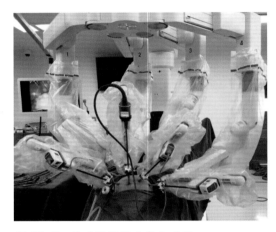

图29-5　手术器械的准备和对接

（三）手术步骤

第1步，暴露盆底，暴露膀胱直肠窝。辅助臂向腹侧牵拉膀胱直肠皱襞，在其下方弧形切开腹膜约5cm，暴露双侧输精管及精囊。在精囊后方分离达狄氏筋膜，切开狄氏筋膜，向前游离前列腺后方尽量到达前列腺尖部，向后游离该层面到达前列腺侧方。切断输精管，分离精囊前表面到达膀胱颈后方。

第2步，处理前列腺侧蒂。游离前列腺侧方（改良一），从精囊脚沿前列腺向外侧分离至神经血管束表面的盆筋膜，切开盆筋膜，游离出神经血管束，紧贴前列腺离断，一直到尖部。左右侧方法相同。根据患者的病情及需要决定筋膜技术及性神经保留。前列腺侧后方处理完毕后，循着该层面向前列腺侧方及侧前方游离。在处理前列腺侧前方时，进入耻骨后间隙，可以看到耻骨后间隙内的脂肪组织。此步骤的要点是从前列腺后方入路，循着精囊根部找到前列腺与盆内筋膜的层面。循着前列腺与盆内筋膜的层面可以顺利向前列腺侧方及前方分离，顺利进入耻骨后间隙。

第3步，离断膀胱颈。将膀胱前列腺体肌从前列腺表面分离，最终从后壁切开膀胱颈并离断。

第4步，处理前列腺前方。游离前列腺前方（改良二）：离断膀胱颈前唇，进入耻骨后间隙，在耻骨后间隙内分离至前列腺尖部。在前列腺尖部暴露并离断耻骨前列腺韧带，切断DVC。此处在处理DVC时应十分注意，仔细操作，避免DVC出血过多影响视野，必要时可缝扎DVC。

第5步，离断尿道。沿着前列腺"V"型槽口锐性切断尿道，有助于保留延伸至前列腺内的尿道外括约肌。

第6步，吻合尿道。用两根倒刺线从尿道12点位开始，分别按顺时针和逆时针方向连续缝合，在尿道6点位汇合。此步骤与传统入路的膀胱颈－尿道吻合的理念相似，只是顺序相反，先缝合膀胱颈的前方，最后在膀胱颈后方汇合。

四、并发症处理及预防

（一）输尿管损伤

输尿管损伤在后入路前列腺癌根治术后比较少见，常因在解剖输精管时因暴露或辨认不清导致误伤输尿管导致。误伤输尿管如果及时发现，可行输尿管膀胱再植术。后入路术中仔细辨认输精管走行是预防和避免损伤输尿管的重要方法。

（二）DVC出血

改良后入路术中不常规缝扎DVC，而且后入路在处理前列腺前方及DVC时暴露空间有限，因此有一定的出血风险。因此，后入路术中在处理前列腺前方时需要仔细分离DVC，明确分离范围及方向，尽量避免DVC的破损和离断。如果遇DVC出血，术中可适当调高气腹压，利用气腹压力控制DVC出血，也可以由助手钳夹DVC暂时控制出血，待尿道离断后再缝扎。

（三）术后尿漏

术后尿漏发生率较低，常因术中膀胱颈 - 尿道吻合不严密有关，多发生于膀胱颈较大的病例中。术中对于膀胱颈较大的患者需进行膀胱颈重建，缩小膀胱颈，这是预防后入路术后尿漏比较有效的方法。

五、经验与教训

- 改良后入路机器人辅助前列腺癌根治术主要是在经典后入路基础上针对移行带肿瘤患者（尤其是 cT3a 期）提出。与经典后入路比较，改良后入路最大的解剖特点是不保留或者仅部分保留耻骨后间隙内的组织结构，如耻骨前列腺韧带、DVC、逼尿肌裙、盆内筋膜等。

- 改良后入路促进术后尿控恢复的理论基础主要是改良后入路并没有打开盆腹膜进而导致膀胱沉降，保留了正常的膀胱与尿道之间的成角关系。

- 改良后入路能够更多地切除前列腺前方的组织结构，对于移行带肿瘤患者来说，能够更大限度地保证瘤控安全。

- 改良后入路的实施过程中在处理前列腺侧方，尤其侧前方时需要循着打开的盆内筋膜进入耻骨后间隙，这是整个手术的重要步骤。而且在处理前列腺前方尤其是 DVC 时需要有经验的术者操作，其中避免 DVC 出血是关键步骤。

专家点评

Bocciardi 教授首创提出的保留 Retzius 间隙后入路机器人辅助前列腺癌根治术术式，由于能够较完整地保留耻骨后间隙内耻骨前列腺韧带、盆内筋膜、背深静脉丛（DVC）、逼尿肌裙等与尿控相关的组织结构，因此被认为能够促进术后早期尿控的恢复。但这种术式的操作空间小、学习曲线较长、切缘阳性率偏高（尤其是前列腺尖部），常引起大家的担忧。

本章作者结合自己的丰富临床实践经验，针对更容易出现切缘阳性的前列腺移行带肿瘤患者，提出对后入路前列腺癌根治术相关步骤和操作进行改良，希望在控制肿瘤的前提下，最大限度地促进患者术后尿控恢复。本章较清晰地介绍了改良后入路机器人前列腺癌根治切除术的操作步骤、要点及经验体会，可以帮助读者更好地理解改良后入路术式的实战操作技巧及注意事项，可以促进读者进一步认识前列腺癌根治切除后入路和提升手术质量。

参考文献

[1] A. Galfano, D. Di Trapani, F. Sozzi, et al. Bocciardi, Beyond the learning curve of the Retzius-sparing approach for robot-assisted laparoscopic radical prostatectomy: oncologic and functional results of the first 200 patients with ≥ 1 year of follow-up, Eur Urol,2013,64(6): 974-980.

[2] X. Qiu, Y. Li, M. Chen, et al. Retzius-sparing robot-assisted radical prostatectomy improves early recovery of urinary continence: a randomized, controlled, single-blind trial with a 1-year follow-up, BJU Int,2020,126(5): 633-640.

[3] AD. Asimakopoulos, L. Topazio, M. De Angelis, et al. Retzius-sparing versus standard robot-assisted radical prostatectomy: a prospective randomized comparison on immediate continence rates, Surg Endosc ,2019,33(7) :2187-2196.

[4] D. Dalela, W. Jeong, MA. Prasad, et al. A Pragmatic Randomized Controlled Trial Examining the Impact of the Retzius-sparing Approach on Early Urinary Continence Recovery After Robot-assisted Radical Prostatectomy, Eur Urol ,2017,72(5):677-685.

[5] TE Tai, CC Wu, YN Kang, et al. Effects of Retzius sparing on robot-assisted laparoscopic prostatectomy: a systematic review with meta-analysis, Surg Endosc, 2020, 34(9) : 4020-4029.

[6] JE. Rosenberg, JH. Jung, Z. Edgerton, H. et al.Retzius-sparing versus standard robot-assisted laparoscopic prostatectomy for the treatment of clinically localized prostate cancer, BJU Int,2021,128(1) :12-20.

[7] Y. Li, Y. Fu, W. Li, et al. Tumour location determined by preoperative MRI is an independent predictor for positive surgical margin status after Retzius-sparing robot-assisted radical prostatectomy, BJU Int ,2020,126(1):152-158.

第30章　机器人前列腺癌根治性切除术（侧入路）

Richard Gaston, Elena Lievore

手术视频

> **亮点**
>
> 本章详细阐述了机器人前列腺癌根治性切除术（侧入路）的适应证和禁忌证，手术方法和技巧，并发症处理及预防，以及经验与体会等。

一、概　　述

该技术旨在分离前列腺时尽量保留前列腺周围组织结构，关键在于保留耻骨膀胱复合体的完整性，包括耻骨膀胱韧带、背深静脉复合体，最大限度地让患者在根治性前列腺切除术后恢复尿控和勃起功能。

二、手术适应证和禁忌证

（一）手术适应证

• 术前勃起功能正常，且对术后勃起功能有强烈需求者。

• 包膜外侵犯风险较低。

• T1c，GS<7，PSA<10ng/mL。

• 预期寿命 > 10 年。

（二）手术禁忌证

• 肿瘤局部浸润。

• 术前勃起功能障碍。

• 对术后勃起功能无需求。

• 术前怀疑前列腺前部受累。

• 病态肥胖或既往腹腔手术史不属于绝对禁忌证，但可能增加手术时间。

• 前列腺的大小不影响手术方式，但局部解剖可能发生变化，比如耻骨膀胱复合体和前列腺尿道连接部之间的分离平面等。

三、具体案例

（一）简要病史资料

患者男性，72 岁，无前列腺癌相关既往病史，未服用特殊药物。血清总 PSA7.28ng/mL，术前 1 年总 PSA3ng/mL。多模 MRI 显示前列腺体积 40mL，前列腺影像报告和数据系统（PIRADS）评分 4 分，两个病灶大小分别为 27mm 和 19mm，前者位于右侧基底部，后者位于中叶左侧。经直肠穿刺活检提示前列腺腺癌，Gleason 评分（3+4）分，12 针 2 点阳性，分别位于左侧尖部和中叶。患者既往体健，经多学科讨论后决定行侧入路机器人辅助根治性前列腺切除术（RARP）。

（二）术前准备和手术室准备

1. 术前准备

（1）详细了解患者的病史。

（2）完善术前常规实验室检查。

2. 手术室准备

（1）患者体位。患者取仰卧位，分腿、固定。取 30° 头低脚高位。

（2）穿刺套管摆位。将 8mm 镜头套管置于前正中线、肚脐上方；1 号机械臂套管置于腹直肌左侧外侧缘，与镜头套管等高；2 号机械臂套管置于 1 号机械臂套管外侧、约 4 横指处，稍靠向脚端；3 号机械臂套管置于腹直肌右侧外侧缘、肚脐与右侧髂脊连线中点处。2 个 5mm 助手套管置于镜头套管和 3 号机械臂套管之间，尽量远离机械臂套管以避免器械碰撞。

（3）手术器械：da Vinci Xi 手术机器人平台，4 个机械臂，包括 1 个镜头臂和 3 个机械臂：从左到右依次为双极抓钳、无损伤抓钳、0° 镜和圆头单极电剪。行膀胱尿道吻合时将电剪更换为持针器。

（三）手术步骤

第 1 步，检查整个腹腔，进行必要的粘连松解。将位于膀胱直肠陷凹的乙状结肠向头侧牵引。沿脐内侧韧带两侧切开腹膜，将膀胱与前腹壁松解开，通常只需在右侧将该分离平面向脚端延至输精管平面即可。进入耻骨后间隙。应充分分离膀胱的两侧壁，有助于后续无张力实施膀胱尿道吻合。清除前列腺前表面的脂肪组织，辨清耻骨膀胱韧带和盆内筋膜反折。先分离右侧，以耻骨膀胱韧带外侧、前列腺基底部和膀胱之间的脂肪组织作为分离的起点，此处分离时通畅可见背深静脉复合体和右侧神经血管束之间的交通静脉（图 30-1）。

第 2 步，沿此平面向深处继续分离。用血管夹处理神经血管束向前列腺基底部发出的小动脉。最后，将神经血管束从前列腺基底部分离开（图 30-2）。

第 3 步，向深处分离至前列腺筋膜后部，此处为筋膜内分离的后侧界。继续分离以清晰地暴露出前列腺侧表面和后表面。随后在 2 点处切开盆内筋膜和前列腺筋膜，进行右侧神经血管束

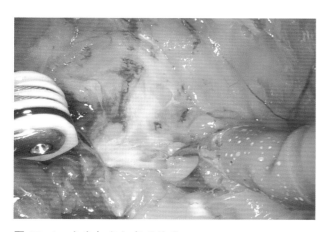

图 30-1　分离起点与交通静脉

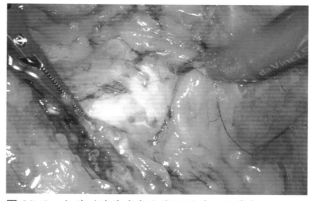

图 30-2　与前列腺基底部分离开的神经血管束

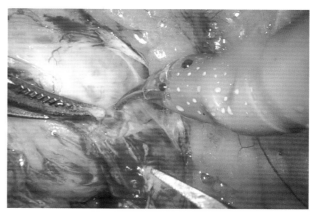

图 30-3　自前列腺外侧面分离神经血管束（右），穿行小动脉用血管夹处理

的高前位筋膜内松解，此处分离需避免张力和使用电能（图 30-3）。

第 4 步，从前列腺外侧面分离神经血管束时应尽量避免张力，以减小神经牵拉性损伤和减少术后勃起功能恢复的风险。松解手法包括在神经血管束内侧将电剪沿前列腺包膜纵向滑动，必要时锐性剪开。快分离至前列腺尖部时需格外小心，避免撕裂前列腺包膜。接下来离断同侧输精管，精囊尖部留在原位，这是考虑到精囊尖部与神经血管束十分靠近，这样可能有助于避免神经血管束损伤。用小号金属夹处理供给精囊或输精管的小动脉。完全松解右侧神经血管束和右侧精囊后，沿前列腺后表面进行前列腺后方的分离，此处为无血管平面，钝性分离即可。然后嘱助手从右侧探入器械牵引腺体，左侧的机械臂抓钳牵引膀胱逼尿肌，采用保留膀胱颈技术分离膀胱颈。然后用左侧的机械臂无损抓钳牵引逼尿肌，在前列腺

与膀胱逼尿肌的腹侧进行分离，此处尽量避免电凝。充分松解膀胱颈后，助手继续从右侧牵引腺体，同法完成左侧的分离。根据局部解剖特点，可考虑在分离膀胱颈之前或之后离断输精管或精囊。

第5步，完成两侧方和后方的分离之后，接下来准备进行前列腺尖部的分离。首先在前列腺尖部水平找到背深静脉复合体和尿道之间的无血管平面，该平面位于背深静脉复合体下方。然后充分分离出尿道，在距离前列腺尖部5mm处将其横断，此时应注意避免腺体组织残留在尿道残端，否则可能造成切缘阳性。海绵体神经在此处沿尿道走行，也容易受到牵拉性损伤和热损伤。最后，应注意避免直肠损伤。完成前列腺切除后，对术野进行检查和必要的止血。通常采用17mm、1/2圈的缝针带一根30cm长的V-lock可吸收倒刺线以连续缝合的方式完成膀胱尿道吻合，第一针进针点和最后一针出针点都在5点钟方位。吻合完毕后留置一根18Fr导尿管，球囊注水10mL。值得一提的是，由于我们完全保留了背深静脉复合体，因此无需对其进行结扎。留置导尿管后，往膀胱内注入120mL盐水测漏。术后一般不常规留置其他引流管，必要时可经一个5mm的助手孔留置1根负压引流管。适当延长脐套管切口取出装袋的标本。

四、并发症处理及预防

侧入路RARP与标准RARP术同样安全。从笔者的经验看来，二者在并发症方面并无显著差异，甚至在目前所有RARP手术入路中并发症发生率最低。

五、经验与教训

• 本文所描述的手术技术虽然可行，但实施起来有一定困难，从侧方安全地分离膀胱颈需要一定的经验。

• 若无法正确实施保留膀胱颈技术，将可能造成切缘阳性，因此选择合适的患者也很重要。

• 在前方分离逼尿肌和前列腺之间的无血管平面也是难度较高的操作，要求术者熟知前列腺的解剖。

专家点评

Richrd Gaston 教授是法国波尔多大学圣·奥哥斯汀医院（Clinique Saint Augustin-Bordeaux University）泌尿外科主任，也是欧洲机器人与腹腔镜技术挑战会品牌会议（Challenges in laparoscopy & Robotics, CIL）的发起人和创始人之一，在法国及欧洲泌尿外科学界享有很高的声誉。他首创的侧入路机器人前列腺癌根治性切除术融合发展了筋膜内切除前列腺的手术技巧，对临床分期早期患者的术后早期尿控恢复和性功能保护具有一定优势。

此案例清晰解读了侧入路机器人前列腺癌根治性切除术的技术要点和操作技巧，该手术技术的实施虽然有一定的难度，但可确保膀胱颈的保留，得益于高前位神经血管束松解技术，分离神经血管束全程保持无张力、无能量，并完整保留了盆内筋膜反折（筋膜内分离）、精囊和耻骨膀胱复合体，也尽可能保留前列腺周围神经组织。通过最大限度地保留上述前列腺周围组织结构，将持续提高术后尿控和勃起功能恢复的可能。

参考文献

[1] Asimakopoulos AD,et al. Complete periprostatic anatomy preservation during robot-assisted laparoscopic radical prostatectomy (RALP): The new pub- ovesical complex-sparing technique. Eur Urol , 2010, 58: 407-417.

[2] Asimakopoulos AD,et al. Robot-Assisted Laparoscopic Radical Prostatectomy with Intrafascial Dissection of the Neurovascular Bundles and Preservation of the Pubovesical Complex: A Step-By-Step Description of the Technique J End Urol, 2012, 26(12):1578-1588.

[3] Mattei A, et al. Tension and Energy-Free Robotic-Assisted Laparoscopic Radical Prostatectomy with Interfascial Dissection of the Neurovascular Bundles. Eur Urol, 2007, 52(3):687-694.

第 31 章　机器人辅助前列腺癌根治术（侧入路）

汪　朔　王　平　叶孙益

［QR code］手术视频

亮点

通过机器人辅助技术，在膀胱颈右侧与前列腺底部之间相对无血管平面做"洞穴"状分离，进一步在此"洞穴"内对前列腺行筋膜内切除。此手术完整保留了前列腺周围解剖结构，创伤小，患者术后康复快、即刻尿控率高，性功能保留成功率高。

一、概　述

对行前列腺癌根治术患者而言，在肿瘤控制基础上，尿控和勃起功能状态是影响其生活质量的关键因素。前列腺周围解剖结构如尿道横纹肌、背深静脉复合体、耻骨前列腺韧带、神经血管束和逼尿肌裙等均为尿控相关因素。如果术中能保留 Retizus 间隙，可极大地提高患者的术后尿控率，特别是即刻尿控率。2010 年，意大利学者 Bocciardi 报道了完整保留前列腺周围解剖结构机器人辅助前列腺癌根治（后入路），术后患者获得了完美的即刻尿控率。法国学者 Gaston 在同一年报道了一种保留前列腺周围解剖结构的新技术（侧入路），30 例患者中，24（80%）例术后无需尿垫，6（20%）例仅需 1 块尿垫；术后 3 个月，22（73%）例的国际勃起功能评分表（IIEF-5）评分大于 17 分，达到了非常完美的临床效果。本章我们将在结合自身临床实践基础上，对侧入路途经进行详细阐述。

二、手术适应证和禁忌证

（一）手术适应证

- 低危前列腺癌且前列腺体积 ≤ 60mL。

（二）手术禁忌证

- 前列腺体积 >60mL。
- 前列腺双侧叶严重不对称。
- 前列腺中叶 >2cm。
- 既往有膀胱颈、前列腺手术史。

三、具体案例

（一）简要病史治疗

患者男性，62 岁，主因体检发现 PSA 升高 2 个月，列腺穿刺结果显示前列腺癌入院。病理报告为前列腺腺腺癌，Gleason 评分为 3+3=6 分。直肠指诊（DRE）检查显示肛门括约肌张力正常，前列腺体积为 4cm×4cm，中间沟变浅，前列腺质中，左侧叶可触及一小结节。

（二）术前准备和手术室准备

1. 术前准备

（1）详细了解患者的病史。

（2）完善术前各项检查。

2. 手术室准备

（1）患者体位：头低脚高位。

（2）穿刺套管摆位（图 31-1）。

（3）机器人床旁车定泊，根据 Si 系统或 Xi 系统的特性进行停泊。

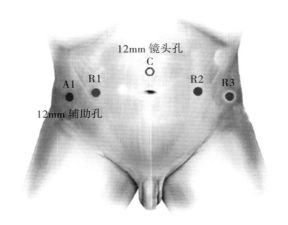

12mm 镜头孔
C
A1 R1   R2 R3
12mm 辅助孔

图 31-1 穿刺套管摆位

（4）手术器械的准备和对接。手术在 da Vinci® Si™ 机器人系统或 da Vinci® Xi™ 机器人系统下完成。器械包括热剪、单极弯剪、带窗双极抓钳、大号针探和探针钳。

（三）手术步骤

第 1 步，显露 Retizus 间隙和前列腺表面解剖标记。腹部空间建立后，沿右侧脐旁韧带外切开腹膜，进一步沿着盆壁表面潜行向前进一步分离 Retizus 间隙（暴露右侧即可），进一步清理右侧前列腺表面和膀胱颈口交界处脂肪组织，充分显露前列腺表面解剖结构。

第 2 步，分离膀胱颈口（右侧）。牵拉气囊导尿管定位膀胱颈口位置，在耻骨膀胱韧带内侧、膀胱颈口与前列腺底部交界处切开逼尿肌裙，逐步使逼尿肌裙组织在前列腺表面剥离出来，进一步向深部延伸呈"洞穴"状分离，直至暴露标记性的输精管精囊组织。

第 3 步，神经血管束保留技术（侧入路法）。提起右侧输精管并离断，进一步游离右侧精囊。在右侧前列腺侧方打开前列腺筋膜，找到前列腺脏层筋膜与前列腺包膜之间的平面，潜行向深部分离，上至 Santorini 静脉丛，向下游离暴露前列腺精囊角组织并离断，进一步沿筋膜内平面向背侧分离。离断膀胱颈口后，用相同方法游离左

侧前列腺组织。

第 4 步，保留逼尿肌裙与耻骨膀胱复合体。在筋膜内层面游离前列腺双侧面和背侧后，进一步游离前列腺前方。在前列腺底部水平开始在逼尿肌裙与前列腺包膜之间向前列腺尖部方向游离，直至暴露出背深静脉复合体深部尿道。这样就可将逼尿肌裙和耻骨膀胱复合体完整保留下来。

第 5 步，重建尿道膀胱颈吻合及盆腔结构。用 2/0 单乔线、双针法连续缝合尿道及膀胱颈口。用连续缝合方式缝合逼尿肌裙裂口和腹膜切口。

四、并发症处理及预防

（一）术中出血和术后血肿形成

术中出血和术后血肿形成是最常见的并发症。术中出血往往是因分离平面不正确，损伤神经血管束、背深静脉复合体等引起。找到正确的分离平面是减少出血最有效的方法。切除前列腺后要对术野进行严格止血，对明显出血点最好以缝合方法止血。如果止血不严格，术后易形成盆腔血肿，如果血肿较小不用特殊处理，可缓慢吸收。如果血肿较大，特别是血肿进行性增大时，会引起血色素持续性下降甚至引起血压不稳，需要紧急处理，介入栓塞、再次手术行血肿清除并止血均是有效的处理方式。

（二）切缘阳性

侧入路技术为前列腺筋膜内切除的一种方式，因此术前需要把握严格的手术适应证，手术群体选择为低危患者。一旦发生切缘阳性，可密切随访观察，必要时行挽救性放疗。

五、经验与教训

• 侧入路手术学习曲线较长、操作比较困难。笔者认为，要做好此手术，首先需要有大量前列腺癌手术累积，特别是筋膜内手术技术累积，要

求术者非常熟悉前列腺周围解剖结构及各层筋膜与神经血管束之间的解剖关系。

• 另外要注意以下几点：①严格把握手术适应证；②对前列腺前部穿刺阳性者需慎重，此类患者切缘阳性率高；③膀胱颈口与前列腺底部之间做"洞穴"状分离时，解剖平面十分重要，不仅关系到出血量多少和手术视野的暴露，还进一步影响整个手术是否能顺利完成。

专家点评

　　侧入路机器人前列腺癌根治切除术是适用于较早期患者的术式。实施此术式要求主刀医生清楚地了解前列腺周围解剖结构以及盆筋膜各层与神经血管束和背深静脉复合体的关系。

　　本章作者是我国最早尝试开展机器人侧入路前列腺根治切除术的专家之一，有较丰富的临床经验和体会，本文内容非常值得借鉴。

参考文献

[1] Bianco FJ, Scardino PT, Eastham JA. Radical prostatectomy: long-term cancer control and recovery of sexual and urinary function ("trifecta"). Urology，2005，66 (5 Suppl.): 83-94.

[2] Sood A, Abdollah F, Menon M. Retzius-sparing robot-assisted radical prostatectomy. BJU Int，2019，123(1):7-8.

[3] Davis M, Egan J, Marhamati S, et al. Retzius-Sparing Robot-Assisted Robotic Prostatectomy: Past, Present, and Future. Urol Clin North Am, 2021 ,48(1):11-23.

[4] Galfano A, Ascione A, Grimaldi S, et al. new anatomic approach for robot-assisted laparoscopic prostatectomy: a feasibility study for completely intrafascial surgery. Eur Urol, 2010, 58(3):457-461.

[5] Asimakopoulos AD, Annino F, D'Orazio A, et al. Complete periprostatic anatomy preservation during robot-assisted laparoscopic radical prostatectomy (RALP): the new pubovesical complex-sparing technique. Eur Urol, 2010, 58(3):407-417.

第32章 机器人根治性前列腺切除术（耐久性功能尿道延长重建术——SFUR技术）

高 旭 贾泽鹏

手术视频

> **亮点**
>
> 本章介绍了一种旨在改善术后早期尿失禁恢复的改良术式——耐久性功能尿道延长重建（sustainable functional urethral reconstruction, SFUR）技术，这项技术基于标准前入路机器人前列腺癌根治术（robot-assisted laparoscopic radical prostatectomy, RALP）展开，通过膀胱颈口肌瓣管状化重建及脐侧韧带腹膜瓣翻转固定尿道远端两个步骤，达到了功能性尿道延长重建、塑形，以及维持括约肌复合体稳定性的目的。此改良术式适用范围广，尤其在局部进展期、既往接受过良性前列腺增生（BPH）手术、中叶凸出、可疑颈部侵犯、巨大腺体等不宜保留小膀胱颈口的患者中可以安全实施，并能兼顾安全的瘤控效果和快速的尿控恢复。

一、概　述

前列腺癌根治术后尿失禁严重影响患者的术后生活质量。虽然 RALP 术后 1 年的尿控恢复率高达 89%~92%，但是术后 3 个月的尿控恢复率仅为 30%~60%，由此可见，术后早期尿控恢复依然是困扰着广大泌尿外科医生及患者的重要问题。为了术后早期恢复尿控，相继报道了多种手术改良技巧，其共同的核心思路是围绕"控尿解剖及生理结构"的保护。

然而，影响术后早期尿控恢复的因素复杂多样，临床队列观察研究中也发现：更晚的肿瘤分期、巨大的前列腺体积、既往的 BPH 手术史等，均可增加前列腺周边结构保留的难度，继而影响改良术式的实施及术后尿控的恢复。

笔者结合术区尿控相关解剖、生理知识、国内外相关文献，在既往手术经验基础上，探索了耐久性功能尿道延长重建（SFUR）技术，即在标准 RALP 实施过程中，无需刻意保留较小的膀胱颈口，应用膀胱颈前壁肌瓣管状化重建，再造并延长功能性尿道长度，减小吻合口张力；同时利用脐侧韧带腹膜瓣翻转固定填塞的方式进一步加固周边控尿组建并对功能性尿道起到持久塑形的作用。

从 2018 年开展首例 SFUR 手术以来，临床目前已实施 150 余例。手术开展初期的回顾性研究显示，SFUR 组拔管后 1 个月尿控恢复率为 62.3%，显著高于对照组的 27.5%，展示出良好的术后早期尿控恢复效果。2019 年本中心开展了一项前瞻性随机对照研究，结果显示，拔管后 1 个月试验组尿控恢复率为 73.3%，显著高于对照组（48.9%），差异有统计学意义（$P=0.017$），该结果经过多因素 Logistic 回归校正后依然成立 [OR=3.095，95%CI（1.183~8.099），$P=0.021$]，进一步证实了该改良术式对于改善术后尿控早期恢复的效果。

二、手术适应证和禁忌证

（一）手术适应证

病理确诊且适合 RALP 的前列腺癌患者，尤其适用于以下情况：

- 局部进展期前列腺癌需要行根治手术者。

- 既往曾行经尿道前列腺电切、前列腺剜除等局部手术的患者。

- 前列腺中叶凸出或前列腺体积巨大无法保留小膀胱颈口者。

- 基底部肿瘤、术中发现颈部可疑侵犯或者膀胱颈部黏膜肌层薄弱者。

- 对早期尿控恢复有"苛刻"需求者。

（二）手术禁忌证

本术式常规禁忌证同 RALP 手术。术式特异性的相对禁忌证包括：

- 膀胱颈部逼尿肌过度肥厚。

- 既往膀胱前壁手术遗留明显疤痕。

- 局部肿瘤及解剖情况极易安全地实施控尿组件保留者。

三、具体案例

（一）简要病史资料

患者男性，71 岁。因体检发现 PSA 升高 2 个月入院。tPSA 47.2ng/L。前列腺多参数 MRI 提示前列腺大小为 4.4cm×3.2cm×3.0cm，双侧外周带异常信号，考虑前列腺癌（PI-RADS 评分 4 分），详见 32-1。前列腺穿刺活检提示前列腺腺泡腺癌，10/12(+)，Gleason 评分 4+5=9 分。全身 PET 多参数 MRI 及骨扫描未见淋巴结及骨转移征象。

（二）术前准备和手术室准备

1. 术前准备

（1）术前完善各项检查，明确手术指征，排除手术禁忌。

（2）术前完善肠道准备，提前口服复方聚乙二醇电解质散，同时术前 6h 禁食、水。

（3）术前术区、会阴部及阴囊完成皮肤准备。

（4）麻醉诱导期应用抗生素。

2. 手术室准备

（1）患者体位（图 32-2）。将手术床调整至 20°~30° 头低脚高位，同时双下肢适度折低。患者双腿略分开，通过特殊固定架取过度截石位，将上肢固定于身体两侧。使用必要措施预防深静脉血栓形成，如截石位防压固定腿架、防压垫、防血栓弹力袜等。

（2）穿刺套管摆位（图 32-3）。①镜头臂。于脐上 2cm 水平做 12mm 的切口作为镜头孔，

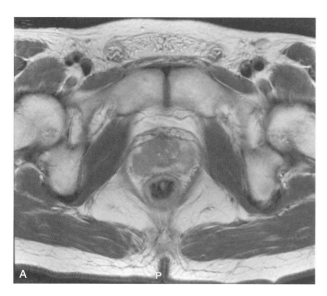
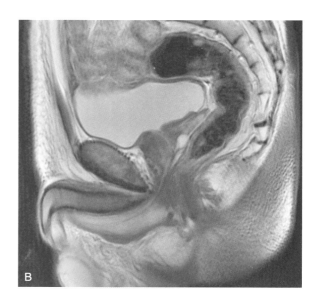

图 32-1　前列腺 MRI-T2。A. 水平位。B. 矢状位

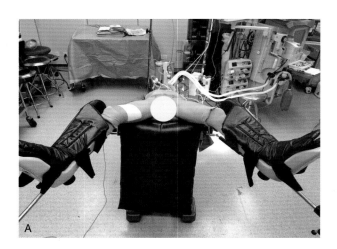

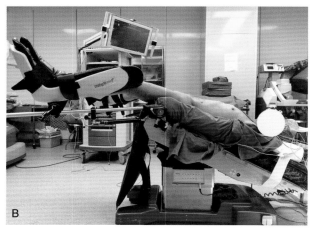

图 32-2　患者体位。A. 正面观。B. 侧面观

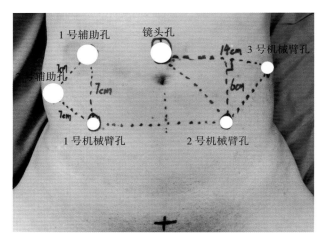

图 32-3　穿刺套管摆位

械臂连接步骤。机器人泊机中线及镜头臂正对患者身体正中线，自患者双腿间推入。进入距离以镜头臂可进入镜头孔套管自如活动并提供合适手术视野为宜。

（4）手术器械的准备和对接（图 32-5）。

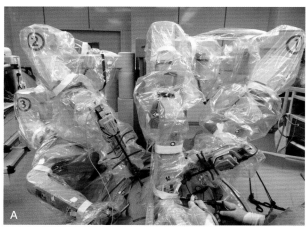

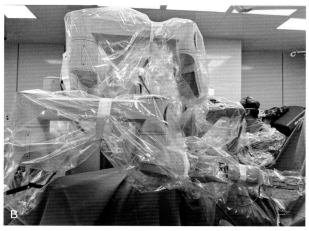

图 32-4　机器人床旁车定泊位置图。A. 正面观。B. 侧面观

建立气腹后，保持气腹压 14mmHg，为其他套管选取位置。极度肥胖或身材高大的患者，镜头臂可于脐下置入。②操作孔。共接 3 个操作孔。于镜头孔向左水平旁开 14cm 切 8mm 长皮肤切口置入套管，为 3 号器械臂孔。镜头孔向左水平旁开 7cm，该点垂直向下 6cm 后开 8mm 切口置入套管为 2 号器械臂孔。于患者右侧 2 号孔对称位置开 8mm 切口置入套管为 1 号器械臂孔。③辅助孔。以 1 号臂镜头孔位置为基准，1 号臂孔上方与外上 7cm 处分别做皮肤切口置入 10mm 套管作为 1 号、2 号辅助孔，此 3 孔构成等边三角形，观察各穿刺孔有无渗血。

（3）机器人床旁车定泊（图 32-4）。所有套管布局完毕后，仔细检查各穿刺套管针边缘皮肤是否有活动性渗血后，再进入机器人泊机及机

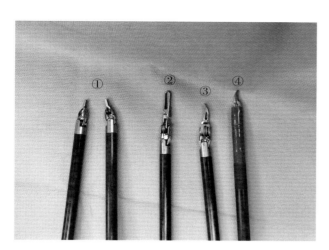

图 32-5 术中用到的器械：① 大号持针器；② 有创单孔组织抓钳；③ 单孔弯头双极电凝钳；④ 单极电凝剪刀

RALP 手术常用的器械包括单极电凝剪刀、单孔弯头双极电凝钳、有创单孔组织抓钳和大号持针器。1 号臂接单极电剪（根据情况更换为持针器），2 号臂接双极电凝钳（根据情况更换为持针器），3 号臂接组织抓钳（根据情况更换为单孔弯头双极电凝钳）。

（三）手术步骤（经腹腔前入路）

第 1 步，暴露耻骨后间隙。如视频所示，镜头 30° 向上，在脐远端近脐处使用组织抓钳牵拉脐正中韧带及双侧脐侧韧带，用双极电凝烧灼后使用单极电剪切开，并向下牵拉，沿脐侧韧带将腹膜切开。将镜头由 30° 向上转为向下，将脐侧韧带断端从中线纵向切开约 2cm 备用（形成对称的两个脐侧韧带瓣）。用组织抓钳向头侧牵拉已离断的脐尿管，钝性联合锐性分离耻骨后间隙脂肪组织，显露耻骨联合、膀胱及前列腺前壁。

操作要点：脐正中韧带及双侧脐侧韧带剪开位置距离脐不宜太远，可保证足够长的腹膜及韧带用于尿道吻合完成后的填塞与固定。

第 2 步，盆腔淋巴结（扩大）切除。淋巴结清扫（PLND）范围需依据患者的危险分层及淋巴结转移风险预测模型来决定。标准盆腔清扫需至少包括双侧髂外区、闭孔区、髂内区（或闭孔区）的淋巴结。如视频所示，用单极电剪锐

性切开右侧髂外动脉表面的血管神经鞘，分区域切除各区淋巴及脂肪组织。同法行左侧盆腔淋巴结清扫。最后清除前列腺表面、膀胱颈前的脂肪组织（有报道显示此部分脂肪组织内可检出淋巴结，应送病理检查）。切除的淋巴结及脂肪组织可即刻取出分区送检，或稳妥置于腹腔内，待术后与前列腺标本一并取出。

操作要点：淋巴结清扫过程中注意保护闭孔神经，防止损伤髂血管。

第 3 步，切开两侧盆内筋膜。如视频所示，充分暴露盆筋膜折返位置，将前列腺压向左侧，使右侧盆内筋膜保持一定张力，辨认盆内筋膜后将其切开，同法打开左侧盆内筋膜。两侧暴露直至显露肛提肌。靠近前列腺将肌纤维推至盆壁方向，直至显露前列腺尖部及背深静脉复合体。

操作要点：打开筋膜时注意减少肌肉损伤（尽量避免使用能量器械），避免血管损伤。

第 4 步，处理背深静脉复合体。本例患者处理背深静脉时，参考了笔者以往使用的"篷内缝扎 + 篷底复位加强（suture-under tent and underside-reposition enhancement，SUTURE）"技术。该技术不仅可在更靠近前列腺尖部远端的位置确切集束控制背深静脉，而且可在不离断耻骨前列腺韧带的基础上进行。

操作要点：缝扎背深静脉复合体时，近尿道进针应尽量贴近尿道（确保更完全的血管控制），穿针过程中助手缓慢拖出尿管，可避免误缝尿管。

第 5 步，离断膀胱颈。用机械臂推动膀胱，使组织堆积后根据其形变判断膀胱颈位置。如视频所示，于膀胱颈 10 点钟至 2 点钟之间切开膀胱前壁，暴露膀胱内导尿管，助手将水囊排空，术者用组织抓钳将导尿管向后向上拉至腹壁侧，助手协助在体外将尿管向外牵拉，使尿管保持一定张力，靠张力上抬举前列腺后离断膀胱颈后壁。本例视频中，当切开膀胱颈口前壁时，可见膀胱颈 3 点钟至 5 点钟处粟粒样病灶，术中判断

疑似侵犯膀胱颈。

操作要点：SFUR 技术中，膀胱颈开口较为宽大，便于仔细检查是否存在可疑的颈部肿瘤侵犯病灶（常为灰白色粟粒样或蕈状突起）。颈部后壁离断时注意保护输尿管口。

第 6 步，分离双侧精囊。

操作要点：贴近精囊进行分离

第 7 步，前列腺背侧分离及两侧背外侧血管神经束的处理。如视频所示，靠近前列腺双侧前方包膜分别分段处理血管蒂，每段可用钛钉或 Hem-o-Lok 夹提前夹闭后，沿钛钉或 Hem-o-Lok 夹方向以单极剪刀逐段处理，交替离断直至前列腺尖部位置。分离两侧血管蒂过程中，显露 Denonvillier 筋膜，将前列腺后壁与直肠前壁分离，达到前列腺尖部。

若保留背外侧血管神经束，则推荐采用"头盔法"保留周边结构，在前列腺筋膜和前列腺包膜之间钝性分离。

操作要点：狄氏间隙为多层结构，分离时根据预定的手术策略不同程度地保留周边解剖结构。处理侧蒂时注意配合使用电凝、钛钉或 Hem-o-Lok 夹，做到动作迅速、点状止血，即便行筋膜外切除也需要尽量减少能量器械的使用。

第 8 步，分离尖部并离断尿道。在背深静脉复合体缝扎线近端将其切开，继续向前分离至前列腺尖部；在保证观察无肿瘤侵犯前提下，尽可能多地游离保留较长的尿道远端，于前列腺尖部垂直尿道轴线剪开尿道前壁；拔除导尿管，暴露并紧贴前列腺尖部切断尿道后壁。贴近前列腺后方离断尿道直肠肌，直至与前列腺背外侧分离层面贯通，完全切除手术标本。检查有无直肠损伤，创面活动性渗血时应用双极电凝或钛夹等止血，必要时用 3-0 可吸收线行缝扎止血。

操作要点：紧贴尖部冷刀离断尿道，保护尿道外括约肌；行尖部背侧分离时注意避免损伤直肠。离断尿道时宜采用锐性切割，减少能量器械的使用。

第 9 步，裁剪膀胱前壁肌瓣。于膀胱颈前壁处垂直做两个约 3cm 的纵向切口，利用膀胱颈前唇形成一个 3cm×2.5cm 大小的长方形膀胱肌瓣。

操作要点：膀胱颈部肌肉脂肪较厚时需修剪至合适厚度便于管状重建。

第 10 步，膀胱前壁肌瓣管状化。用 3-0 可吸收单针倒刺线从膀胱后唇中点开始向膀胱前唇肌瓣中点方向连续缝合，每缝合 2~3 针收紧缝线，形成管状新膀胱颈开口（功能性尿道重建）。卷管完成后，膀胱轻度充盈状态下，外部略加压力，膀胱内无尿漏为理想状态。

操作要点：缝合膀胱后唇时需注意避开双侧输尿管开口，缝合全过程中通过调整针距和边距，保证膀胱黏膜内翻和重建的管状功能性尿道正位；新膀胱颈开口大小应适中，且尽可能保持平整。

第 11 步，吻合尿道断端。使用双 14cm 长度 3-0 可吸收双针倒刺线由背侧向腹侧对称、逐段将膀胱颈与尿道连续缝合，恢复尿道的连续性。

操作要点：无张力、正位吻合；针距适当以确保吻合严密且不影响吻合口血供；双针吻合线在腹侧交叉后不要剪断，留作后用。

第 12 步，脐侧韧带瓣填塞固定。将先前产生的脐侧韧带瓣翻转后将两断端牵拉至耻骨后远端尿道周边纤维组织上，分别用上一步留取的缝线进行固定，在尿道远端两侧形成填色支撑结构，可以起到功能性尿道压塑形作用，同时完成了手术区域的大部分腹膜化。

操作要点：将脐侧韧带断端用于尿道远端加固，保持尿道吻合口无张力，维持重建的功能性尿道。

向尿管球囊注水，术后无需牵拉，膀胱灌水 100~150mL 检查吻合口有无尿漏，用吸引器将盆腔内血液及尿液吸净。降低气腹压力后仔细检查手术创面有无渗血，在双侧或单侧盆腔放置引流管，从镜头孔取出标本，用丝线逐层关闭腹部切口，手术结束。

四、并发症处理及预防

（一）吻合口狭窄

在重建膀胱颈口以及吻合膀胱颈和尿道时，应注意采取一定措施防止术后排尿困难。在重建膀胱颈口时，应注意预留足够宽度的膀胱颈口肌瓣，防止卷管时管腔过度狭窄；或可卷管后术中将尿管尝试插入重建膀胱颈内，判断是否存在狭窄风险。在吻合膀胱颈与尿道时应注意低张力吻合，吻合口对合面尽可能平整，针距适当以保证吻合严密不影响吻合口血供。若术后拔除尿管后出现排尿困难，可重新插入相同型号或更粗的导尿管，留置 2 周到 1 个月。若如此反复拔除导尿管后仍存在排尿困难，则择期行尿道扩张或其他外科处理。

（二）术后尿漏

术后尿漏的发生原因主要包括膀胱颈口重建技术欠佳，膀胱颈及尿道吻合技术欠佳，尿管早期滑脱，吻合口感染、坏死、愈合不良。如果出现尿漏可延长留置导尿管时间，使盆腔引流通畅，加强抗生素应用，多可自行愈合，但易出现瘢痕增生或尿道狭窄。保证吻合时膀胱颈口重建切面血运及尿道残端血运，行无张力吻合，保证吻合精确，膀胱各层解剖层面对合良好等，可减少此类并发症的发生。

五、经验与教训

• SFUR 技术的探索源于临床中的发现，很多手术技术改良的技巧在使用时会受到患者人群、局部解剖情况等的制约。如何在局部手术毁损较大的情况下通过较为通用的技术实现术后早期尿控的康复是笔者探索本技术的初衷。

• 与常规 RALP 手术步骤相比，SFUR 改良技术增加了手术步骤，相应延长了手术时间（在 RCT 研究中手术时间增加了 23min），这在目前的临床工作条件下，尤其是在技术开展初期的学习曲线上升阶段（前 20 例），常规的临床开展具有一定挑战性。

• 膀胱前壁肌瓣管状化是 SFUR 技术的关键步骤，过厚的肌瓣虽然不影响管状化的实施，但是直接影响所需缝线的长度（难以单根缝线一次性成型），且不利于最后一步吻合的过程中观察尿道黏膜对合情况。对于逼尿肌肥厚患者，肌瓣管状化前可通过肌肉层状裁剪获得理想的肌瓣厚度。管状化过程中通过酌情调整针距及边距可实现肌瓣管近端 - 远端口径相似，轴向正位。

• 术后膀胱低压引流，不牵拉尿管，可保证管状化肌瓣塑形效果。

专家点评

对于前列腺癌根治术，我们常说要"三连胜"：肿瘤控制、尿控功能保护和性功能恢复。在进行根治性前列腺切除过程中，常难以避免损伤尿控肌群等结构。本章描述了在施行根治性前列腺切除术中，通过膀胱颈口肌瓣管状化重建及脐侧韧带腹膜瓣翻转固定尿道远端两个步骤，达到功能性尿道延长重建、塑形，以及维持括约肌复合体稳定性的目的，笔者称之为旨在改善术后早期尿失禁恢复的改良术式——耐久性功能尿道延长重建（SFUR）技术。这种术式适合既往接受过 BPH 手术、中叶凸出、可疑颈部侵犯、巨大腺体不宜保留小膀胱颈口、膀胱颈后壁粘连固定难以游离及尿道残端吻合等患者，我们期待这类患者的长期临床观察结果。

参考文献

[1] Dalela D, Jeong W, Prasad MA, et al. A Pragmatic Randomized Controlled Trial Examining the Impact of the Retzius-sparing Approach on Early Urinary Continence Recovery After Robot-assisted Radical Prostatectomy. Eur Urol，2017,72(5): 677-685.

[2] Ficarra V, Novara G, Rosen RC, et al. Systematic review and meta-analysis of studies reporting urinary continence recovery after robot-assisted radical prostatectomy. Eur Urol, 2012, 62(3): 405-417.

[3] Coelho RF, Chauhan S, Orvieto MA, et al. Influence of modified posterior reconstruction of the rhabdosphincter on early recovery of continence and anastomotic leakage rates after robot-assisted radical prostatectomy. Eur Urol, 2011, 59(1): 72-80.

[4] Dev HS, Sooriakumaran P, Srivastava A, et al. Optimizing radical prostatectomy for the early recovery of urinary continence. Nat Rev Urol, 2012, 9(4): 189-195.

[5] Walz J, Epstein JI, Ganzer R, et al. A Critical Analysis of the Current Knowledge of Surgical Anatomy of the Prostate Related to Optimisation of Cancer Control and Preservation of Continence and Erection in Candidates for Radical Prostatectomy: An Update. Eur Urol, 2016, 70(2): 301-311.

[6] Seaman EK, Benson MC. Improved continence with tubularized bladder neck reconstruction following radical retropubic prostatectomy. Urology, 1996, 47(4): 532-535.

[7] Ficarra V, Crestani A, Rossanese M, et al. Urethral-fixation technique improves early urinary continence recovery in patients who undergo retropubic radical prostatectomy. BJU Int, 2017, 119(2): 245-253.

[8] Steiner MS, Burnett AL, Brooks JD, et al. Tubularized neourethra following radical retropubic prostatectomy. J Urol, 1993, 150(2 Pt 1): 407-409; discussion 409-410.

[9] 孙颖浩，高旭，高小峰，等. 个体化改良术式防止前列腺癌根治术后尿失禁. 临床泌尿外科杂志, 2004, 8:449-451.

[10] Jia Z, Chang Y, Wang Y, et al. Sustainable functional urethral reconstruction: Maximizing early continence recovery in robotic-assisted radical prostatectomy. Asian J Urol, 2021,8(1): 126-133.

[11] 施振凯，王海峰，王燕，等. SUTURE 技术在机器人根治性前列腺切除术中的应用. 中华泌尿外科杂志, 2018, 39(1): 10-13.

[12] 高旭，王海峰，杨波，等. 机器人腹腔镜下前列腺癌根治术中保留性神经的技术改进及短期随访. 中华腔镜泌尿外科杂志 (电子版), 2015, 9(4): 239-242.

第 33 章　机器人辅助根治性前列腺切除术（单孔腹膜外 VIP 技术）

任善成　常易凡

手术视频

> **亮点**
>
> 　　本章介绍了机器人辅助根治性前列腺切除术（单孔腹膜外 VIP 技术）的适应证，围手术期处理，手术方法和技巧，操作要点和难点，以及作者自己的经验与体会。

一、概　述

　　在过去 30 余年间，泌尿外科、普外科、妇科等各专科完成了从开放手术到腹腔镜手术到机器人手术的模式转换，微创腹腔镜或微创机器人手术正在成为各类良恶性肿瘤治疗的主流术式。外科医生在手术模式转换与革新的背后有着共同的目标，即使手术更加微创，降低围手术期并发症发生风险，提高瘤控效果，以及减少对患者术后生活质量的影响等。以前列腺癌根治术（radical prostatectomy，RP）为例，Patel 等于 2011 年提出了"五连胜（pentafecta）"的概念，即以瘤控、尿控、性功能恢复、切缘阳性及并发症这五个维度来全面评价前列腺癌根治术的手术效果，这一评价体系获得了学界的广泛认可与应用。以机器人辅助根治性前列腺癌根治术（RARP）为例，许多医疗中心正是基于五连胜的概念，在经腹腔多孔 RARP 这一标准术式的基础上，创新性地提出了各类改良术式，特别是在术后尿控与性功能恢复方面，Menon 等提出的改良 VIP（vattikuti institute prostatectomy）与超级"面纱"法（super-veil）等技术可最大限度地保留前列腺周围血管神经束等解剖结构，可实现更快的短期尿控及性功能恢复，对于早期前列腺癌患者可能是更优的术式选择。

　　随着单孔手术通道与机器人平台的进一步发展，单孔机器人手术成为近年来的研究热点。在经腹腔入路的基础上，许多学者也成功尝试并报道了腹膜外、经会阴、经膀胱等不同入路的单孔机器人辅助根治性前列腺癌根治术（single-port robotic-assisted radical prostatectomy，spRARP），已发表的文献数据表明，相比于传统多孔入路，单孔 RARP 在安全性与瘤控效果相近的前提下，可获得更优的术后功能恢复效果，且在社会经济性方面具有一定优势。本中心自 2018 年起开展应用达芬奇 Si 手术平台进行 spRARP 的临床研究，取得了一系列创新成果，如今可针对不同病情及患者人群常规开展腹膜外、经会阴与经膀胱单孔入路。本章将详细介绍机器人辅助单孔腹膜外 VIP 技术在治疗早期前列腺癌中的临床应用与手术技巧。

二、手术适应证和禁忌证

（一）手术适应证

- 临床局限性前列腺癌（cT1c~2bN0M0）。
- 中低危危险分层（D'Amico 危险分层）。
- 预期寿命 >10 年。
- ECOG 评分 0~1 分。
- 术前性功能及尿控正常。
- 对术后功能恢复有较高要求者。

（二）手术禁忌证

- 麻醉相关手术禁忌。
- 预期寿命<10年。
- 未纠正的系统性凝血功能障碍。
- 进展期前列腺癌（≥cT3）。
- 患者或家属不接受机器人或单孔前列腺癌根治术等。

三、具体案例

（一）简要病史资料

患者男性，61岁，体检发现PSA增高2年余。2年前患者体检发现PSA增高，2019年5月检查tPSA15.66ng/mL，fPSA/tPSA为0.06。B超引导下经会阴前列腺穿刺活检的病理诊断为前列腺腺泡腺癌[4/13（+），Gleason评分4+3=7分]，危险分层为中危。未见异常术前IIEF-5评分为21分，ECOG评分为0分。高血压病史5年余，最高血压140/90mmHg，规律服药，血压控制在110/80mmHg。血、尿、粪常规，血生化，凝血功能等实验室检查未见明显异常。肺功能无异常。心脏和腹部超声无异常。前列腺多参数MRI提示前列腺大小4.3cm×3.8cm×2.8cm，左侧外周带异常信号，DWI弥散受限，考虑恶性可能，盆腔未见异常肿大淋巴结影。全身骨ECT、胸部CT未见明显转移征象。

（二）术前准备和手术室准备

1. 术前准备

（1）了解患者的病史。

（2）完善相应的术前检查。

2. 手术室准备

（1）患者体位：10°~15°头低脚高位，双腿分开。

（2）手术入路：单孔入路（图33-1）。

（3）机器人床旁车定泊（图33-2）。

（4）手术器械的准备和对接：镜头臂使

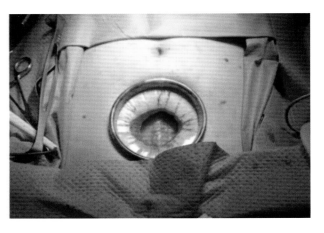

图33-1　单孔入路。取耻骨上5cm横切口，逐层分开皮肤、皮下、腹直肌前鞘，钝性向两侧分离腹直肌显露腹膜，随后借助球囊撑开腹膜外间隙达耻骨联合水平，置入直径75mm的单孔通道。在通道上的12、3、6、9点钟方向置入4个穿刺器通道，等待泊机

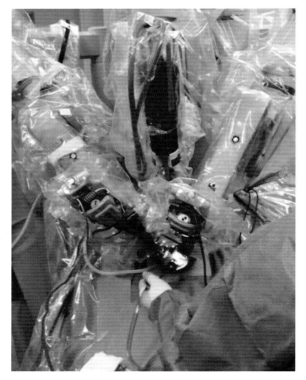

图33-2　机器人床旁车定泊。将床旁机械臂自患者脚端推至床旁，两侧通道分别与机械臂1、2相连，患者尾端通道与镜头臂相连，患者头端置入助手用腹腔镜器械

用30°高清腹腔镜镜头，始终30°向上放置；1号机械臂器械为单极电剪，2号机械臂器械为Maryland双极抓钳，备大号机械臂持针器2把。

（三）手术步骤

1. 手术入路

本术式采用耻骨上、腹膜外入路。

2. 手术步骤（图 33-3）

第 1 步，成功泊机后，首先使用单极电剪及 Maryland 双极抓钳，以钝、锐结合的方法进一步建立腹膜外空间。2 号臂及助手的吸引器做好牵拉与暴露，远端直达耻骨弓水平，两侧达提肛肌筋膜水平。1 号臂通过拨、划的动作轻柔清理前列腺表面脂肪，必要时用电凝止血。

第 2 步，辨认并打开膀胱颈前壁，此时可借助两机械臂触碰组织表面，通过辨别前列腺与膀胱的不同组织韧度判断膀胱颈位置，同时两侧不应打开过大，避免损伤侧方的血管神经束。助手需在配合止血的同时轻度牵拉膀胱以更好地暴露膀胱颈，并及时吸净膀胱内尿液；释放导尿管

气囊并将导尿管头端回撤至尿道部，打开膀胱后壁。对于前列腺体积较大，特别是中叶凸出的患者，尤其应注意辨认双侧输尿管开口，避免损伤。

第 3 步，打开膀胱后壁后，其后方为较疏松的结缔组织，此时可进一步向深部分离，暴露双侧输精管与精囊，首先在双侧输精管内侧区域游离直至暴露 Denonvilliers 筋膜，随后向两边延伸，分离精囊，并使用电凝或钛钉处理精囊角处的精囊动脉。

第 4 步，顺势在侧方使用 Hem-o-Lok 夹结扎前列腺侧蒂，随后剪开 Denonvilliers 筋膜，钝性分离前列腺后方直达前列腺尖部。

第 5 步，于前列腺底部自内向外沿前列腺包膜与前列腺筋膜间平面使用推、拨、划、剪的手法逆行剥离神经血管束（NVB），直达前列腺尖部，此过程尽量全程使用冷刀行钝、锐结合分

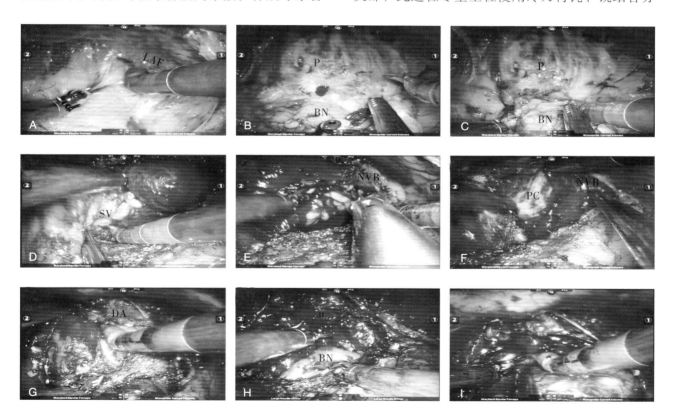

图 33-3　A. 建立腹膜外操作间隙。B. 清除前列腺表面脂肪。C. 辨认膀胱颈 - 前列腺结合处。D. 游离精囊。E. 处理前列腺侧蒂。F. 筋膜内切除，分离侧方神经血管束。G. 筋膜内切除，分离腹侧逼尿肌裙。H. 膀胱 - 尿道吻合。I. 加强缝合关闭"超级面纱"结构（LAF：提肛肌筋膜；P：前列腺；BN：膀胱颈；SV：精囊；NVB：神经血管束；PC：前列腺包膜；DA：逼尿肌裙；U：尿道）

离，同时避免对 NVB 过度牵拉；同法处理左侧 NVB。

第 6 步，于前列腺腹侧平面，自前列腺底部起，同样紧贴前列腺包膜，分离腹侧的逼尿肌裙（detrusor apron），直达前列腺尖部，使双侧 NVB 与逼尿肌裙形成一个整体，即"超级面纱（super-veil）"，从而得以完整保留。

第 7 步，游离前列腺尖部，分离、离断尖部尿道，移去前列腺，撤出导尿管。

第 8 步，术区彻底止血后，机械臂更换持针器，使用 3-0 双向可吸收倒刺线行膀胱颈 - 尿道吻合，首先缝 3~4 针对合尿道后壁，将缝线收紧，将尿道后壁与膀胱颈的组织拉紧对合，第 2 助手反复将导尿管插入 - 撤出术野，引导术者针尖走行，吻合尿道侧壁与前壁，随后更换新的 20~24Fr 三腔 Foley 导尿管。在此过程中，应注意逐针收紧缝线，并避免过度牵拉造成对组织的切割，使缝线滑脱。

第 9 步，吻合完毕后检查吻合口水密性，随后使用 3-0 可吸收线进一步将膀胱颈与尿道前壁周围组织行连续加强缝合。

第 10 步，检查腹腔，清点器械纱布，撤机，取出前列腺标本，逐层关闭腹壁切口，不留置引流管（如出血较多或行淋巴结清扫，也可视情留置 1 根盆腔引流管），手术结束。

四、并发症处理及预防

（一）直肠损伤

直肠损伤是前列腺癌根治术中少见但后果严重的并发症之一，常发生在打开 Denonvilliers 筋膜分离前列腺后方平面时，尤其是在肿瘤突破包膜或侵犯直肠的局部进展期前列腺癌中，在分离时易损伤直肠。比术中避免直肠损伤更加重要的是术前预防，腹膜外 VIP 单孔 RARP 的最佳适应人群为局灶期前列腺癌患者，术前应对患者行肛门指诊及影像学检查，排除包膜外转移，明

确前列腺与直肠前壁是否存在粘连，且术中操作时应及时发现。如果破口较小、术前肠道准备好或损伤性质为冷刀损伤，可考虑行一期修补，多层缝合并留置肛管；如果破口较大、损伤性质为热损伤、肠道准备欠佳或有盆腔放疗史，建议修补后行临时性结肠造口。

（二）闭孔神经损伤

本术式对于低危患者通常无需行盆腔淋巴结清扫，对于部分中危或有高危特征的患者可行闭孔神经旁淋巴结清扫。闭孔神经损伤的原因可能为电灼伤，超声刀热损伤，钳夹伤（Hem-o-Lok 夹或钛钉误夹、甚至完全离断）等。闭孔神经损伤患者术后可出现患侧大腿内收肌不同程度的肌力减弱甚至内收肌萎缩，一般无需特殊处理。如果闭孔神经被完全离断，可以考虑用小针细线行端 - 端吻合，但术后效果尚缺乏明确的评估证据。

（三）出 血

术中出血较为常见，多数为静脉系统出血，特别是行超级面纱法保留性神经时，由于主要采用冷刀切割分离 NVB，因此出血量可能多于筋膜外切除术。术中出血如果非大血管损伤（如清扫淋巴结时出现髂血管损伤破裂等），一般出血较为缓慢，可以采用双极电凝、缝扎、钛夹或 Hem-o-Lok 夹闭，提高气腹压力，以及局部压迫止血等方法处理。对于局灶进展期前列腺癌或区域淋巴结转移性前列腺癌，在清扫淋巴结时可能发生髂血管损伤，因此术前充分评估和术中防范非常重要，应充足备血、建立良好的静脉通道，预备血管吻合器械和人造血管。如果因大量出血使镜头沾污、视野丢失，腔镜下修补困难，或者出血量 > 1 000mL，应及时中转开腹，尤其是行单孔机器人腹腔镜手术时，由于缺少 3 号臂，且助手仅有 1 个操作通道，一旦发生大血管损伤，可能更加难以行腔镜下修补。综上所述，合理把握手术适应证、熟悉局部解剖以及术中细心操作可以有效预防大血管损伤。此外，当出现大血管损伤后，术者应沉着应对并采用恰当的处理策略。

（四）输尿管口损伤

输尿管口损伤多发生在离断膀胱颈时。当患者的前列腺体积较大、中叶凸入膀胱、肿瘤侵犯膀胱颈口、术者对解剖不熟悉或行大膀胱颈口－尿道吻合时，输尿管口损伤风险更高。因此术前应充分评估影像学结果，如果发现前列腺明显凸入膀胱，可考虑术前膀胱镜下留置双J管，以便术中更好地定位输尿管开口，避免损伤；如果影像学提示肿瘤侵犯膀胱颈，则可能不适合行 spRARP。如果膀胱颈口较大或存在损伤输尿管开口可能时，在吻合前静脉推注小剂量呋塞米（5~10mg）有助于明确输尿管口位置和判断输尿管开口是否损伤。

┃ 五、经验与教训

• 把握手术适应证。腹膜外 VIP 机器人前列腺癌根治术最优的适应证为年龄较轻、一般情况较好、对术后尿控与性功能有较强烈保留意愿的局灶期前列腺癌患者。因此，术前除详细的病史采集与体格检查（特别是直肠指诊）外，还应充分做好术前宣教，向患者及家属明确告知所有适用的手术与其他治疗方式，并获得理解与配合。

• 术野的暴露。由于单孔机器人 RARP 缺少3 号臂及助手的另一个操作器械，无论是哪种手术入路，在术野暴露与组织切除方面不如多孔 RARP。因此，要求术者与助手不仅要具备一定的手术经验与操作基础，而且要在单孔手术条件下充分磨合，对现有器械进行适当调整，例如，在上提两侧精囊分离 Denonvilliers 筋膜的操作中，采用多孔 RARP 时术者使用 3 号臂上提左侧精囊，助手使用肠钳上提右侧精囊，而采用 spRARP 时，须由术者同时钳夹双侧精囊上提。

• 超级面纱法。本章采用的性神经保留方式为在标准双侧筋膜内切除的基础上，进一步对腹侧的逼尿肌裙结构行筋膜内切除保留，其

理论依据为前列腺腹侧包膜外的组织内也存在 10%~20% 的血管神经束，有文献表明对这部分解剖结构进行完整保留可进一步改善术后尿控及性功能恢复效果。此外，我们在行尿道膀胱吻合后，将切除前列腺后所保留的"超级面纱"组织与膀胱颈部进行加强缝合，此法可能对保持尿道周围复合体的稳定性有一定作用，因此可能进一步改善术后早期尿控。因此，此法不但可以满足患者对性功能保留的较高要求，也可使患者获得更好的尿控恢复效果。

• 机器人单孔腹腔镜手术技巧。本中心常规开展的腹膜外 spRARP 是在前期经脐、经腹腔入路的基础上的改良创新，由于经脐入路手术中出现频繁的器械碰撞，丧失外科三角，因此手术难度相当高，也不利于单孔手术在前列腺癌根治术中的推广。因此，本中心在后续研究中将切口下移，通过腹膜外入路可大幅降低手术难度，也可使术者顺利适应从多孔模式向单孔模式的过渡。此外，术中操作时须采用始终 30° 向上的镜头，同时适当将镜头远离术野（可通过操作台上的数码变焦进行视野补偿），并在装机时将 1、2 号臂的大臂更加外展，这些改良均是为了减少外部器械与内部器械的碰撞，避免出现器械交叉，使单孔机器人手术更加顺利、简便地完成。

总而言之，腹膜外 VIP 机器人辅助单孔前列腺癌根治术是前列腺癌微创外科的一次大胆创新，对于较年轻、对术后生活质量要求较高的局灶期前列腺癌患者可能是更优的术式。相比于传统多孔 RARP，其具有创伤更小、术后恢复更快、麻醉与肠道相关并发症风险更低等优点，可满足日间手术要求，且术后早期尿控与性功能恢复率高。但应用时须充分把握适应证与适用人群，并做好术前临床与影像学评估。

▌专家点评

前列腺癌在中国的发病率越来越高，已成为威胁老年男性生命健康和生活质量

的重要疾病。机器人前列腺癌根治术正在成为前列腺癌治疗的主流术式。最小的损伤、最好的疗效始终是人们追求的目标，因此，许多学者不断创新开展各种术式和技术，以提高前列腺癌患者的治疗效果和术后生活质量。

本章作者不仅具有丰富的机器人前列腺癌根治手术临床经验，并大胆探索新技术。机器人辅助下前列腺癌根治性切除术（单孔腹膜外 VIP 技术）对肿瘤临床分期较早、较年轻及对术后生活质量要求较高的局灶期前列腺癌患者来说是一个好的选择。

本文作者用文字和手术视频清晰叙述了手术步骤、技术细节以及宝贵的经验与体会，非常值得阅读和借鉴。

参考文献

[1] Patel VR, Sivaraman A, Coelho RF, et al. Pentafecta: a new concept for reporting outcomes of robot-assisted laparoscopic radical prostatectomy. European urology, 2011,59:702-707.

[2] Ghani KR, Trinh QD, Menon M. Vattikuti Institute Prostatectomy-Technique in 2012. Journal of endourology,2012,26:1558-1565.

[3] Abaza R, Martinez O, Murphy C, et al. Adoption of Single-Port Robotic Prostatectomy: Two Alternative Strategies. Journal of endourology,2020,34:1230-1234.

[4] Bertolo R, Garisto J, Bove P, et al. Perioperative Outcomes Between Single-Port and "Multi-Port" Robotic Assisted Radical Prostatectomy: Where do we stand.Urology, 2021, 155:138-143.

[5] Desai MM, Aron M, Berger A, et al. Transvesical robotic radical prostatectomy. BJU international, 2008,102:1666-1669.

[6] Kaouk J, Valero R, Sawczyn G, et al. Extraperitoneal single-port robot-assisted radical prostatectomy: initial experience and description of technique. BJU international, 2020,125:182-189.

[7] Ramirez D, Maurice MJ, Kaouk JH. Robotic perineal radical prostatectomy and pelvic lymph node dissection using a purpose-built single-port robotic platform. BJU international, 2016,118:829-833.

[8] Wilson CA, Aminsharifi A, Sawczyn G, et al. Outpatient Extraperitoneal Single-Port Robotic Radical Prostatectomy. Urology,2020,144:142-146.

[9] Chang YF, Gu D, Mei N, et al. Initial experience on extraperitoneal single-port robotic-assisted radical prostatectomy. Chinese medical journal, 2020, 134:231-233.

[10] Chang Y, Lu X, Zhu Q, et al. Single-port transperitoneal robotic-assisted laparoscopic radical prostatectomy (spRALP): Initial experience. Asian journal of urology, 2019, 6:294-297.

[11] Chang Y, Xu W, Lu X, et al. Robotic Perineal Radical Prostatectomy: Initial Experience with the da Vinci Si Robotic System. Urologia internationalis, 2020, 104:710-715.

[12] Du W, Xu W, Yang Y, et al. Single-port robot-assisted laparoscopic radical prostatectomy through different approaches: initial experience and outcomes. Chin J Urol, 2020, 41:815-819.

第 34 章 机器人单纯前列腺切除术

Randall A. Lee，Daniel D. Eun

手术视频

亮 点

本章介绍了针对前列腺良性增生体积大于 80g 的患者，应用机器人行单纯前列腺切除术治疗的适应证和禁忌证，术前及手术室准备，手术技术要点等。

一、概 述

良性前列腺增生（benign prostatic hyperplasia，BPH）是泌尿外科最常见的疾病之一，具有组织基质和上皮组织良性增生的特点，会导致下尿路梗阻症状（lower urinary tract symptom，LUTS），其下尿路梗阻性症状呈进行性加重，严重影响患者的生活质量。对前列腺增生患者的初步评估包括详细的病史询问和有效的国际前列腺症状评分（International Prostate Symptom Score，IPSS）自我问卷调查。

初期治疗方案通常是药物治疗，通过抑制去甲肾上腺素交感神经 α 受体来影响前列腺平滑肌的收缩和（或）抑制雄激素对前列腺组织增生的作用。α 受体阻滞剂可通过降低前列腺平滑肌的张力来增加最大尿流率，进而降低症状评分。5α 还原酶抑制剂（5ARI）可阻止睾酮向双氢睾酮（DHT）转化，从而缩小前列腺体积。有研究表明 5α 还原酶抑制剂可持续降低急性尿潴留的发生率。5α 还原酶抑制剂联合 α 受体阻滞剂的效果优于单一药物或安慰剂。尽管药物的种类和选择很多，但仍有很大一部分患者遭受着 LUTS 的困扰。

对于不能耐受药物或经药物治疗之后仍有症状的患者可选择手术治疗。手术治疗方案的适应证会根据前列腺体积的大小而不同。对前列腺增生患者的评估包括前列腺影像学检查（超声或断层扫描）。对于前列腺体积较大的患者（>80g），机器人单纯前列腺切除术（robot assisted simple prostatectomy，RASP）是一种可选的手术方式。

机器人手术可提供放大的视觉效果和稳定的机械臂操作，从而获得精确的解剖。

自从 2008 年 Sotello 等首次开展机器人单纯前列腺切除术以来，RASP 已显示出良好的长期治疗效果与安全性。与开放性手术（OSP）相比，RASP 可缩短患者的住院时间、减少失血量和降低术后并发症。尽管手术方式有多种选择，但 RASP 应该成为泌尿科医生处理大体积前列腺时的选择方案。

二、手术适应证和禁忌证

（一）手术适应证

• 如上所述，术前评估应包括对前列腺解剖结构的影像学评估。

• 对于前列腺体积 >80g 并伴有 LUTS 的患者，RASP 是一种可选的手术方案。

（二）手术禁忌证

• 术前评估还应包括 PSA 筛查以排除前列腺癌的可能性，必要时可进行穿刺活检。

• 恶性肿瘤是手术的绝对禁忌证，因为二者的手术干预方式有所不同。

• 既往有腹部广泛手术史的患者是手术的相对禁忌证，因为 RASP 是经腹腔进行的，既往的腹部手术可能引起腹腔粘连和解剖结构不清晰，从而使手术复杂化。

三、具体案例

（一）简要病史资料

患者男性，64 岁，有 PSA 升高病史，使用最大剂量的 α 受体阻滞剂治疗之后仍伴有 LUTS 症状。既往有左侧机器人肾部分切除术病史，病理报告显示为嗜酸性细胞瘤。术前国际前列腺症状评分（IPSS）为 20-6 分，术后 1 年男性性健康清单评分（SHIM）为 25 分。曾因 PSA 异常升高进行多次前列腺穿刺活检，病理报告均显示阴性。PSA 的升高被认为是前列腺增生导致，并且术前 MRI 已经证实有前列腺增生，体积为 163g。

（二）术前准备与手术室准备

1. 术前准备

（1）详细了解患者的病史资料。

（2）完善相应的体格检查与实验室检查。

2. 手术室准备

（1）患者体位。手术室布局和配置与 da Vinci Xi 手术机器人系统配套。手术台使用泡沫垫以便在术中保持患者的头低脚高位。一旦插管成功患者将被重新摆放体位，使患者的膝盖位于手术台折刀处之上。患者的手臂用手术单包裹并被固定在身体两侧。注意保护好所有着力点。固定好患者体位之后调整手术台，测试头低脚高位，并使膝盖略微弯曲。再一次评估处于头低脚高位的患者以确保不会发生滑动移位（图 34-1A）。

（2）建立气腹。用 Veress 气腹针建立人工气腹，成功进入腹腔后可在气腹针出气口感受到较低的气压（<5mmHg）。将人工气腹压力调至 20mmHg，在脐上做切口并插入 8mm 的机器人套管。插入镜头（0° 镜头）之后确认位置并评估腹腔解剖层次，是否存在粘连情况以及定位下一个套管的位置。在脐下 2 横指水平定位左侧 2 个套管，从镜头孔开始依次相隔大约 1 个手掌的距离。在右侧，另一个套管在相同水平也距离镜头孔 1 个手掌的位置。12mm 的助手孔位于侧面，距离髂嵴大约 3 横指（图 34-1B）。放置好所有套管后，将气腹压降至 15mmHg。套管的放置要保证机器人在通过中线切开膀胱时能够自由地全方位操作。

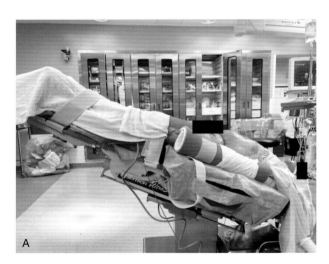

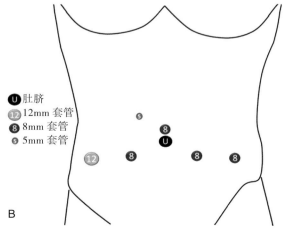

U 肚脐
12 12mm 套管
8 8mm 套管
5 5mm 套管

图 34-1 患者体位和穿刺套管摆位

（3）机器人床旁车定泊和手术器械准备。将机器人停靠在患者的一侧，吊杆朝向镜头孔进行三角定位。RASP 的手术器械包括单极电勾（右手）、Maryland 双极抓钳（左手）、四臂 COBRA 抓持器，缝合时使用的大号持针器。

（三）手术步骤

第 1 步，手术从向内侧牵拉左右结肠以暴露盆腔壁开始，以便安全放置缝合针。在中线后方切开膀胱壁，保留 Retzius 间隙。通过向 Foley 导尿管注射空气或无菌生理盐水来协助术中膀胱定位。

第 2 步，切开膀胱后使用直针 0 号丝线向两侧牵引膀胱穹窿部并固定在两侧盆侧壁，暴露膀胱内视野（图 34-2A）。仔细检查膀胱黏膜和三角区以确定双侧输尿管口的位置（图 34-2B、C）。

第 3 步，沿着前列腺膀胱交界处后方做膀胱黏膜切口，与双侧输尿管口保持安全距离。一旦进入外围区域和腺体之间的包膜下无血管平面，就在 3 点钟和 9 点钟位置向尖端进行游离。然后在同一平面内前方 12 点钟位置继续切开。在游离的过程中注意用电极控制出血。

第 4 步，在前方游离前列腺组织时注意避免损伤背深静脉复合体（DVC）。沿前连合在前列腺组织与外科包膜间层面进行游离，以确保前列腺前面和尖部游离的过程中是在腺体组织层面而不是包膜边缘。这是非常重要的解剖区别，对确保在完成向尖端游离的过程中不会损伤尿控机制或尖端的神经血管束非常重要。也可考虑从前列腺尿道内部向尖端游离，以便切除前列腺组织。对于前列腺腺体过大且在盆腔深部游离受阻的患者，分离前连合可能是一种非常有用的方法。

第 5 步，切除前列腺腺体并充分止血后，用 CV23 针带、12in 3-0 可吸收倒刺线将膀胱黏膜与远端膜性尿道进行吻合（1in ≈ 2.54in）。从膀胱的 5 点钟位置开始采用连续缝合并以顺时针继续缝合，直至缝合结束。

第 6 步，结束后将止血材料（如凝血酶、止血剂、Floseal、Baxter）注入前列腺包膜下的前列腺窝内。将 18 Fr 双腔 Foley 导尿管插入膀胱内。

第 7 步，使用 2 根 3-0 可吸收倒刺线将膀胱壁切口分两层缝合，然后向导尿管注入 300mL 无菌生理盐水充盈膀胱以确保无渗漏。

（四）手术结果

该患者术后第 1 天出院，没有出现严重的血尿。在围手术期和随访中未发生任何并发症。术后第 7 天拔除导尿管。在 3 年的随访中，患者表现出良好的治疗效果，IPSS 评分为 0-0 分，SHIM 评分为 25 分。

四、经验与教训

在最近有关该技术应用的回顾性分析中，在 6 年间共有 150 例患者在单一医疗机构就诊，平均前列腺体积为 144.9g，平均随访时间为 31.3 个月。生活质量（QoL）是通过自我问卷调查（IPSS）来衡量的。在 3 年中随着随访时间的增加，患者报告的平均生活质量总体上持续提高

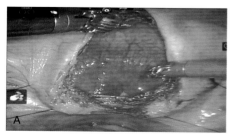
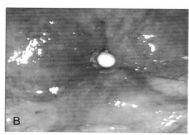
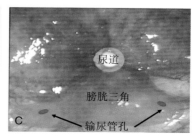

图 34-2　暴露膀胱三角区。A. 采用丝线牵拉协助暴露。B、C. 识别双侧输尿管口和尿道内口

（$P<0.001$），术后 3 个月这种改善效果达到峰值。在研究人群中，无任何患者因前列腺增生症状需要再次手术治疗，没有患者出现膀胱颈挛缩。IPSS 评分的早期改善原因被认为是采用 360° 尿道膀胱吻合彻底消除前列腺窝。

五、结 论

RASP 技术已经被证明具有良好的长期效果和患者满意度。随着机器人手术越来越多地被纳入泌尿外科培训中，对于大体积的前列腺患者而言 RASP 是一种可选的手术方式。

专家点评

前列腺增生是老年男性的常见疾病，其引发的排尿困难和下尿路刺激症状常导致患者的生活质量下降。当前列腺体积明显增大、排尿困难明显加重、药物治疗效果不佳时，常需要手术切除增生的前列腺组织以解除梗阻，改善临床症状。

前列腺增生手术有多种术式可选择。如经尿道前列腺电切或剜除、激光剜除等。针对大体积的前列腺增生患者，正如本章作者所说，机器人经膀胱前列腺单纯切除术也是一种较好的选择。机器人单纯前列腺切除术（RASP）自 2008 年开始临床应用以来，经过 10 余年的临床检验，已显示出良好的长期治疗效果与安全性，2018年欧洲泌尿外科学会（EAU）和美国泌尿外科学会（AUA）已分别将其列为指南推荐术式。

本章作者在机器人前列腺单纯切除手术方面有着丰富的临床实践经验，观看本章的手术视频，领略作者创新的手术入路、娴熟的电钩使用手法、精准的解剖层次等，必定能使读者有所收获。

参考文献

[1] Abrams P, Chapple C, Khoury S, et al. Evaluation and treatment of lower urinary tract symptoms in older men. J Urol, 2009,181(4):1779-1787.

[2] Kobayashi S, Tang R, Shapiro E, et al. Characterization and localization of prostatic alpha 1 adrenoceptors using radioligand receptor binding on slide-mounted tissue section. J Urol, 1993,150(6):2002-2006.

[3] Hudson PB, Boake R, Trachtenberg J, et al. Efficacy of finasteride is maintained in patients with benign prostatic hyperplasia treated for 5 years. The North American Finasteride Study Group. Urology, 1999,53(4):690-695.

[4] Lepor H, Williford WO, Barry MJ, et al. The efficacy of terazosin, finasteride, or both in benign prostatic hyperplasia. Veterans Affairs Cooperative Studies Benign Prostatic Hyperplasia Study Group. N Engl J Med, 1996,335(8):533-539.

[5] Foster HE, Barry MJ, Dahm P, et al. Surgical Management of Lower Urinary Tract Symptoms Attributed to Benign Prostatic Hyperplasia: AUA Guideline. J Urol, 2018,200(3):612-619.

[6] Sotelo R, Clavijo R, Carmona O, et al. Robotic simple prostatectomy. J Urol, 2008,179(2):513-515.

[7] Lee Z, Lee M, Keehn AY, et al. Intermediate-term Urinary Function and Complication Outcomes After Robot-Assisted Simple Prostatectomy. Urology, 2020,141:89-94.

[8] Vince R, Hampton LJ, Vartolomei MD, et al. Robotic assisted simple prostatectomy: recent advances. Curr Opin Urol, 2018,28(3):309-314.

[9] Cockrell R, Bonzo J, Lee D. Robot-Assisted Simple Prostatectomy. J Endourol, 2018,32(S1):S33-S38.

第 35 章　机器人辅助保留尿道前列腺切除术

汪　朔　王　平　叶孙益

手术视频

亮点

　　机器人辅助保留尿道前列腺切除术是通过机器人技术的操作优势，对良性前列腺增生（BPH）患者在切除增生腺体的基础上保留尿道。术后患者无需行膀胱持续冲洗并可以早期拔管，极大地降低了尿路感染和尿路刺激症状，保留了顺行射精功能等，真正实现了"两全其美"（既解除尿路梗阻，又提高生活质量）的临床效果。

一、概　述

　　随着现代科技的发展和手术器械的革新，良性前列腺增生（BPH）的处理手段越来越多样化。传统的开放手术、腔镜下前列腺剜除术、经尿道前列腺电切术、经尿道前列腺剜除术、各类激光前列腺剜除术和机器人辅助前列腺剜除术都是处理 BPH 的选择。但上述方法还有多个无法解决的术后问题，包括需要膀胱持续冲洗、尿路感染、短暂性尿失禁、尿道狭窄、逆行射精等。

　　1990 年 Madigan 首先报道了保留尿道前列腺切除术，该手术最大的优点是术后无需膀胱持续冲洗，术后留置导尿时间和住院时间大大缩短，并能保留患者的顺行射精功能。但在开放手术时代由于手术视野及器械上的局限，术中要保留完整尿道非常不易，因此该术式并没有得到推广。2011 年也曾报道腹腔镜下保留尿道前列腺剜除术，由于器械上的局限，这些技术也未真正开展。进入机器人时代后，由于机器人腔内操作

具有三维放大视野，机械臂、腔镜腕高度灵活等特点，在狭小的盆腔空间内操作具有巨大优势。同时，大量的机器人前列腺癌根治术实践也使外科医生对盆腔、前列腺及周围解剖结构有了更深入的认识。2018 年汪朔等首先报道了机器人辅助保留尿道前列腺切除术；2019 年 Simone 等也报道了这项能保留顺行射精功能的技术，表示这项技术在机器人时代"重新获得了新生"。

二、手术适应证和禁忌证

（一）手术适应证

- 良性前列腺增生患者。
- 特别是有保留顺行射精功能要求者。

（二）手术禁忌证

- 前列腺中叶增生超过 2cm。
- 前列腺双侧叶严重不对称。
- 前列腺体积过小（<30mL）和前列腺体积过大者（>150mL）也不适合这项技术。

三、具体案例

（一）简要病史治疗

　　患者男性，65 岁，主因进行性排尿困难 10 余年，临床诊断前列腺增生入院。IPSS 评分 25 分，QOL 评分 5 分。直肠指诊（DRE）检查显示前列腺左右径约 5cm，上界未触及，中间沟消失，质韧，未触及明显硬结。肛门括约肌张力正常。尿常规和肿瘤标志物（PSA）检查未见明显异常。

（二）术前准备和手术室准备

1. 术前准备

麻醉科会诊，肠道准备，合并尿路感染者选择敏感抗生素抗感染治疗。

2. 手术室准备

（1）患者体位。患者取 Trendelenburg 体位，轻度头低脚高位（15° 左右）。

（2）穿刺套管摆位（图 35-1，以 Si 系统为例）。

（3）机器人床旁车定泊，根据 Si 系统或 Xi 系统的特性进行停泊。

（4）手术器械的准备和对接。手术在达芬奇 Si 系统或达芬奇 Xi 系统下完成。器械包括热剪、单极弯剪、带窗双极抓钳、大持针器和 ProGrasp 钳。

（三）手术步骤

建立腹膜外空间和放置 Troca。脐下腹白线旁取 2cm 切口，暴露腹直肌前鞘并切开，在腹白线旁分离腹直肌暴露腹直肌后鞘，食指沿后鞘表面入盆并钝性分离盆腔组织。进一步用球囊扩张扩大盆腔间隙。在食指引导下放置 1 号、2 号机械臂 Troca，直视下放置 3 号机械臂 Troca 和

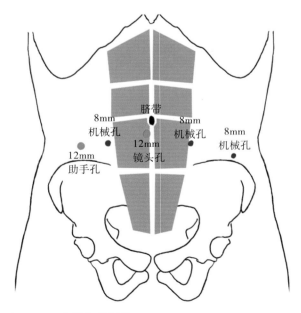

图 35-1　穿刺套管摆位

辅助孔 Troca。

第 1 步，辨认和游离膀胱颈口。进入腹膜外空间后，采用钝性结合锐性分离方式沿无血供平面进一步扩大腹膜外间隙。并逐步清除前列腺表面及膀胱颈表面脂肪组织，使能清晰辨认前列腺表面及周围解剖结构。

用牵拉气囊方式初步界定颈口位置。逐步把逼尿肌裙从前列腺表面剥离出来，直至暴露纵向分布的近端尿道肌，进一步采用锐性结合钝性分离方式游离膀胱颈口，一般暴露颈口前侧 180°~270° 即可。

第 2 步，游离腺体。切开前列腺外科包膜，暴露前列腺腺体后，紧贴前列腺腺体游离，可自背侧逐步转向内侧和外科螺旋状游离，遇到前列腺穿支小血管可用电凝止血。在整个游离过程中需要牢牢把握住以下几个关键点：①紧贴增生腺体，锐性结合钝性分离；②如果腺体体积过大、空间受限可以分块切除腺体；③无需特意寻找保留尿道，增生腺体切除后自动保留尿道；④有条件者术中尿道内灌注吲哚菁绿（ICG），术中定期激发荧光观察尿道，以降低尿道破裂发生率。⑤术中经直肠超声评估，术中超声评估的目的是了解前列腺大小、中叶增生以及是否存在腺体残留等情况。

如果存在中叶增生，切除双侧叶腺体后为切除中叶创造了操作空间。中叶可用抓钳或悬吊线向上提起，沿中叶腺体表面把腺体从膀胱黏膜表面剥离下来。

如果合并膀胱结石，在保留尿道手术切除前列腺后，打开膀胱颈、取出结石。

第 3 步，测漏试验和破裂尿道修补。在膀胱内注入约 150mL 生理盐水，可观察到膨大的尿道。如果尿道存在破裂，则会出现生理盐水外溢，需要用可吸收线缝合，缝合后再次做测漏试验确定。

第 4 步，解剖复位。严格止血后，用倒刺线缝合前列腺包膜和逼尿肌裙，恢复盆腔解剖。

四、并发症处理及预防

（一）前列腺腺窝血肿

　　保留尿道术后前列腺腺窝少量血肿无需处理，等待血肿吸收即可。如果术中止血不严谨，血肿较大，会压迫尿道，可引起拔除尿管后患者排尿困难。预防血肿发生的关键是止血彻底，对明显出血点可考虑缝合止血。

（二）血　尿

　　轻度血尿无需处理。对血尿较严重者，特别是形成血凝块影响尿管引流者，需要更换成三腔导尿管后行膀胱持续冲洗，这种情况主要是尿道破裂且缝合不严引起，因此对尿道破裂患者一定要仔细缝合，缝合后做测漏试验进一步确定。

五、经验与教训

　　• 在经验方面，特别强调 2 个把握：一是把握手术适应证；二是把握术中分离平面。

　　• 并非所有的前列腺增生患者都适合采用保留尿道手术，对前列腺体积过大、严重中叶增生者（>3cm）和双侧叶严重不对称者不适合该术式。本术式是在暴露膀胱颈口基础上进一步切除腺体，因此越靠近前列腺尖部暴露越困难，体积过大者近尖部区域暴露十分困难。对于双侧叶严重不对称患者，因暴露膀胱颈口十分困难而无法进一步完成本式。中叶过大会大大提高手术难度，中叶表面仅仅覆盖一层薄薄的膀胱黏膜，游离过程中稍有不慎就会发生黏膜破裂，且中叶位于膀胱颈口后方，缝合黏膜破口非常困难。笔者曾对 3cm 大小的中叶患者行本术式，术中在剥离过程中发生黏膜破裂导致无法缝合，最后中转为单纯前列腺剜除。

　　• 只有精准把握分离平面，才能减少尿道破裂的发生和出血量，需要注意以下 2 点：①在游离膀胱颈口过程中需要沿前列腺包膜表面把逼尿肌裙仔细分离下来，这对保留完整的膀胱颈口非常重要；②切除腺体过程中首先要打开外科包膜，然后紧贴增生腺体表面游离并切除腺体，切除腺体后自动保留尿道。

专家点评

　　前列腺增生已是临床常见病，以往常采用经尿道电切术或剜除术、激光切除或剜除等方法治疗。手术机器人应用于临床后，很多学者开始尝试应用机器人实施前列腺增生切除术。

　　本文作者率先在国内尝试应用机器人行保留尿道的前列腺切除术，摸索了可行的手术步骤、术中技巧和临床经验，并通过此案例较好地阐述了作者的经验和体会，值得读者阅读和借鉴。

参考文献

[1] Meier DE, Tarpley JL, Imediegwu OO, et al. The outcome of suprapubic prostatectomy: a contemporary series in the developing world. Urology,1995,46:40-44.

[2] Varkarakis I, Kyriakakis Z, Delis A, et al. Long-term results of open transvesical prostatectomy from a contemporary series of patients. Urology, 2004,64:306-310.

[3] Liu C, Zheng S, Li H, et al. Transurethral enucleation and resection of prostate in patients with benign prostatic hyperplasia by plasma kinetics. J Urol, 2010,184:2440-2445.

[4] Giulianelli R, Gentile B, Tariciotti P, et al. Bipolar button transurethral enucleation of prostate in benign prostate hypertrophy treatment: a new surgical technique. Urology,2015,86:407-413.

[5] Naspro R, Gomez Sancha F, Manica M, et al. From "gold standard" resection to reproducible "future standard" endoscopic enucleation of the prostate: what we know about anatomical enucleation. Minerva Urol Nefrol, 2017,69:446-458.

[6] Kuntz RM, Lehrich K, Ahyai SA. Holmium laser enucleation of the prostate versus open prostatectomy for prostates greater than 100 UROLOGY 119, 2018 89grams: 5-year follow-up results of a randomised clinical trial. Eur Urol,2008,53: 160-166.

[7] Sotelo R, Clavijo R, Carmona O, et al. Robotic simple prostatectomy. J Urol, 2008,179:513-515.

[8] Leslie S, Abreu AL, Aron M, et al. Transvesical robotic

simple prostatectomy: initial clinical experience. Eur Urol,2014,66:321-329.

[9] Stolzenburg JU, Kallidonis P, Liatsikos EN, et al. Extraperitoneal approach for robotic-assisted simple prostatectomy. Urology, 2014,84:1099-1105.

[10] Pokorny M, Novara G, Geurts N, et al. Robot-assisted simple prostatectomy for treatment of lower urinary tract symptoms secondary to benign prostatic enlargement: surgical technique and outcomes in a high-volume robotic centre. Eur Urol, 2015,68:451-457.

[11] Pavan N, Zargar H, Autorino R, et al. Robot-assisted versus standard laparoscopy for simple prostatectomy: multicenter comparative outcomes. Urology, 2016,91:104-110.

[12] Dixon AR, Lord PH, Madigan MR. The Madigan prostatectomy.

J Urol,1990,144:1401-1403.

[13] Quan C, Chang W, Chen J, et al. Laparoscopic Madigan prostatectomy. J Endourol, 2011,25:1879-1882.

[14] Wang P; Xia D; Wang S, et al. Robotic-assisted urethra-sparing simple prostatectomy via an extraperitoneal approach. Urology, 2018,119: 85-90.

[15] Simone G, Misuraca L, Anceschi U, et al.Urethra and ejaculation preserving robot-assisted simple prostatectomy: Near-infrared fluorescence imaging-guided madigan technique. Eur Urol, 2019,75(3):492-497.

[16] Cardoso A, Lima E. Urethra-sparing minimally invasive simple prostatectomy: an old technique revisited. Curr Opin Urol, 2021,31(1):18-23.

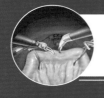

泌尿外科相关淋巴结病变机器人手术

VII

第 7 篇

第36章 机器人盆腔淋巴结清扫术（标准和扩大手术）

傅 斌 陈路遥

手术视频

亮 点

本章对机器人盆腔淋巴结清扫的概念和范围，手术适应证和禁忌证，手术步骤及并发症的预防和处理等，进行了较详细的叙述。

一、概 述

泌尿外科盆腔淋巴结清扫术（pelvic lymph node dissection，PLND）是膀胱癌、中高危前列腺癌和阴茎癌的腹股沟淋巴结阳性患者手术方案的重要组成部分，不仅可以提高病理分期的准确性，还可以改善患者术后的肿瘤特异性生存率。PLND被公认为判断盆腔淋巴结有无转移的金标准，可对判断患者预后及选择恰当的辅助治疗方案提供重要信息。

膀胱的淋巴引流主要分为以下6个区域：①膀胱壁内淋巴结丛起自黏膜下层至肌层；②膀胱周围脂肪组织中的淋巴结；③引流中部淋巴结至髂内或髂外淋巴结的淋巴干系统；④第一站局部淋巴结：髂内淋巴结、髂外淋巴结、闭孔淋巴结、下腹淋巴结和骶前淋巴结；⑤引流盆腔内的局部淋巴结至髂总淋巴结的淋巴干系统；⑥第二站区域淋巴结：髂总淋巴结及髂血管表面的淋巴结。前列腺的淋巴引流分为3组：①第一组为髂内动脉至髂外淋巴结组和闭孔淋巴结，此为前列腺癌淋巴结转移的第一站；②第二组为髂总淋巴结组，此组从前列腺背部发出；③第三组为膀胱旁淋巴结引流至髂内淋巴结组。

目前泌尿外科PLND的范围标准尚未统一。根据淋巴结清扫范围可分为：①改良盆腔淋巴结清扫，包括髂内和闭孔淋巴结；②局限淋巴结清扫，包括髂外静脉后缘、闭孔神经、髂外髂内静脉汇合处、耻骨韧带的髂耻分支、脐内侧襞和盆腔侧壁肌群淋巴结；③标准淋巴结清扫，包括闭孔神经、髂内外血管周围的淋巴结和脂肪组织；④扩大淋巴结清扫，包括闭孔神经、髂内外血管、髂总血管周围及骶前淋巴结和脂肪组织；⑤超扩大淋巴结清扫，包括闭孔神经、髂内外血管、髂总血管、骶前和肠系膜动脉以及下腹主动脉周围的淋巴结和脂肪组织。目前的观点认为，对膀胱尿路上皮癌需行标准或扩大的盆腔淋巴结清扫术；对前列腺癌一般只需行局限或改良的盆腔淋巴结清扫术；对阴茎癌腹股沟淋巴结阳性者建议行改良的盆腔淋巴结清扫术。

1991年Schuesslor完成了首例腹腔镜PLND，用于评估前列腺癌淋巴结是否转移及淋巴结的受累范围，以决定患者的最佳治疗方案。随着腹腔镜特别是机器人技术的成熟与广泛开展，目前已有许多相关临床研究报道。机器人操作系统具有以下优点：突破了人体极限，可完成更精细的操作；可消除医生手部的震颤；机器人手臂具有7个自由度，可540°旋转，使部分操作更易完成；具有10~15倍放大的三维高清视野，术野更清晰；主刀医生可以坐位完成手术，最大限度地节省医生的体力；与开放手术相比，机器人腹腔镜技术不仅可以减少术中出血、闭孔神经损伤和淋巴瘘等相关并发症，更加安全，患者的术后恢复也更快。

二、手术适应证和禁忌证

（一）手术适应证

• 膀胱尿路上皮癌、前列腺癌及腹股沟淋巴结阳性阴茎癌需行淋巴结清扫者。

（二）手术禁忌证

• 既往盆腔粘连（既往手术史、盆腔炎、腹膜炎）。

• 凝血功能异常、严重心肺疾病无法耐受手术等。

三、具体案例

（一）简要病史资料

患者老年男性，因肉眼血尿1个月余入院，行膀胱镜检查提示膀胱顶壁2cm×2cm占位。1年前因膀胱肿瘤行电切术，术后病理提示浸润性尿路上皮癌（高级别）。高血压病史30余年。体格检查无明显异常。膀胱镜检查提示膀胱顶壁有一个2cm×2cm的新生物，凸起状，表面有出血点。CT结果提示膀胱后壁占位性病变，考虑膀胱癌，病灶突破膀胱壁向外生长，膀胱壁增厚。胸部X线片显示左肺上叶结节，建议随访观察。

（二）术前准备和手术室准备

1. 术前准备

（1）常规检查B超、胸片、CT等（图36-1）。

（2）术前行清洁灌肠、术前留置导尿管，常规放置胃管。

2. 手术室准备

（1）患者体位（36-2）。

（2）穿刺套管摆位（36-3）。

（3）机器人床旁车定泊（36-4）。

（4）手术器械的准备和对接。30°镜，带窗双极抓钳（fenestrated bipolar），单极电剪（Monopolar scissors），2个8mm机械臂金属套管，2个12mm普通套管。

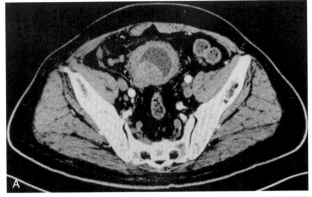

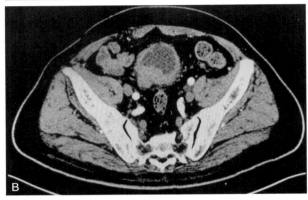

图36-1 盆腔CT图片

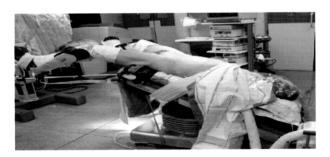

图36-2 患者体位

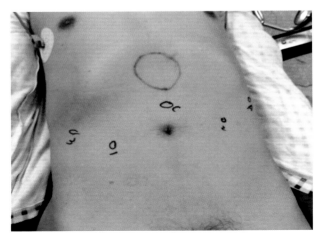

图36-3 穿刺套管摆位

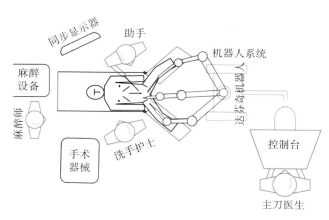

图 36-4　机器人手术的手术室布局

（三）手术步骤

1. 经腹腔入路

因盆腔扩大淋巴结清扫术的清扫范围包含了标准盆腔淋巴结清扫范围，因此本章以机器人盆腔扩大淋巴结清扫术为例阐述盆腔淋巴结清扫的手术步骤。

患者取头低脚高位，采用经腹腔入路进行手术。

2. 具体步骤

第 1 步，检查腹腔情况，辨认输尿管、髂血管、结肠、膀胱脐尿管侧韧带等标志。

第 2 步，清扫髂外动脉淋巴结。找到输尿管并进行游离。切开腹膜暴露髂外动脉至膀胱壁外侧，离断输精管。切开血管鞘显露髂总动脉、髂内静脉和骶前静脉丛，切开髂外动脉血管鞘，用超声刀仔细分离髂外动脉及髂总动脉周围淋巴结和脂肪组织。在髂外动脉的内下方游离和保留生殖股神经。

第 3 步，清扫髂内动脉淋巴结。继续向骨盆深处游离至骨盆内侧壁，切开髂内动脉血管鞘，游离髂内动脉主干、脐动脉和膀胱上动脉，清扫并切除髂内动脉周围淋巴脂肪组织。

第 4 步，清扫闭孔淋巴结。打开髂外静脉血管鞘，仔细分离髂外静脉内侧的淋巴结和脂肪组织，继续分离至耻骨支后可显露闭孔神经及闭

孔动静脉，清扫闭孔窝的淋巴和脂肪组织。

清扫髂总和骶前淋巴结组。游离并切除髂总动静脉分叉周围的淋巴脂肪组织。至此，髂总血管淋巴和脂肪组织清扫完毕。向头侧推开结肠，继续沿着右髂总动脉游离至主动脉分叉处，暴露出腹主动脉分叉和髂总动脉，清除右髂总动脉周围及分叉处的淋巴组织。显露骶棘，游离骶前静脉浅面的淋巴和脂肪组织。此处静脉壁薄且无静脉瓣，已发生撕裂性出血事件，操作时应注意手法轻柔，避免出现难以处理的出血。髂内静脉及骶前静脉丛浅表淋巴和脂肪组织清扫完毕。髂总和骶前淋巴结组清扫完成。此为扩大淋巴结清扫。

同法清理左侧淋巴结。左侧可先将乙状结肠与盆壁粘连松解以暴露术野，而后同左侧步骤完成清扫。

四、并发症处理及预防

（一）盆腔淋巴瘘

最常见的术后并发症主要与术中清扫范围，术中超声刀"暂时闭合"现象，残端缝扎或夹闭不牢靠，患者自身低蛋白等相关。术前应认真评估患者的营养状况，术中用 Hem-o-Lok 夹闭淋巴管残端。

（二）淋巴囊肿

淋巴囊肿一般为亚临床型，并无临床症状。

（三）血栓栓塞事件

血栓栓塞事件包括深静脉血栓形成和肺栓塞，有研究显示与淋巴囊肿发生有一定关系。可鼓励患者术后早期下床活动，防止深静脉血栓形成。

（四）神经损伤

最常见的神经损伤为闭孔神经损伤，如果术中发现损伤，可用 5-0 或 6-0 不可吸收缝线

进行缝合，术后配合物理训练。如果为电灼伤，可造成患侧下肢内收障碍，一般术后 3 个月可自行恢复。

（五）血管损伤

在辨认清楚解剖标志的前提下，小心分离，常能避免并发症的发生。一旦出血，可放入纱布条压迫止血，暴露出血点后再根据情况处理。

（六）输尿管损伤

输尿管损伤在 PLND 中并不常见，但需要注意术中分离时要尽可能保护输尿管周围血供。术中精确解剖、辨清解剖标志和避免盲目切割可以避免输尿管损伤。

五、经验与教训

• 术前对患者进行全面评估，制订详细的手术方案。术前应结合各种影像资料判断淋巴结分期，制订手术方案，确定淋巴结清扫范围。还应评估患者的营养状况，如果存在低蛋白血症，应纠正后再进行手术，避免术后发生淋巴瘘等并发症。

• 寻找解剖标志，做好定位。在进行髂血管淋巴结清扫时应做到"血管骨骼化"方可保证手术效果。

• 处理好淋巴管，防止发生术后淋巴瘘。超声刀在腹腔镜手术中广泛使用，可以很好地处理较细的淋巴管，但对于较粗或藏于脂肪中的淋巴管处理效果较差，超声刀往往无法将其闭合。这种情况我们可以采用 Hem-o-Lok 进行夹闭，可以起到类似于缝扎的作用，有效避免了超声刀处理时产生的暂时闭合现象。

• 先行淋巴结清扫再行根治手术。先清扫可以保证术者在体能最佳时完成 PLND，保证清扫质量，减少因疲惫造成的周围脏器损伤。

• 可采用示踪剂显示淋巴结以助于清扫。PSMA 基本在所有前列腺癌细胞中表达，有前瞻性研究显示 68 Ga-PSMA-PET/CT 的敏感度为 64%，特异度为 95%，阳性预测值为 88%，阴性预测值为 82%。所以术前可以采用 PSMA-PET/CT 评估患者的盆腔淋巴结转移情况。

专家点评

盆腔淋巴结清扫术是膀胱癌和中高危前列腺癌手术治疗方案的重要组成部分。不同疾病进程的淋巴结清扫范围不同。关于如何实施机器人盆腔淋巴结清扫、避免手术并发症的发生，本章作者进行了很详细的叙述，希望能使读者获益。

参考文献

[1] Leadbetter WF, Cooper JF. Regional gland dissection for carcinoma of the bladder; a technique for one-stage cystectomy, gland dissection, and bilateral ureteroenterostomy. Journal of Urology，1950，63(2):242.

[2] 张旭，等 . 泌尿外科腹腔镜与机器人手术学 .2 版 . 北京：人民卫生出版社，2015.

[3] 梅骅，陈凌武，高新，等 . 泌尿外科手术学 . 3 版 . 北京：人民卫生出版社，2009.

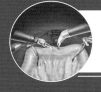

机器人手术并发症的处理

第 8 篇

VIII

第 37 章 机器人辅助腹腔镜手术的并发症防治

张雪培 任选义

手术视频

> **亮点**
>
> 本章介绍了机器人手术中的几种常见并发症，以及如何处理和预防的经验和体会。

一、概 述

机器人（da Vinci）手术系统在外科领域的应用是当代临床医学发展的里程碑之一。机器人手术系统配备高清晰度的三维立体成像系统，可提供 10~15 倍的放大倍数，视野更加开阔，解决了传统腹腔镜平面成像的手术野中器官组织相对解剖位置、器械移动方向之间关系不够清晰的问题。机器人手术系统突破了泌尿外科腹腔镜技术发展瓶颈，拓宽了手术适应证。

相对于普通腹腔镜技术，机器人手术系统在以下类型的泌尿外科手术中具有明确的优势：在深部狭小空间内的重建类手术，如前列腺癌根治术等；纵深范围内的复杂操作类手术，如腹膜后淋巴结清扫、肾盂癌根治术等；多维度、多角度缝合类手术，如肾盂成形、输尿管狭窄修复术；复杂肾肿瘤保留肾单位的限时类手术，如肾部分切除术；毗邻腹部大血管的腹膜后肿瘤切除类手术，如巨大嗜铬细胞瘤切除术，肾或肾上腺肿瘤合并下腔静脉瘤栓切取术等。

不可否认，机器人手术操作者的技术仍需要不断进步和完善，围手术期也会出现一定比例的并发症。现有的机器人手术系统仍未能实现触觉反馈，触觉是医生获取靶病灶及其周围组织性质的重要知觉形式，并以其特有的敏感性感知术野器官组织的多种信息特征。机器人手术在操作时主要依靠视觉和经验，因此对术者的经验水平要求较高，并需要配备一个具有丰富腹腔镜技术经验的助手辅助完成整个操作。

普通腹腔镜的基本技术和解剖知识是机器人手术安全的基石，因此术者必须掌握。泌尿外科机器人手术中，术者应当熟悉腹腔镜下的手术规范，具有保护重要脏器、血管和组织的意识和操作技巧。由于患者的一般情况、手术复杂程度等因素与机器人手术质量、并发症发生率密切相关，因此选择合适的患者进行手术是获得良好疗效并减少并发症的前提，尤其对于初学者而言，应谨慎选择高风险患者进行机器人手术。

二、机器人手术的常见并发症

（一）穿刺相关并发症

在制备气腹和放置第 1 个套管的过程中，可能损伤到腹壁血管、中线大血管和腹腔内脏器等。

1. 腹壁血管损伤

腹壁小静脉损伤出血通过套管压迫多可自行停止；腹壁动脉损伤的出血较为棘手，可通过邻近套管用双极电凝止血，必要时扩大腹壁切口在直视下止血。

2. 腹部中线大血管损伤

腹部中线大血管的穿刺损伤罕见，偶见于消瘦患者。动脉穿刺伤出血较凶猛，严重者需开放手术止血并行血管损伤修复术。下腔静脉的损伤多可在腔镜直视下缝合修补。

3. 腹腔内脏器损伤

腹腔脏器的穿刺损伤少见，多不严重，关键在于及时发现并妥善处理。肝脏、脾脏等实质脏器损伤可用双极钳凝闭创面或直视下缝合止血，大多无需切除脏器或中转开放手术。对于空腔脏器如肠管的损伤可行Ⅰ期缝合修补。结肠穿刺性损伤的处理见图37-1。

穿刺相关并发症的预防是按照手术步骤规范化操作。对既往有腹部手术史的患者，建议采用Hassan技术直视下置入套管。留置经鼻胃管减压可能缩小胃的体积，并增加术野的暴露，减少术中误损伤，这在左侧上尿路手术中尤为重要。

（二）CO$_2$气腹相关并发症

CO$_2$气腹相关并发症包括皮下气肿、气胸、

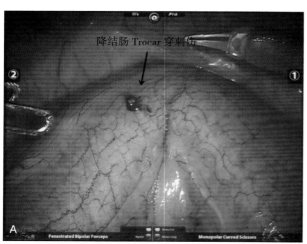

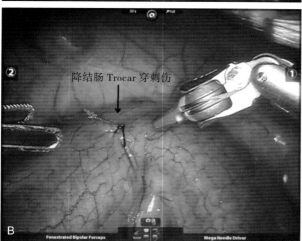

图37-1　A. 降结肠Trocar穿刺伤。B. 缝合降结肠伤口

高碳酸血症等，如果气腹时间超过4h，则相关并发症的发生率显著升高。

1. 皮下气肿

皮下气肿的特征是皮下触诊有捻发音或握雪感，大多不影响继续手术，术后可自行消退。

2. 气　胸

气胸多继发于胸膜或膈肌的损伤，一旦出现，可在腔镜下缝合修复，必要时留置胸腔闭式引流。

3. 高碳酸血症

高碳酸血症由于术中气道压升高所致，多见于既往有慢性阻塞性肺疾病的患者。处理措施包括适度降低气腹压力，严密观察血流动力学，及时行血气分析，并尽可能在短时间内结束手术或中转开放手术。

（三）周围脏器和组织损伤

机器人手术中的脏器副损伤常发生于对腹盆腔的解剖结构不熟悉，或者初学者手法生疏、操作不灵活。有时也会发生在病变复杂、肿瘤浸润、二次手术粘连严重等的情况下，由于局部解剖关系紊乱，在操作中可能损伤肝脏、脾脏、胰腺、肾脏、肠管等器官。术中术者要保持高度警惕，精细分离，及时发现损伤并要按照相应的外科原则进行处理。

1. 肝脏、脾脏和肾脏等的损伤

这些器官的轻微挫裂伤可在降低气腹压力后观察，若无活动性出血可不予特殊处理。对于创面的活动性渗血，可应用双极电凝止血，必要时外覆或喷洒止血材料等。脾脏严重撕裂导致的活动性出血不易控制，可在游离出脾动脉后夹闭，在脾脏质地变软后缝合其创口止血。

2. 小肠和结肠损伤

小肠损伤可采用Ⅰ期分层缝合，术后持续胃肠减压，应用抑制胃酸分泌的药物，并延长禁食时间来处理。结肠损伤一般也可Ⅰ期缝合，但严重者可能需要Ⅰ期结肠造瘘、Ⅱ期肠管还纳术。空腔脏器损伤如在术中未及时发现，术后可能出

现弥漫性腹膜炎甚至感染性休克等危及生命的情况，有紧急手术探查的指征。肠管浆膜层损伤的处理见图 37-2。

3. 胰腺损伤

对于术中及时发现的胰腺损伤可给予精细缝合，并尽可能关闭侧腹膜切口以隔离腹腔，放置 2 根以上引流管充分体外引流，这样可以避免渗出的胰液进入腹腔引起严重并发症。术后应用抑制胃酸和胰液分泌的药物，适当延长腹腔引流管留置时间，时间长者需要放置 1~2 个月。

4. 输尿管损伤

输尿管损伤可发生于肾部分切除、腹膜后淋巴结清扫等手术过程中，多与操作不熟练或对组织结构的认识不清有关。一旦发现应对输尿管损伤处修补或行吻合术。对于输尿管离断伤，在修剪断面后，于头、尾侧的输尿管断端纵行剖开约 1cm，用细的可吸收线行端端吻合术，输尿管内留置双 J 管，6~8 周后在膀胱镜下拔除。输尿管损伤的处理见图 37-3。

脏器损伤的预防措施是充分利用机器人手术系统的高清放大作用和机械臂器械腕操作灵活的优势，正确识别解剖层次，在不同器官组织之间的相对无血管平面分离，避免直接钳夹肝脏、脾脏和胰腺等实质脏器，并注意防止对肠管的热灼伤等。除了非常熟悉腔镜下解剖结构并提高手术技能之外，术者术前还需仔细阅读影像学资

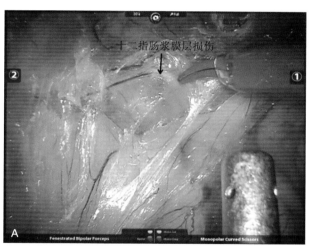

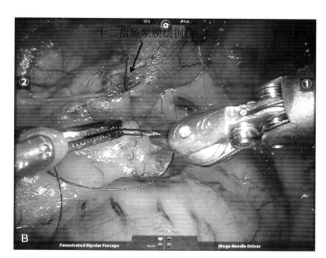

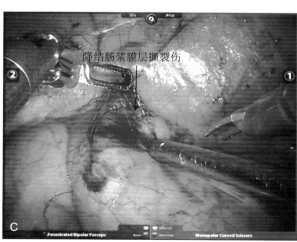

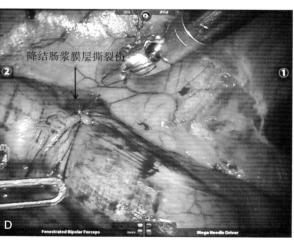

图 37-2　A. 十二指肠浆膜层损伤。B. 十二指肠浆膜层损伤的缝合修复。C. 降结肠浆膜层撕裂伤。D. 降结肠浆膜层撕裂伤的缝合修复

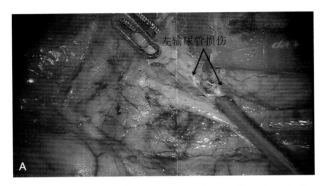

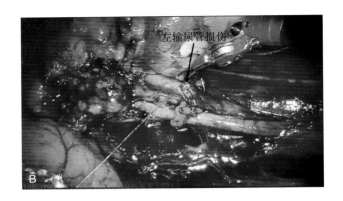

图 37-3　A. 左输尿管离断伤。B. 左输尿管端端吻合术

料，了解病变位置及其与周围脏器的毗邻关系。术中集中精力，充分应用手术机器人的设备优势，按照既定手术步骤精细化操作，杜绝冒进。

（四）血管损伤及出血

1. 肾上腺中央静脉撕裂伤

肾上腺中央静脉撕裂伤可见于肾或肾上腺肿瘤等的手术操作时，一旦损伤出血可增加气腹压力至 18~20mmHg，清除积血并暴露出血部位，准确钳夹出血点，其后小心游离出肾上腺中央静脉，施放 Hem-o-Lok 夹闭，或在直视下用 5-0 无损伤线缝合中央静脉近心侧残端。如果血管撕裂严重累及下腔静脉或肾静脉，因术者经验不足在腔镜下修补困难，或同时存在其他不宜在腔镜下处理的严重病变，可在快速补液、输血的同时，请经验丰富的术者上台手术，大多不需

中转开放手术。右肾上腺中央静脉损伤的处理见图 37-4。

2. 肾静脉损伤

肾静脉的致伤原因包括术中对肾静脉的牵引、拉扯、烧灼、切割等操作，引起血管壁撕裂或锐性伤。右肾静脉粗而短，左肾静脉的属支较多且变异常见，如果操作不慎容易撕裂薄弱的静脉壁。一旦肾静脉损伤出血，可在增加气腹压力后清除术野积血，找到出血点，直视下夹闭血管破口或腔镜下缝合修补止血。肾静脉损伤的处理见图 3-5。

3. 脾血管损伤

多发生于左侧肾或肾上腺手术时。脾静脉的损伤可缝合修复，脾动脉的损伤可给予夹闭或缝合修复，一般不需要切除脾脏。

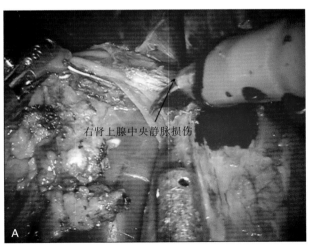

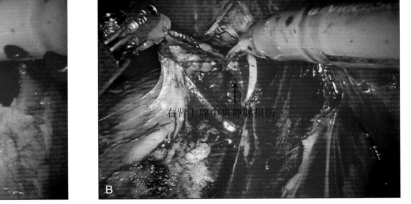

图 37-4　A. 右肾上腺中央静脉损伤。B. 夹闭右肾上腺中央静脉

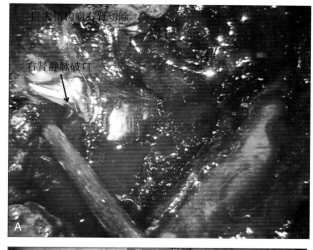

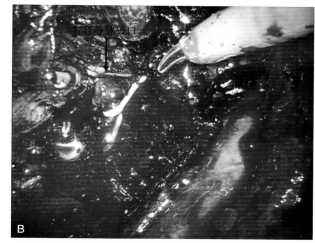

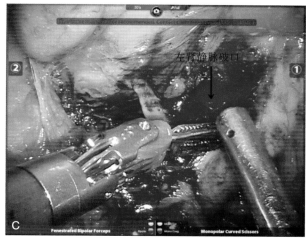

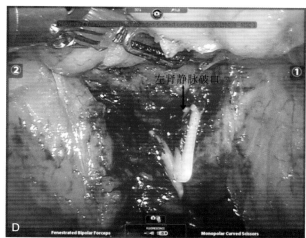

图 37-5　A. 右肾静脉损伤出血。B. Hem-o-Lok 夹闭右肾静脉。C. 左肾静脉损伤出血。D. 夹闭左肾静脉破口

4. 肾动脉损伤

　　肾动脉及其分支损伤的出血较凶猛，可在显露术野的同时，嘱助手用吸引器压迫出血部位并间断吸引清除积血，尽可能保持组织结构可辨认，在看清出血点后准确钳夹出血部位。二级及以上肾动脉分支的损伤可缝合修补，修补困难者则用 Hem-o-Lok 夹闭。机器人手术系统的高清放大视野和灵活的器械腕有利于腔镜下的精细缝合操作。对于肾动脉主要分支损伤导致的活动性出血，需要游离出肾动脉主干并暂时性阻断，在腔镜下用无损伤缝线"8"字或间断缝合动脉壁破口。肾动脉损伤的处理见图 37-6。

5. 下腔静脉损伤

　　下腔静脉损伤多发生于肾和肾上腺肿瘤切除、腹膜后淋巴结清扫等上尿路手术中。下腔静脉压力较低，如果损伤可暂时增加气腹压力至18~20mmHg，以减少出血量，同时助手使用吸引器快速清除积血。看清出血部位后，可压迫或准确钳夹出血点，小的下腔静脉损伤可用 Hem-o-Lok 夹闭，大的破口可在腔镜下缝合修补。下腔静脉损伤的处理见图 37-7。

　　对下腔静脉损伤的止血动作应轻柔、准确，切忌慌乱下盲目操作，以免二次损伤加重出血。在应用各种有效手段止血的同时，还要与麻醉师和巡回护士充分沟通，加快补液速度，必要时输血治疗。

6. 腰静脉和腰动脉损伤

　　腰动、静脉多见于左肾、输尿管肿瘤手术

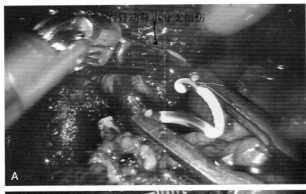
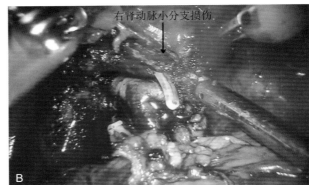
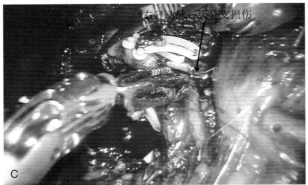
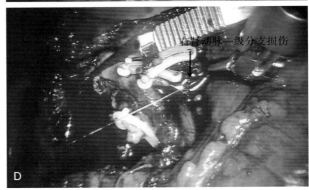

图 37-6 A. 右肾动脉小分支损伤。B. 夹闭右肾动脉小分支。C. 右肾动脉一级分支损伤。D. 缝合修复右肾动脉破口

或腹膜后淋巴结清扫术。由于腹主动脉压力高，即使其细小的分支损伤也需缝合修补或用 Hem-o-lok 夹闭，不应单纯电凝。当腰静脉损伤时，因创面出血导致视野不清，可由助手清除积血，术者利用腹腔镜的高清放大功能找到出血点，快速分离、钳夹血管破损处，施放 Hem-o-lok 夹闭。对于腰静脉远心侧残端的活动性出血，以缝扎止血为妥，防止血管断端回缩。腰静脉损伤的处理见图 37-8，腰动脉损伤的处理见图 37-9。

机器人手术中血管损伤的预防措施主要是在高清放大视野下，利用机械臂器械腕多自由度活动的优势，按照解剖层次轻柔操作，仔细分离术中所遇到各种含血管的结缔组织和纤维束，必要时在施放 Hem-o-Lok 后剪断，少用能量器械止血。一旦出现下腔静脉或肾静脉等大血管损伤，不可在血泊中随意钳夹，以免进一步撕裂脆弱的静脉血管而造成二次损伤，使处理更困难。

7. 髂外动静脉损伤

可见于机器人下尿路手术如盆腔淋巴结清

扫术中，或发生于腹膜后肿瘤和淋巴结与髂血管粘连紧密的情况下。对髂外静脉损伤，可升高气腹压力，快速清除积血、找到出血点，根据血管壁破口的大小行 Hem-o-Lok 夹闭或直视下缝合修复术。对于髂外动脉损伤，多需游离出一段动脉干并阻断其近、远侧，用带针无损伤血管缝线修复动脉血管壁破口。髂外静脉损伤的处理见图 37-10，髂外动脉损伤的处理见图 37-11。

8. 膈肌和胸膜损伤

膈肌和胸膜损伤可发生于肾上腺或肾上极肿瘤的机器人手术中，或在怀疑恶性肿瘤浸润膈肌的情况下切除受累胸膜和膈肌时。对膈肌或胸膜损伤，可利用机械腕操作灵活的优势，在直视下缝合修补缺损，并放置胸管外接闭式引流装置。待术后肺部听诊呼吸音恢复，复查胸部 X 线平片或 CT 扫描提示肺膨胀良好时，拔除胸管。膈肌损伤的处理见图 37-12。

9. 闭孔神经损伤

闭孔神经损伤可发生于机器人下尿路手术

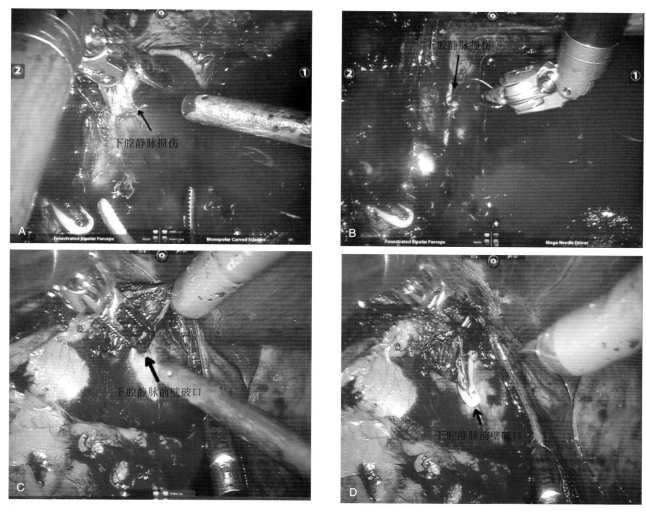

图 37-7 A. 下腔静脉损伤。B. 缝合修复下腔静脉损伤。C. 钳夹下腔静脉前壁破口。D. Hem-o-Lok 夹闭下腔静脉破口

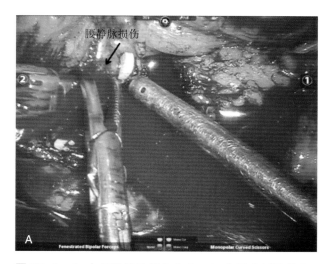
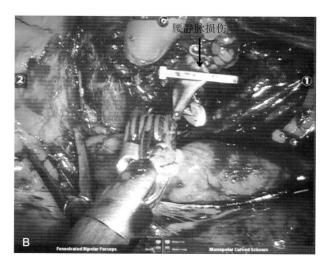

图 37-8 A. 左侧腰静脉损伤出血。B. 夹闭左侧腰静脉

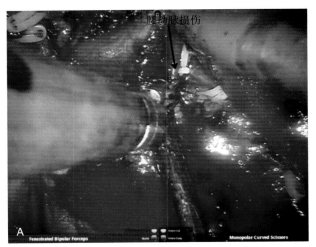
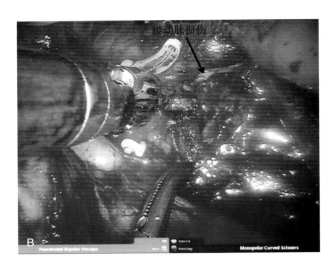

图 37-9　A. 腰动脉损伤。B. 夹闭腰动脉

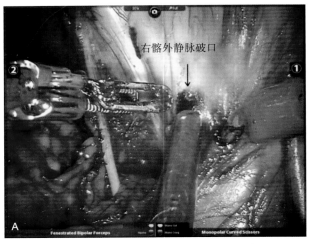
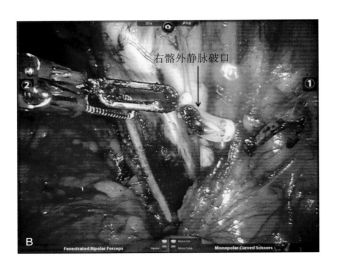

图 37-10　A. 右髂外静脉损伤。B. 夹闭右髂外静脉破口

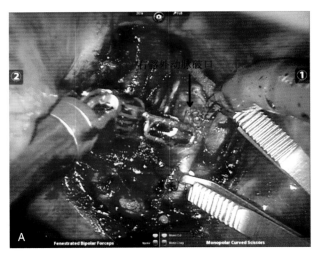
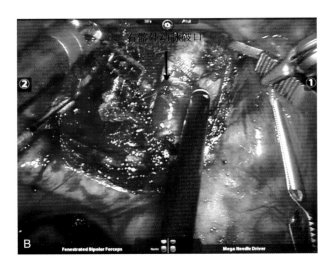

图 37-11　A. 右髂外动脉损伤。B. 缝合修复右髂外动脉破口

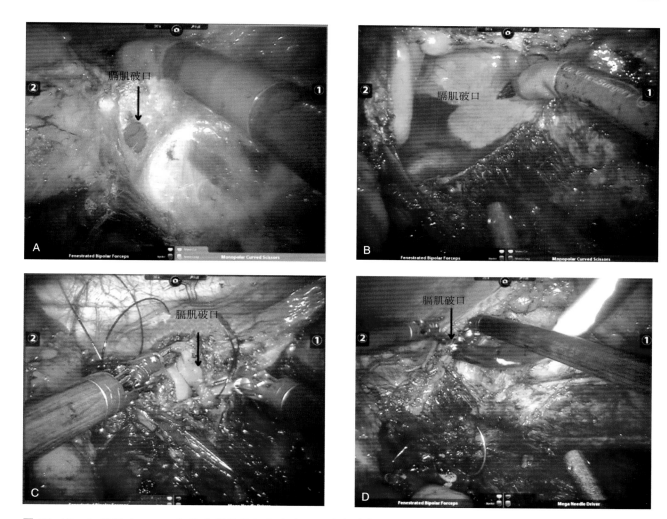

图 37-12　A.膈肌破口。B.切除受累的膈肌和胸膜。C.缝合修复膈肌破口。D.膈肌损伤留置胸腔引流管

的盆腔淋巴结清扫阶段和清除髂内组闭孔窝淋巴组织的过程中，特别是在局部淋巴结肿大、粘连严重的情况下。致伤原因多是热灼伤或切割伤，或闭孔神经被意外切断。双侧闭孔神经损伤可引起术后行走障碍。对于闭孔神经的部分或全部断裂，术中可用细的可吸收线缝合修复。闭孔神经损伤的处理见图 37-13。

闭孔神经的损伤多可预防，术者要熟悉闭孔窝的解剖结构，包括闭孔血管和闭孔神经走行的特点及其毗邻关系，这对于初学者、伴发盆腔淋巴结转移和肥胖患者尤其重要。

10. 直肠损伤

直肠损伤多发生在机器人腹腔镜全膀胱切除或前列腺癌根治术中，在游离、切开狄氏筋膜

时距离直肠过近，未能进入正确的前、后层间隙，或者在游离前列腺的背侧（女性的子宫颈）层面时过于靠近直肠前壁，误切进入直肠内。其他原因包括术者经验不足，或者由于肿瘤分期较晚、局部已突破狄氏筋膜累及直肠，病变组织粘连紧密而失去了解剖层次，尤其在创面出血和视野不清的条件下操作，不慎切破直肠。直肠损伤包括肠壁全层或浆肌层的损伤，大多 I 期缝合修补，一般不需要结肠造口。对于直肠全层切割伤，应立即清除破口周围的污染组织，应用碘附溶液和生理盐水冲洗，用 3-0 可吸收线交叉错层缝合修补直肠壁缺损，留置 2 根以上盆腔引流管。直肠壁浆肌层损伤的处理见图 37-14，直肠壁全层损伤的处理见图 37-15。

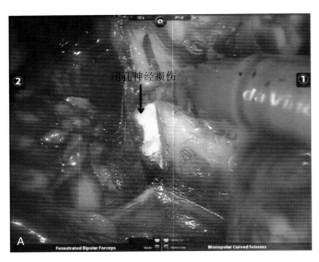

图 37-13　A. 右闭孔神经损伤。B. 修复部分离断的闭孔神经

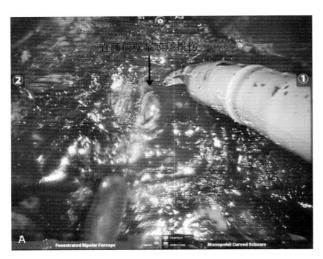
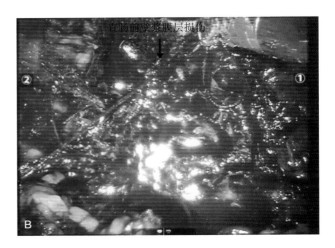

图 37-14　A. 直肠前壁浆膜层损伤。B. 缝合修复直肠浆肌层裂口

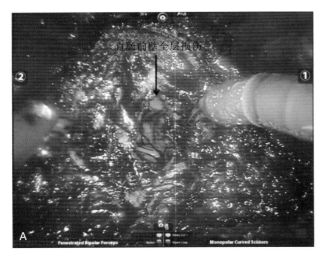
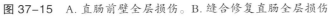
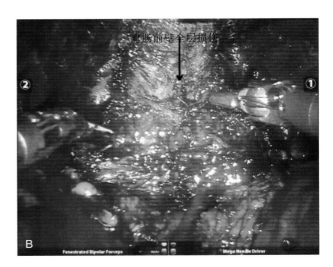

图 37-15　A. 直肠前壁全层损伤。B. 缝合修复直肠全层损伤

直肠损伤修补术后应通畅盆腔引流，足量应用广谱抗菌药物和抗厌氧菌药物。建议扩肛治疗，必要时留置肛管排气 2~3d。其他治疗措施包括延长禁食时间，鼓励患者早期下床活动，加强静脉内、外营养支持，延迟拔除盆腔引流管和尿管等。术后严密观察腹部体征，及时复查血常规和电解质等，超声检查了解有无腹、盆腔积液。对于接受原位新膀胱手术的患者，在操作中应尽量减少有可能引起膀胱尿道吻合口尿漏的不利因素，因为尿漏和继发性感染会显著增加直肠损伤部位的愈合难度。

直肠损伤的预防措施包括术前做好肠道清洁，术中保持视野清晰，在正确的解剖平面内精细操作。男性手术在游离直肠前间隙时紧贴前列腺背侧面剥离，分离尖部时靠近前列腺包膜切断尿道后壁。在盆底创面止血时，应避免在直肠前壁过多使用能量器械，尤其禁用单极电凝装置，防止直肠热穿孔或迟发性损伤。

专家点评

虽然机器人手术系统具有三维放大成像、灵巧的腕式器械等优势，但同时也存在机械臂体积偏大、器械末端无触觉力反馈、视野和操作空间局限等缺点，在术者对机器人手术系统尚不熟悉、操作尚不熟练、解剖分离等操作不够精细、准确时，术中可能会意外出现一些手术并发症。

本章对机器人手术中常见并发症的发生原因、术中和术后处理及预防进行了详细的描述，希望能给读者在机器人手术实践中以借鉴。

参考文献

[1] Novara G, Catto JW, Wilson T,et al. Systematic review and cumulative analysis of perioperative outcomes and complications after robot-ssisted radical cystectomy.Eur Urol,2015,7(3):376-401.

[2] Hussein AA,Hinata N,Dibaj S,et al.Development,validation and clinical application of pelvic lymphadenectomy assessment and completion evaluation:intraoperative assessment of lymph node dissection after robot-assisted radical cystectomy for bladder cancer.BJU Int,2017,119:879-884.

[3] 金振宇.中国达芬奇手术机器人临床应用.中国医疗器械杂志,2014,38(1):47-49.

[4] 张旭,李宏召,马鑫,等.泌尿外科腹腔镜与机器人手术学.北京:人民卫生出版社,2015.

第 38 章　机器人手术大血管损伤的预防及处理

张　旭　马　鑫　巫胜攀　杜松良

手术视频

> **亮点**
>
> 　　本章重点介绍了机器人手术并发症中大血管损伤的处理与预防，分析了机器人手术中造成大血管损伤的常见原因及预防措施，为机器人手术大血管并发症的防治提供了宝贵经验。

一、概　述

　　大血管损伤出血是各类微创手术中最严重的并发症之一，是仅次于麻醉意外的第二大致死因素，处理不当容易造成严重后果。开放手术或在腔镜下直接尝试修复大血管损伤，阻断血管通常都是首要措施。机器人手术系统的优势使得大血管损伤无阻断修复成为可能。

　　我院在行机器人辅助腹腔镜手术过程中，发生大血管损伤 5 例，现将大血管损伤发生的原因、损伤类型及处理方法总结如下。

二、具体案例

病例 1（图 38-1）

　　患者女性，32 岁，主因查体发现左肾占位半年余入院。行肾肿瘤根治术主动脉旁淋巴结清扫时，出现腹主动脉约 5mm 的锐性损伤。

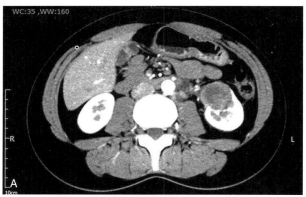

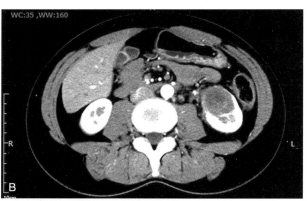

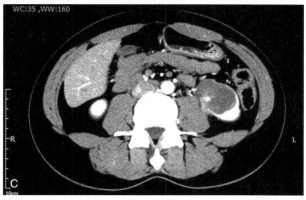

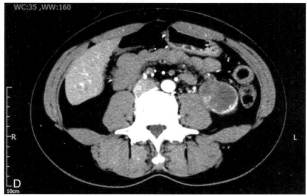

图 38-1　A~D. 病例 1 的术前影像学资料

修复过程：

（1）由于机器人手术系统三维显微成像，可在镜头污染后透过余光及时压迫止血。

（2）用 3 臂协助压迫止血、空间暴露及牵拉固定。

（3）用缝线的线尾带 Hem-o-Lok，有利于单手缝合时压迫止血。

（4）机械臂依次有序倒换，首先 1 号臂换持针器，完成缝合后，再 2 号臂换持针器，完成打结。若无需 3 号臂协助暴露或牵拉，1、3 号臂可同时倒换持针器。

病例 2（图 38-2）

患者男性，55 岁，主因体检发现右腹膜后占位 1 个月入院。行腹膜后肿瘤切除术时导致下腔静脉两处各约 6mm、8mm 的锐性损伤。

修复过程及技术要点：

（1）调高气腹压至 20mmHg 以减少出血。

（2）助手使用吸引器协助，确保术野清晰，然后用单手连续缝合修复下腔静脉。

病例 3（图 38-3）

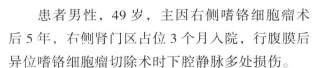

患者男性，49 岁，主因右侧嗜铬细胞瘤术后 5 年，右侧肾门区占位 3 个月入院，行腹膜后异位嗜铬细胞瘤切除术时下腔静脉多处损伤。

修复过程：

（1）使用双极电凝止血。

（2）使用 Hem-o-Lok 成功缝合并修复了一些血管损伤。

（3）使用双极电凝及 Hem-o-Lok 未能修复其中 1 处血管损伤，最终用 Endo-GIA 修复。

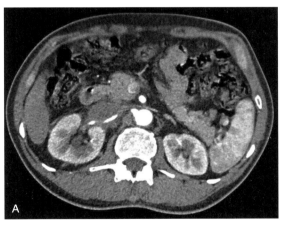
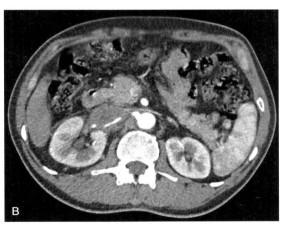
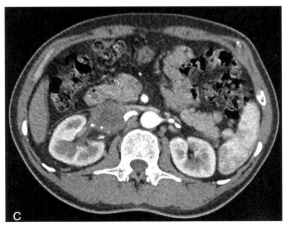
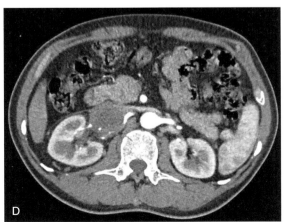

图 38-2 病例 2 的术前影像学资料

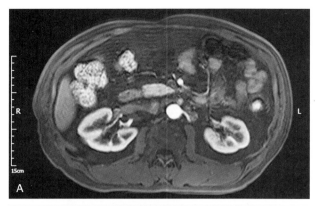

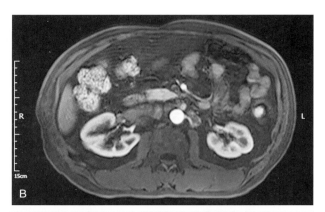

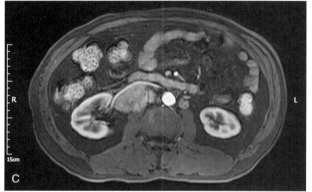

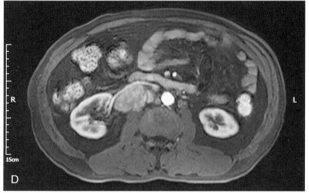

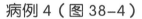

图 38-3　病例 3 的术前影像学资料

病例 4（图 38-4）

　　患者男性，28 岁，主因体检发现左肾肿瘤 3 个月余入院，临床诊断为 VHL 综合征：左肾肿瘤，左肾上腺嗜铬细胞瘤，右肾多发肿瘤。行机器人肾上腺嗜铬细胞瘤切除术及肾动脉低温灌注左肾部分切除术，术中肾静脉被意外完全离断。将肾静脉再吻合，冷缺血时间 103min，肾静脉吻合时间 18min。术前肾图显示左肾 GFR 30.34mL/min，右 肾 GFR 46.28mL/min。术后 3 个月肾图显示左肾 GFR 22.09mL/min，右肾 GFR 65.62mL/min。

病例 5（图 38-5）

　　患者男性，49 岁，主因体检发现前列腺癌 1 个月余入院，行前列腺癌根治性切除术盆腔淋巴结清扫时，发生髂外静脉损伤。修复过程中首先提高气腹压至 20mmHg，出血停止，然后用缝

线修补缺口，顺利完成修复。

▎三、经验与教训

　　• 泌尿外科手术中，大血管的损伤主要发生在腹主动脉、下腔静脉、肾动静脉或髂外动静脉。开放手术或腹腔镜下修复大血管损伤的首要措施是阻断血管，但是由于实施存在局限性及对术者技术的超高要求，尽快转为开放手术成为被广泛建议和采纳的方案。

　　• 机器人手术系统具有符合人体工程学的机械臂及 7 个自由度，可完全模仿手腕动作，滤除震颤，缝合重建血管时比人手更灵活，可完成一些高难度的血管重建；还有具有独特的 3 臂，可协助暴露空间、牵拉固定、压迫止血等；机器人系统的双目镜高清三维显微成像可使操作更加立体、精准。

　　• 腹部手术史可造成腹腔内粘连，增加了手

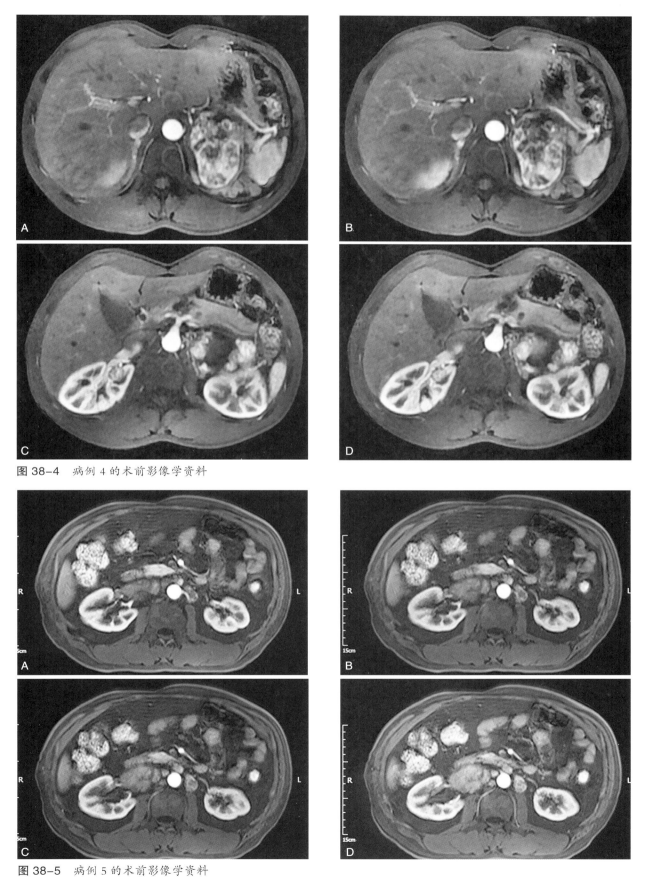

图 38-4　病例 4 的术前影像学资料

图 38-5　病例 5 的术前影像学资料

术难度，延长了手术时间。对于具有腹部手术史的患者，手术可经后腹腔途径完成。后腹腔入路手术对腹腔脏器如肝脏、肠道等的刺激较小，可减少术后胃肠道并发症及抗呕吐药物的使用，且术中出血少，手术时间短，患者围手术期恢复快。

• 电剪是分离的主要工具，分离过快或者电凝功率过大可出现热损伤。因此，行淋巴结清扫术时，医生需注意以下几点：

（1）保持电剪位于视野范围内，避免能量器械与血管的直接接触。

（2）准确激发脚踏以启动电剪，近期机器人手术平台拟添加按钮提示主刀医生避免误伤。

（3）术中减少器械碰撞避免损伤电剪套，防止电剪出现传导性热损伤。

（4）长时间手术应及时擦洗电剪，怀疑电剪套破损时应及时更换。

专家点评

大血管损伤是机器人手术中的严重并发症，虽然较少发生，但损伤后如果不及时处置或处置不当，可能引起严重后果，甚至危及患者的生命。因此，机器人手术医生应对此高度警惕和重视。

本章作者详细介绍了机器人手术中处置大血管损伤的成功经验和教训，分析并总结了机器人手术中大血管损伤的常见发生原因及预防措施，尤其是临床紧急状态下成功处置大血管损伤的实际案例和手术视频，为机器人手术医生提供了宝贵的信息。